Rinder- und Kälberkrankheiten

Das Praxisbuch mit über 850 Fotos

Edward C. Straiton / Dr. Walter Hollwich

Rinder- und Kälberkrankheiten

erkennen – behandeln – vermeiden

+Geburtshilfe

Neuausgabe

VERLAGS**U**NION
AGRAR

BLV Verlagsgesellschaft München
DLG Verlag Frankfurt (Main)
Landwirtschaftsverlag Münster-Hiltrup
Österreichischer Agrarverlag Wien
Büchler Grafino AG Wabern

Die Deutsche Bibliothek – CIP-Einheitsaufnahme

Straiton, Edward C.:
Rinder- und Kälberkrankheiten erkennen – behandeln – vermeiden
+ Geburtshilfe : [das Praxisbuch mit über 850 Fotos] / Edward C. Straiton/
WalterHollwich. [Aus dem Englischen übers. und bearb. von Renate Ross-
Rahte. Neu bearb. von Walter Hollwich]. – 5., überarb. und erw. Aufl.
(Neuausg.) –
München ; Wien ; Zürich : BLV-Verl.-Ges. ;
Frankfurt/Main : DLG-Verl. ;
Münster-Hiltrup: Landwirtschaftsverl. ;
Wien: Österr. Agrarverl. ;
Wabern-Bern: Büchler Grafino, 1996
   (VerlagsUnion Agrar)
   Einheitssacht.: The TV vet book for stock farmers <dt.>
   ISBN 3-405-14847-2
NE: Hollwich Walter (Bearb.)

Aus dem Englischen übersetzt und bearbeitet von
Dr. Renate Ross-Rahte (1. bis 3. Auflage)
Neu bearbeitet von Dr. Walter Hollwich (4. und 5. Auflage)

Titel der englischen Originalausgaben:
»The TV Vet Book for Stock Farmers No. 1 – Cattle Ailments Recognition
and Treatment«
»The TV Vet Book for Stock Farmers No. 2 – Calving the Cow and Care
of the Calf«
© Farming Press Ltd., Ipswich

5., überarbeitete und erweiterte Auflage (Neuausgabe)

BLV Verlagsgesellschaft mbH
München Wien Zürich
80797 München

Deutschsprachige Ausgabe:
© BLV Verlagsgesellschaft mbH, München 1996
Lektorat: Dr. W. Alsing
Herstellung: Hermann Maxant
Satz: Ludwig Auer, DTP im Verlag
Druck und Bindung: Westermanndruck, Zwickau
Printed in Germany · ISBN 3-405-14847-2

Bildnachweis

Dr. W. Hollwich 9/1–3, 10/4-9, 11/10–13, 12/14-17, 13/1-4, 14/5+6, 15/7+8,
16/1-4, 17/5-9, 18/10+13, 19/14–16, 20/19, 21/1-5, 22/6–11, 23/12+13,
24/1-5, 25/6–9, 26/10–12, 27/13, 30/1, 32/1, 38/1, 39/4+5, 40/1, 42/1+2,
44/3, 46/2, 47/5, 48/1, 49/2, 51/7+8, 52/10, 53/1, 56/4, 60/4, 62/5, 63/10+11,
64/12+13, 65/15–17, 67/1+2, 68/4+5, 69/7, 71/6+8, 72/2, 73/2, 75/5, 76/1,
77/2, 78/6, 83/2, 84/5, 85/2–5, 86/10, 87/11, 88/5, 89/6–9, 90/10–12, 91/1+2,
92/6, 93/1, 94/2, 95/1-3, 97/5+6, 98/7+8, 99/10–12, 100/1+3, 101/4+6–8,
102/9+12, 103/1+3, 104/1, 105/1-3, 107/1–3, 110/5+6, 111/10, 112/12+13,
113/1, 115/4, 116/8, 120/8+9, 121/12+14, 122/1+3, 123/7, 124/8–10, 125/3,
127/10, 128/11+12, 129/16+18, 130/20, 132/5–9, 133/11+12, 134/1+2,
135/1–3, 138/2, 139/1+6, 140/5, 141/10+12, 143/1+2+6, 145/6–9, 146/10,
147/2, 148/3–5, 151/1+2, 152/2, 153/2+4, 156/1+2, 160/2, 162/11,
166/24+25, 167/26+27, 169/3, 172/6, 174/9+10, 175/2+3+5, 177/10, 178/13,
179/14–18, 180/15, 181/24, 182/25+26, 183/27+28, 184/29+30, 185/1+2,
186/3, 187/1+2, 190/13+14, 192/2–5, 193/3+4+6+7, 194/8, 195/4+5, 196/5,
197/7+8, 199/1, 200/1+3, 201/6+8, 202/1+2+4+5, 203/2, 205/2–5, 206/6–8,
207/4+5, 209/10, 217/1+3, 218/4–7, 219/8+9, 220/1, 221/4–6, 222/8, 224/11,
225/3+4, 226/1, 227/2+3, 228/5–7, 229/8+9, 230/10–12, 231/1, 232/5, 234/8,
235/10, 236/11+12, 237/13, 240/1+4, 241/2, 242/6, 243/2+3, 244/4+5, 249/2,
250/5, 253/4, 255/1+2, 256/3+4, 257/5+6, 260/14, 271/1, 275/2, 276/1+2,
277/1+2, 278/3+4, 283/7, 288/2, 290/1+3, 291/1+2, 293/1, 294/1, 295/1,
296/2, 297/1+2, 298/2+3, 299/5;
Fa. MSD AGVENT 77/3, 78/5;
Dr. J. Pflaum 49/1;
Prof. Dr. W. Schmahl 31/1, 34/12, 36/3, 37/4, 38/3, 43/3, 45/1, 123/4, 125/2;
Schober-Verlag, Pfaffenhofen, aus : Das Buch vom Kalb 253/5;
Dr. Sternbach 18/11, 21/14, 27/1, 29/1+2, 40/6, 44/1+2, 47/1, 64/14,
70/1–4, 72/1, 74/2–4, 93/2, 96/1, 100/2, 105/4, 109/2, 134/3, 137/1,
138/1+3–5, 139/2, 142/1+3+4, 145/5, 147/1+14, 149,5, 150/7–9, 156/3,
190/10–12, 226/5, 228/4, 231/13, 251/6+7, 254/8, 260/11–13, 280/4, 288/1,
299/4;

Grafiken: Vierthaler & Braun, nach Vorlagen von P. Uschold 18/12, 114/3,
232/2+3, 232/4, 232/7, 233/6, 248/1+2, 249/1, 249/3.

Nicht erwähnte Abbildungen sind von George Pringle und
Tony Boydon aus den englischen Originalausgaben.

Inhaltsverzeichnis

Vorwort

Wie gut ein Buch bei seinen Lesern ankommt, zeigt sich am deutlichsten daran, daß aufgrund des Bucherfolges Neuauflagen erscheinen können. Die mittlerweile 5. Auflage dieses Buches beweist, daß immer mehr haupt- oder nebenberuflich tätige Rinderhalter an diesem Thema interessiert sind.

Edward C. Straiton schuf in den Jahrzehnten seines Wirkens als Tierarzt und Buchautor, durch Veröffentlichungen, Vorträge und Fernsehbeiträge sowie mit der bewährten Hilfe der Fotografen Mr. George Pringle und Mr. Tony Boydon die Basis für dieses Buch. Seine heute vorliegende Form erhielt es durch die Bearbeitung des vielseitig und langjährig als Tierarzt tätigen Dr. W. Hollwich, der gleichfalls seine Praxiserfahrung einbrachte.

Das Buch richtet sich speziell an den Personenkreis, der sich täglich mit der Rinderhaltung befaßt. Das sind vor allem Landwirte im Haupt- und Nebenberuf, die unter den sich immer mehr verstärkenden ökonomischen Zwängen weiterhin erfolgreich Rinderhaltung betreiben wollen.

Nur gesunde Rinder bringen Geld. Krankheiten, mangelnde Fruchtbarkeit sowie schlechte Zunahmen in der Mast aufgrund von Managementfehlern in Fütterung oder Haltung bedeuten Verluste. In diesem Buch läßt sich bei auftretenden Problemen schnell das ensprechende Kapitel finden, das über Ursachen, Krankheitserscheinungen bzw. deren Verlauf, Behandlung und schließlich über vorbeugende Maßnahmen Aufschluß gibt.

Der Rinderhalter erhält Hilfe zur Selbsthilfe. Gleichzeitig werden aber auch die Grenzen gezeigt, wo nur das fachmännische Können seines Tierarztes weiterhelfen kann. Aber auch der in einer Großtierpraxis tätige Tierarzt kann diesem Buch sicher noch etliche Tips und Tricks entnehmen, da die Autoren aus einer umfangreichen, langjährigen Erfahrung schöpfen. Der Tierhalter erfährt, wie man mitunter mit geringem Aufwand, verbunden mit etwas Improvisation, selbst unlösbar scheinende Fälle zufriedenstellend behandeln kann. Sämtliche Produktionsrichtungen und deren spezielle Probleme werden ausführlich und auch für Laien verständlich besprochen und Lösungen aufgezeigt.

Da Worte oft zum nötigen Verständnis nicht ausreichen, legten die Autoren besonderen Wert auf Abbildungen. Über 850 Farbbilder sowie viele Grafiken veranschaulichen praxisnah die alltäglichen Situationen in Betrieb und Stall und versetzen den Leser in die Lage, z.B. bei der Geburtshilfe Dinge zu verstehen, die sonst dem Auge verschlossen bleiben.

Dieses in neuem Format erscheinende Buch erfüllt zum einen wegen seiner umfassenden Darstellung selbst Ansprüche eines Fachmannes hinsichtlich der in seiner Praxis anfallenden Probleme und deren Lösung, ohne dabei den für einen Laien verständlichen Zusammenhang zu vernächlässigen. Darüber hinaus hilft es allen Rinderhaltern, mit Kreativität, Engagement und vielen Tips auch mit kostengünstigen Möglichkeiten für die Gesunderhaltung und das Wohlergehen ihrer Rinder etwas zu tun. Dies erlaubt es den Tieren, ihre Leistungen auch ohne teure Behandlungkosten und Medikamente zu erbringen. Damit können die zunehmend lauter werdenden Forderungen von Verbrauchern nach naturbelassenen, rückstandsfreien Nahrungsmitteln aus der Tierhaltung erfüllt werden, um so das Vertrauen zwischen Landwirt und Verbraucher von Milch und Fleisch zu erhalten bzw. wieder neu zu gewinnen. Auch dazu soll dieses Buch seinen Beitrag leisten.

Mein Freund und Kollege Dr. Philipp Sternbach in Südtirol ließ sich nicht nur bei der Arbeit fotografieren, sondern steuerte selber Fotos bei. Auch meine Tochter Dr. Beatrix Hollwich konnte ich in ihrer Tierarztpraxis fotografieren. Zahlreichen Kollegen und Landwirten bin ich darüberhinaus für ihre Mithilfe verbunden. Ebenso Herrn Uschold für die Mitarbeit an den Grafiken. Ihnen allen sei herzlich gedankt.

Dr. Walter Hollwich

1 Allgemeine Ratschläge

1.1 Aufheben einer festliegenden Kuh

Eine Kuh, die nach dem Kalben nicht aufsteht, ist der Alptraum jedes Melkers. Neben dem Kalbefieber sind es hauptsächlich Folgeerscheinungen einer Schwergeburt, die dazu führen können. Dabei kann es durch die Quetschung der Nerven im Becken zu einer teilweisen Lähmung kommen.

Andere Ursachen sind Hüftgelenkschäden oder Muskelrisse an der Schenkelinnenseite durch das Ausrutschen auf glatten Stallböden. Die Folgen von Phosphor- oder Magnesiummangel können ebenfalls ursächlich beteiligt sein.

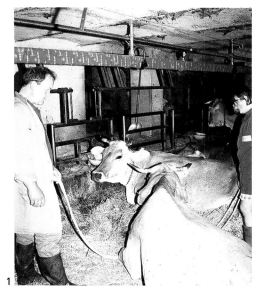
1

Eine festliegende Kuh muß mehrmals täglich auf die andere Seite gelegt und sorgfältig, weich und trocken gelagert werden (Abb. **1**).

Trotzdem kommt es bei längerem Liegen meist zu Komplikationen. Die herkömmlichen Methoden des Aufhebens haben den Nachteil, daß jeder Druck auf die Unterseite der Brust oder des Bauches die Kuh beim Aufsetzen der Füße behindert. Deshalb soll hier ein praktisches Gerät, die Hüftklammer nach BAGSHAW (Abb. **2**). (Bezug: Hauptner, Solingen) vorgestellt werden. Diese Leichtmetallbügel eignen sich allerdings nur für das Anheben von

Kühen, die nach der Hilfeleistung frei stehen können. Bei sehr schweren Tieren kann es zu Druckschäden kommen, weil die Klammern nicht richtig passen. Sie werden über den Hüfthöckern mittels einer Querstange fest verschraubt. Oben ist an dem Gerät ein Griff, an dem ein Flaschenzug angesetzt wird.

Die auf den Abbildungen gezeigte Kuh konnte vorher mehrere Tage lang nicht aufstehen. Sie wurde, ebenso wie viele andere, durch den Einsatz der Hüftklammer gerettet.

Wie bei jedem Aufhebeversuch entfernt man zunächst die alte Einstreu, weil darunter der Boden naß und rutschig ist. Dann wird Sand gestreut (Abb. **3**), damit die Kuh Halt findet. Das sollte eigentlich

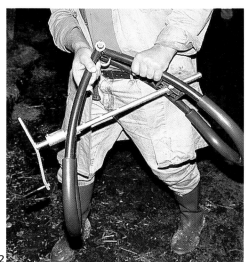
2

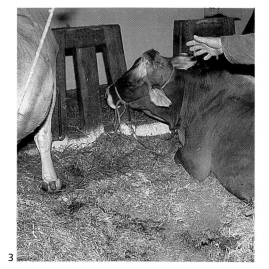
3

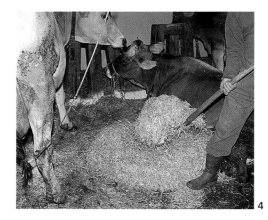

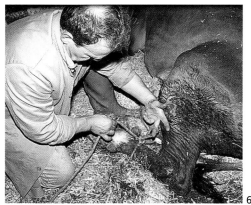

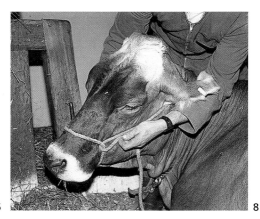

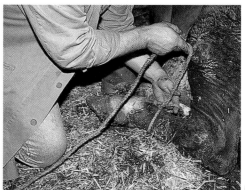

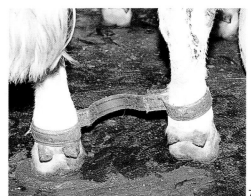

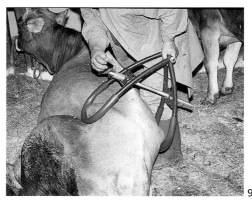

immer geschehen, wenn eine Kuh nicht hochkommt. Dann wird ein weiches Strohbett gemacht (Abb. **4**).

Am wichtigsten ist jedoch, daß an den Hinterbeinen dicht oberhalb der Fessel jeweils ein Strick angelegt wird (Abb. **5**).

Diese Stricke werden nun so zusammengebunden, daß zwischen den Beinen ein Spielraum von gut 45 cm bleibt. Es sollte immer ein Knoten verwendet werden, der sich leicht lösen läßt (Abb. **6**). Es gibt aber auch Gurte, die mit Schnallen an den Beinen befestigt werden (Abb. **7**). Die Hinterbeine können jetzt nicht auseinanderrutschen, die Kuh kann dennoch stehen und die Hinterbeine bewegen. Ein anderer wichtiger Punkt ist ein festes Halfter (Abb. **8**), damit beim Aufstehen zuverlässig gehalten werden kann.

Auf Abb. **9** wird das Anlegen der Hüftklammern gezeigt. Sehr deutlich ist dabei zu sehen, wie die Hüftklammern über die Beckenknochen der Kuh gelegt werden müssen. Die Flügelschraube wird fest, aber nicht zu stramm angezogen. Das Gerät darf keine übermäßigen Schmerzen verursachen, weil die Kuh die Füße sonst nicht ansetzt.

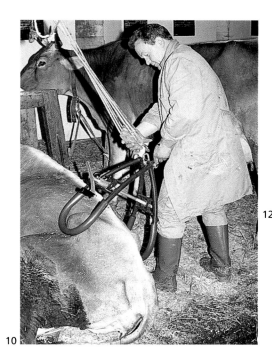

10

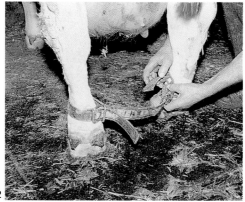

12

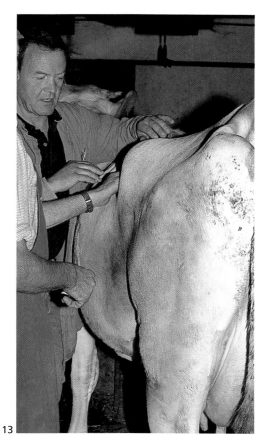

13

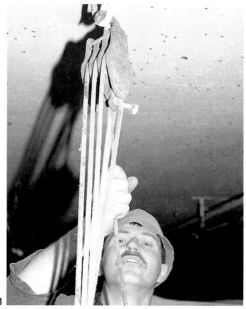

11

Der Klammerbügel (Abb. **10**) wird an einem Differentialflaschenzug möglichst senkrecht über dem Becken des liegenden Tieres befestigt. Die Aufhängung an der Decke bereitet sicher die größten Schwierigkeiten (Abb. **11**). Notfalls muß man mit Balken eine Behelfskonstruktion über der Kuh errichten. Jeder Stall sollte einen Krankenstand mit Haken an der Decke haben.

Zum Aufrichten hält ein Mann den Kopf der Kuh und ein zweiter paßt auf, daß die Kette sich nicht verschiebt. Wenn die Kuh teilweise aufgerichtet ist, muß man darauf achten, daß sie nicht vornüber stürzt. Daher immer den Kopf gut am Halfter festhalten.

Wenn alles klappt, belastet die Kuh jetzt alle vier Füße. Die Fesselung an den Hinterbeinen gibt ihr dabei Halt (Abb. **12**). Das Gerät wird entfernt, sobald das Tier wieder richtig steht. Eventuelle Schürfwunden werden tierärztlich versorgt (Abb. **13**).

Als Hilfe für eine Kuh, die nicht von selber stehen kann, eignet sich das Gerät nicht. Es ist überhaupt falsch, Aufrichteversuche mit einem Tier anzustellen, das sich nicht aus eigener Kraft hilft, obwohl oft nicht leicht erkennbar ist, ob ein Tier nicht kann oder nicht will.

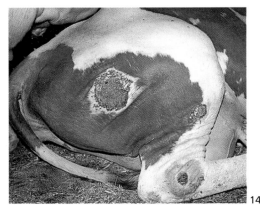

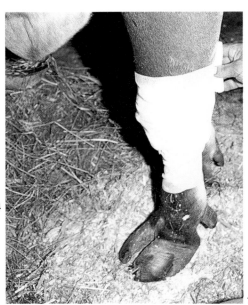

14

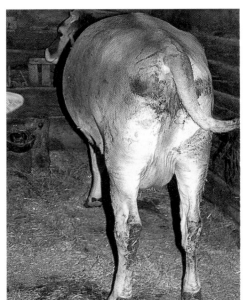

15

16

Durch längeres Liegen entstehen offene Stellen (Abb. **14**). Diese Stellen werden mit Kamillentee gewaschen und mit Wundpuder behandelt. Anschließend werden die Füße durch einen mit Watte gepolsterten Verband geschützt (Abb. **15**). Der Anblick einer stehenden Kuh, die nach langem Festliegen jetzt selber den ersten Schritt zum Tränkebecken macht, entschädigt für jede Mühe (Abb. **16**).

Sinngemäß gilt das bisher Gesagte auch für den Versuch, eine Kuh mit Hilfe von Gurten unter der Brust und dem Bauch hochzuheben. Im Freien kann ein Frontlader beim Aufheben nützlich sein.

Im Fachhandel gibt es Hebevorrichtungen, die über dem festliegenden Tier zusammengebaut werden und die mit um das Tier gelegten Gurten über Winden, der jeweiligen Situation angepaßt, ein behutsames Anheben des liegenden Tieres ermöglichen (Abb. **17**).

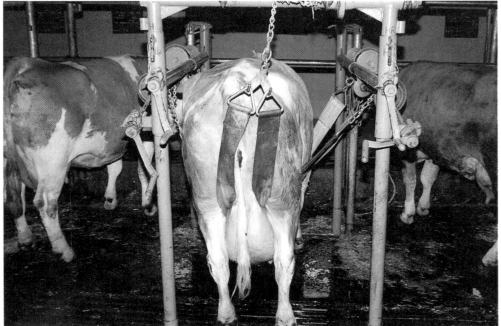

17

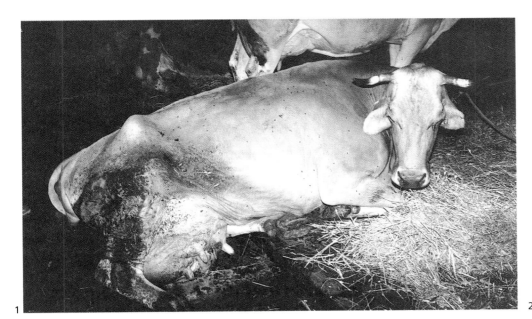

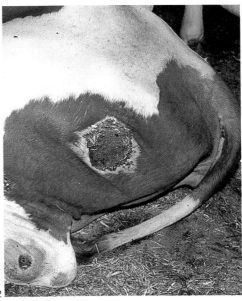

1.2   Umwälzen

Bei einer Kuh, die nicht aufstehen kann (Abb. **1**), ist es sehr wichtig, sie von Zeit zu Zeit auf die andere Seite zu drehen. Tiere, die länger festliegen, müssen mindestens zweimal am Tag gewendet werden, um Druckschäden zu vermeiden (Abb. **2**).
Die einfachste Methode ist folgende: Man nimmt einen starken Strick oder ein Seil und macht an einem Ende eine Schlaufe. Diese wird über den hinteren, oberen Fuß gestreift, so daß die Schlinge in der Fesselbeuge liegt (Abb. **3**). Man kann sie auch oberhalb des Fesselkopfes ansetzen, sie verrutscht dann jedoch leicht.

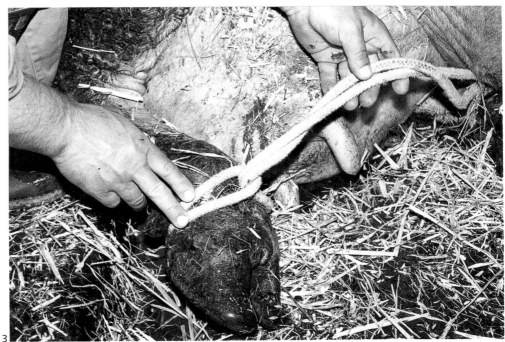

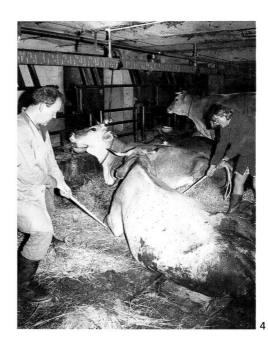

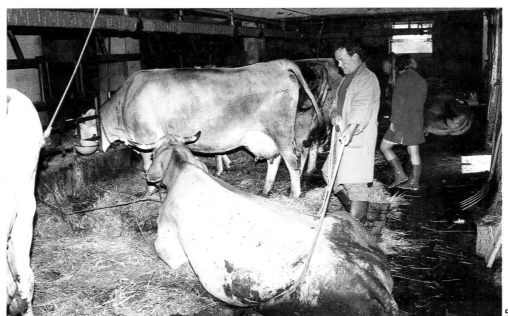

4

5

Jetzt führt man den Strick mit sägenden Bewegungen unter den Vorderbeinen und der Brust hindurch (Abb. **4**). Als Hilfskraft kann eine Frau oder selbst ein Kind dienen, im Notfall geht es auch allein. Am Schluß soll der Strick etwa in der Mitte zwischen Vorder- und Hinterbeinen liegen.

Die Hilfskraft bleibt am Kopf des Tieres, man selber zieht jetzt an dem Strick und bringt damit den Fuß so dicht wie möglich an den Körper des Tieres heran.

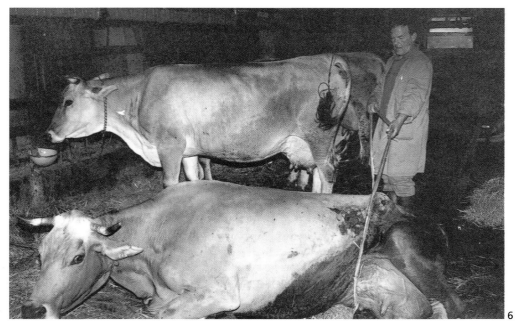

6

Der Strick wird nun mit seinem freien Ende auf die andere Seite der Kuh geworfen (Abb. **5**) und diese mit dem angebundenen Fuß als Ansatzpunkt in eine sitzende Stellung gezogen.

Ehe man sie vollends auf die andere Seite zieht, wird der Kopf herumgelegt. Auf der Abb. **6** liegt der angebundene Fuß jetzt auf der Unterseite der umgewälzten Kuh.

Der Strick wird vom Bein gelöst und unter der Kuh herausgezogen. Sofern die Kuh nicht schon auf ihrer Standfläche gebettet werden kann, müssen vorstehende Teile, wie z. B. die Kotstufe (Abb. **7**) gut gepolstert werden.

Manchmal empfiehlt es sich, vor dem Umwälzen eine Infusion zu geben (Abb. **8**), damit das Tier selbst aktiv mithilft oder im Zuge dieser Aktion unter Umständen zum Stehen kommt.

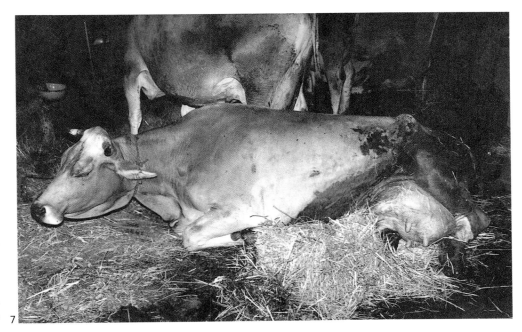

7

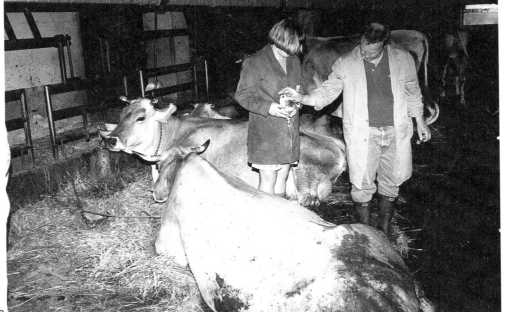

8

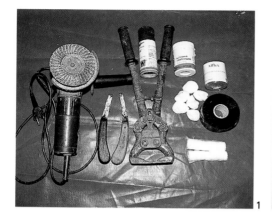

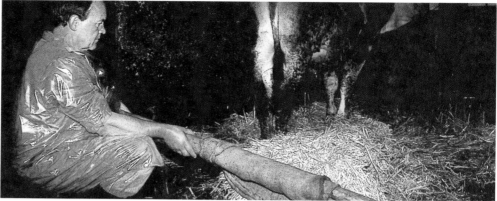

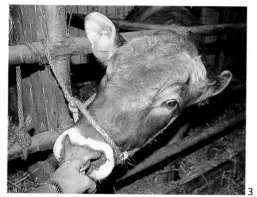

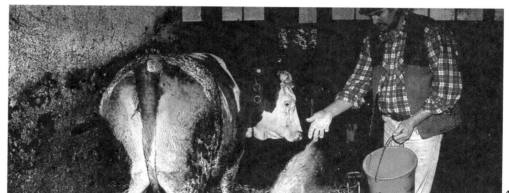

1.3   Klauenpflege

Zunächst besorgt man sich das richtige Werkzeug.

> Jeder rinderhaltende Betrieb sollte ein Paar scharfe Rinnmesser, eine Klauenzange, ein Stoßmesser, das nötige Verbandszeug und eventuell einen Winkelschleifer besitzen (Abb. **1**).

Zum Aufheben umwickelt man eine kräftige Stange mit Säcken und Schnur. Außerdem braucht man einen Ballen Stroh und ein Seil (Abb. **2**).

Zwangsmaßnahmen
Ein Bulle wird nie allein am Ring, sondern stets zusätzlich mit einem Halfter gehalten (Abb. **3**). Bei Kühen und Jungtieren reicht ein normales Kopfhalfter, das an einem festen Gegenstand fixiert wird.

Vorbereitung
Vor dem Klauenschneiden wird die Standfläche durch das Streuen von Sand griffig gemacht (Abb. **4**). Sägespäne oder Stroh können zusätzlich nützlich sein.

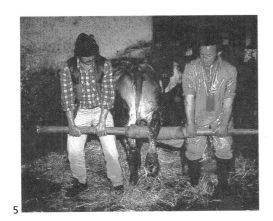

5

Aufheben der Hinterfüße

Mit der Stange

Bei einem ruhigen Tier genügt es, wenn die umwickelte Stange unter dem Sprunggelenk von 2 Erwachsenen gehalten wird (Abb. **5**).

Mit dem Seil

Das Seil wird mit einem leicht zu lösenden verschiebbaren Knoten oberhalb des Sprunggelenks (Abb. **6**) angebunden und mit dem freien Ende nach oben über einen Balken gezogen, falls einer vorhanden ist. Zur Unterstützung des aufgehobenen Fußes schiebt man einen Ballen Stroh oder einen Holzblock darunter (Abb. **7**).

In Laufställen mit Fangboxen kann unter Umständen der Fangbügel zur Fixierung des Hinterbeines verwendet werden (Abb. **8**).

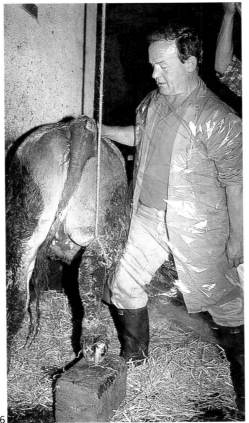

6

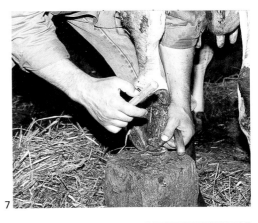

7

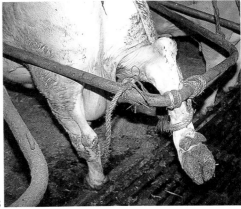

8

Aufheben der Vorderfüße

Der Fuß wird oberhalb der Klaue mit dem eben erwähnten schnell lösbaren Knoten angebunden und das Seil dann über die Schulter des Tieres gezogen (Abb. **9**). Eine Hilfskraft hält das Seil auf der anderen Seite so, daß die Last im wesentlichen auf den Schultern des Rindes liegt. Auch beim Ausschneiden der Vorderfüße kann man einen Strohballen zur Entlastung unterlegen.

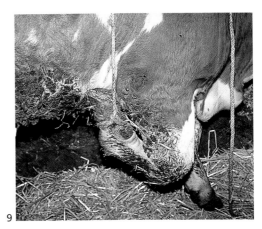

9

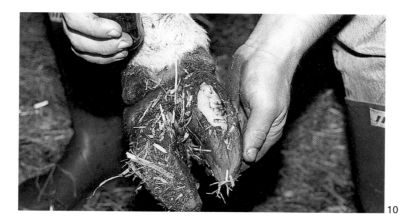

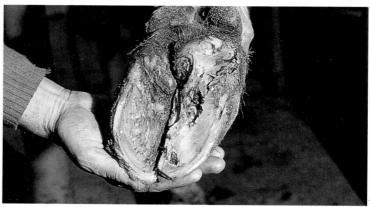

10

11

Klauenschneiden

Der Kern der Sache ist, daß der Zehenteil der Klaue möglichst kurz wird und der Ballen unversehrt bleibt. Bei dieser Klaue ist die Pediküre dringend notwendig geworden (Abb. **10**).

Wenn der Zehenteil zu lang ist, drückt das Gewicht des Tieres auf den Ballen und die Sohle liegt am Boden auf. Dadurch kommt es zu Druckschäden (Abb. **11**). Um das zu verhüten, muß der Tragrand der Klaue und der Außenbereich der Sohle einschließlich der Zehenspitze immer höher gehalten werden als der Sohleninnenteil.

Sofern keine Klauenanomalien, wie z. B. durch Rehe verursacht, vorliegen, sollte nach folgendem Schema die Klauenpflege erfolgen:

● Beurteilung der Klaue am stehenden Tier, um zu entscheiden, wo und wieviel geschnitten werden muß.

● Zuerst wird die kleinere Klaue, das ist meist die Innenklaue, an einem Hinterbein und die Außenklaue vorne, auf die richtigen Maße hin geschnitten (Abb. **12**).

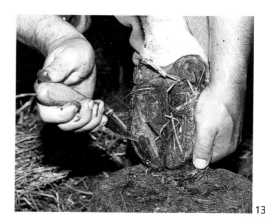

13

● Die größere Klaue wird anschließend auf die gleiche Länge und Sohlendicke gebracht.

● Die Sohle wird zur Innenseite hin leicht abgeschrägt und endet in einer deutlichen Hohlkehlung.

Wenn man beim Schneiden aus Versehen ins »Leben« kommt (Abb. **13**), wird die Stelle mit einem Wundspray oder Jod desinfiziert. Schadhafte Stellen im Horn der Klauensohle müssen jedoch entfernt werden.

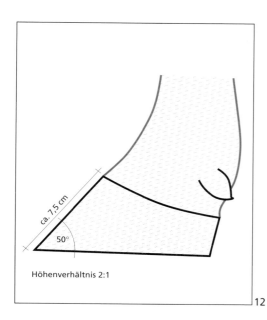

ca. 7,5 cm

50°

Höhenverhältnis 2:1

12

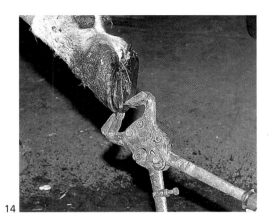

14

Ist die Zehe zu lang, sollte erst mit einer Klauenzange die richtige Länge von 7,5 cm erreicht werden (Abb. **14**), bevor man mit Klauenmesser oder Flex (Abb. **15**) die weitere Bearbeitung vornimmt.

Zweimal im Jahr sollte die funktionelle Klauenpflege erfolgen. Sie wird je nach Aufstallung und davon abhängigem Klauenabrieb von unterschiedlicher Intensität sein.

Unabhängig davon muß die kurative Pediküre individuell von Fall zu Fall erfolgen. Hier muß darauf geachtet werden, daß die erkrankte Klaue nach der tierärztlichen Behandlung vor Verschmutzung geschützt und durch Aufkleben eines Holzklötzchens (Kothurn) auf die gesunde Klaue von der Tragefunktion entlastet wird (Abb. **16**).

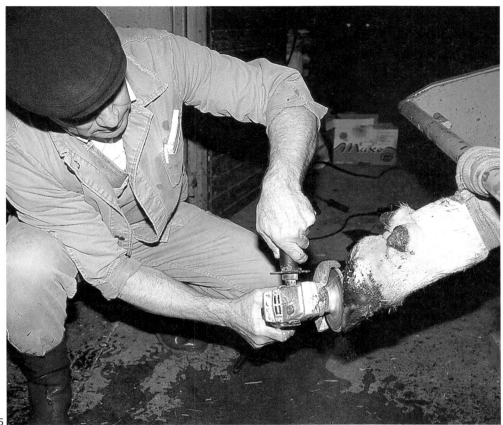

15

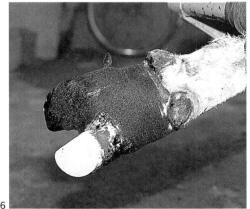

16

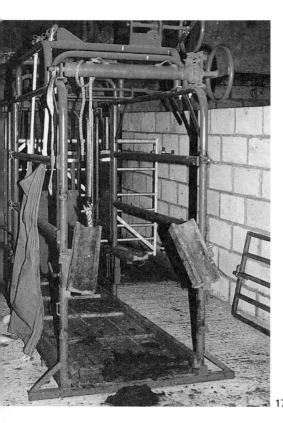

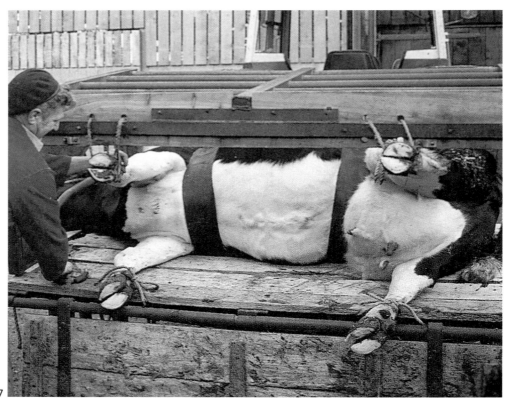

17

20

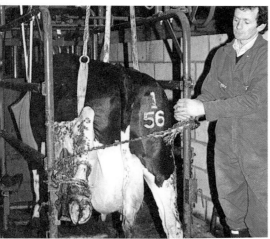

18

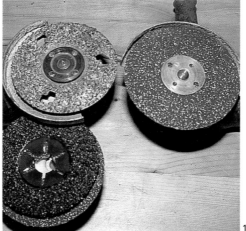

19

Zweckmäßig ist das Anschaffen eines Klauenpflegestandes (Abb. **17,18**) und einer Winkelschleifmaschine mit speziell für die Klauenpflege entwickelten Schleifscheiben (Abb. **19**), wobei die Fräserscheibe aus Metall aus Sicherheitsgründen abzulehnen ist.

Bei manchen Pflegeständen kann das Rind in eine waagrechte Lage gekippt werden – für das Arbeiten an den Klauen zwar sehr bequem (Abb.**20**), aber aus Gründen des Tierschutzes und wegen der schlechten Vergleichsmöglichkeiten beim stehenden Tier abzulehnen.

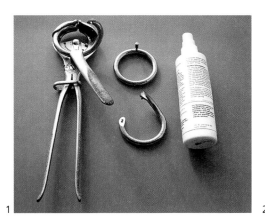

1.4 Einziehen eines Nasenrings

Dies ist verhältnismäßig einfach. Trotzdem müssen gewisse Regeln beachtet werden, da es sonst zu vermeidbaren Infektionen kommen kann.

Instrumente

Es gibt verschiedene Zangentypen:

1. Solche, die nur ein Loch stanzen (z. B. das holländische Modell) und bei denen die dazugehörigen Ringe sich zum Hochbinden eignen;
2. die Flessa-Zange, bei der der Ring eingezwickt wird;
3. die Hauptner-Zange, mit der das Tier gleichzeitig wie mit einer Bremse gehalten wird.

Benötigt wird außerdem eine starker Strick und ein Desinfektionsmittel, eine saubere Nasenringzange und ein Ring der entsprechenden Größe. (Abb. **1**).

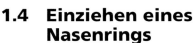

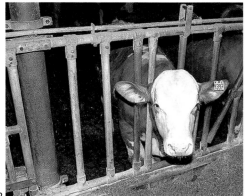

Anbinden des Kopfes

Glücklich kann sich der Bullenhalter schätzen, der ein selbstschließendes Freßgitter hat, mit dem das Tier ohne Streß gefangen werden kann (Abb. **2**). Sofern keine Hörner zum ersten Fixieren da sind, wird ein Kopfhalfter mit einem festen Strick angelegt (Abb. **3**). Dieser wird anschließend um einen Freßgitterstab gezogen (Abb. **4**) und an einem weiteren Stab derart festgebunden, daß kaum noch Abwehrbewegungen möglich sind (Abb. **5**).

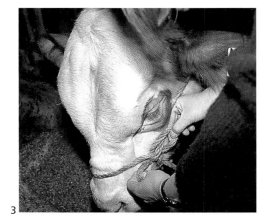

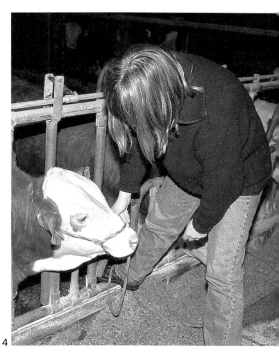

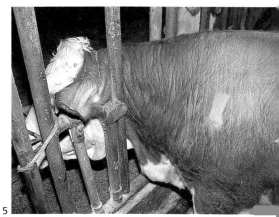

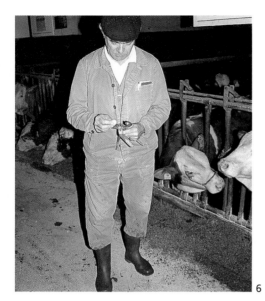

6

Einziehen des Rings

Vor Benutzung wird die tadellos saubere Zange noch einmal mit einem geeigneten Desinfektionsmittel abgerieben (Abb. **6**).

Nur so lassen sich Infektionen vermeiden. Die Zange wird so angesetzt, daß der Ring die Nasenscheidewand im vorderen Bereich trifft (Abb. **7**). Er darf nicht zu weit hinten sitzen, weil sonst der Knorpel in der Nasenscheidewand durchbohrt wird. Derart falsch eingezogene Ringe verursachen unnötige Schmerzen und führen häufig zu Infektionen.
Beim hier abgebildeten Hauptner-Modell wird das Tier mit der Zange wie mit einer Nasenbremse gehalten (Abb. **8**). Auf Abb. **9** sieht man deutlich den über ein Gelenk nach oben gerichteten Teil des eingelegten Ringes.

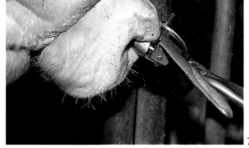

7

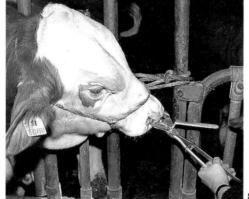

8

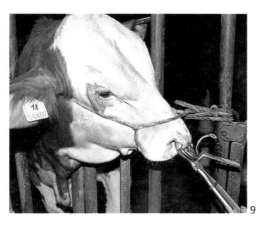

9

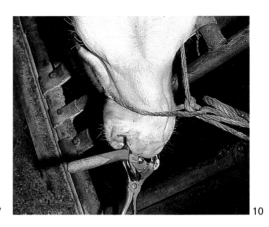

10

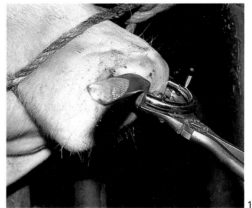

11

Durch Umlegen des zusätzlichen Hebels wird dieser nun mit seiner scharfen Spitze durch die Nasenscheidewand gestoßen (Abb. **10**). Die beiden abgeschrägten Enden des Ringes kommen deckungsgleich übereinander und werden miteinander verschraubt (Abb. **11**).
Immer darauf achten, daß das Loch für die Schraube nach oben zeigt. Am besten hält man beim Zuschrauben einen Hut darunter; in der Streu findet man die kleine Schraube kaum wieder.

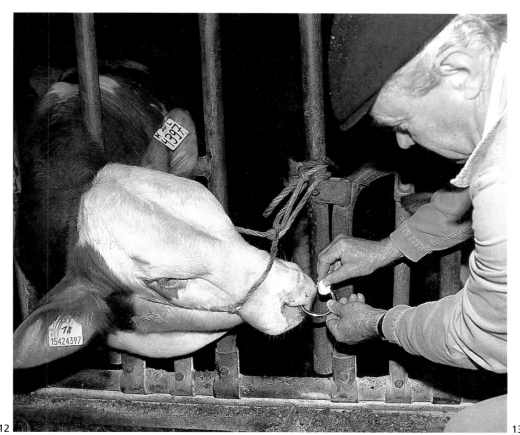

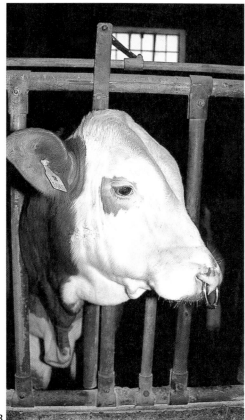

12

13

Zum Schluß den Ring noch einmal mit Salbe oder Desinfektionsmittel abwischen und etwas hin- und herziehen (Abb. **12**). Bei richtiger Lage des Ringes gibt es kaum Nasenbluten (Abb. **13**).
Wenn ein Ring die Nase ausreißt (Abb. **14**), sollte die Wunde möglichst bald vom Tierarzt genäht werden.

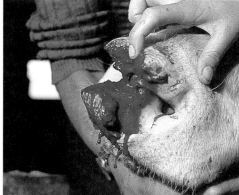

14

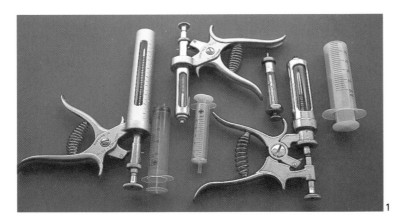

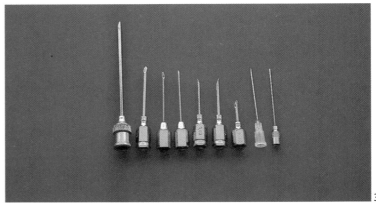

1.5 Injektionsspritzen

Nach Rücksprache mit dem Tierarzt und in Notfällen wird es auch für Landwirte manchmal notwendig sein, eine Spritze zu verabfolgen. Kenntnisse über eine Notausrüstung und deren Aufbewahrung sind daher unerläßlich. Einwegspritzen sind meist wenig stabil. Am praktischsten sind unzerbrechliche und auskochbare Kunststoff-Injektionsspritzen und automatische Impfpistolen mit einstellbaren Dosierungsmöglichkeiten (Abb. **1**).

Für das Impfen von Kälbern und auch in anderen Fällen ist ein zwischen Spritze und Nadel geschalteter Gummi- oder Plastikschlauch zweckmäßig (Abb. **2**). Kanülen (Nadeln) sollte man in verschiedenen Größen und Durchmessern haben, je nachdem, ob man Kälber, Kühe oder Bullen behandeln will und an welcher Stelle man die Injektion durchführt (Abb. **3**).

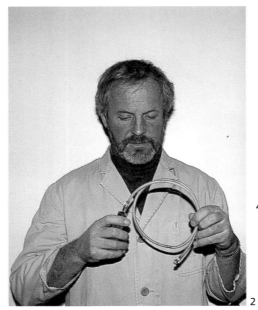

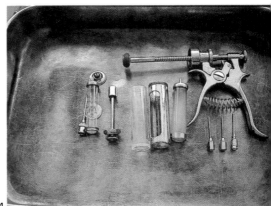

Zum Auskochen wird die Spritze auseinandergenommen. Nie als Ganzes in den Topf legen (Abb. **4**)!

Wenn die Spritze nicht in Gebrauch ist, bewahrt man sie am besten in einem sauberen Behältnis auf (Abb. **5**).

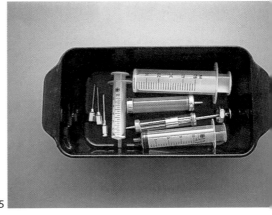

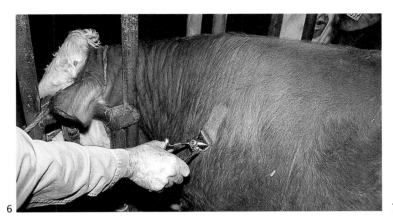

6

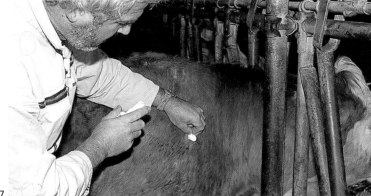

7

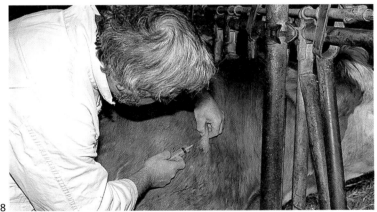

8

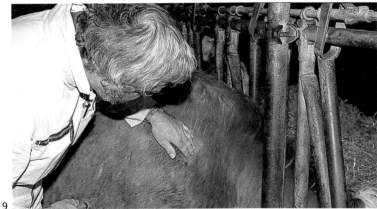

9

Spritzen unter die Haut (subkutan)

Dies ist die am häufigsten angewandte Art, eine Spritze zu geben. Geeignete Stellen sind dafür die lockere Haut am Hals oder hinter dem Schulterblatt. Will man ganz besonders sorgfältig arbeiten, schneidet man das Haar an dieser Stelle (Abb. **6**) und desinfiziert die Haut (Abb. **7**). (Auch hierfür kann der Tierarzt ein Präparat empfehlen.) Man nimmt die Nadel mit oder ohne Spritze und sticht in eine Hautfalte (Abb. **8**). Die Nadel muß frei unter der Haut beweglich sein, da sonst das Medikament nicht unter die Haut, sondern in das Gewebe darunter eindringt.

Wenn man die vorher gefüllte Spritze ansetzt, hält man die Hautfalte mit der linken Hand fest (Abb. **8**). Anschließend wird das eingespritzte Medikament unter der Haut verteilt (Abb. **9**).

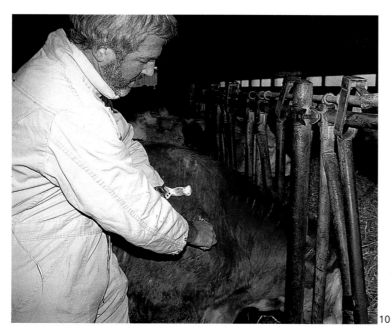

10

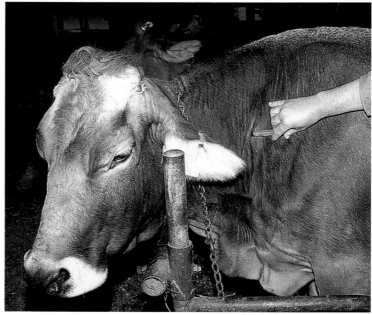

11

Spritzen in die Muskulatur (intramuskulär)

Manche Medikamente müssen in den Muskel gespritzt werden. Hierfür eignet sich der Hals kurz vor dem Schulterblatt am besten (Abb. **10**).

Für eine intramuskuläre Injektion muß man eine längere Kanüle benutzen, die ohne Bedenken auch mit aufgesetzter Spritze (Abb. **11**) in ihrer ganzen Länge senkrecht eingestochen werden kann. Auch der Muskel an der Hinterseite des Oberarms, oberhalb des Ellenbogens, ist ein geeigneter Ort für die Injektion (Abb. **12**).

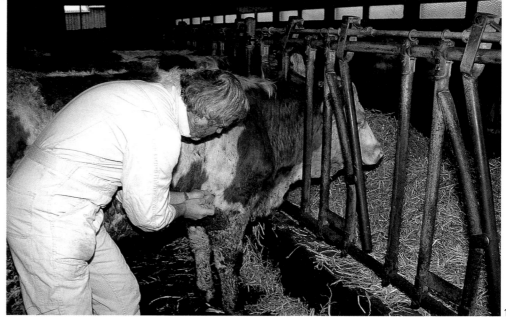

12

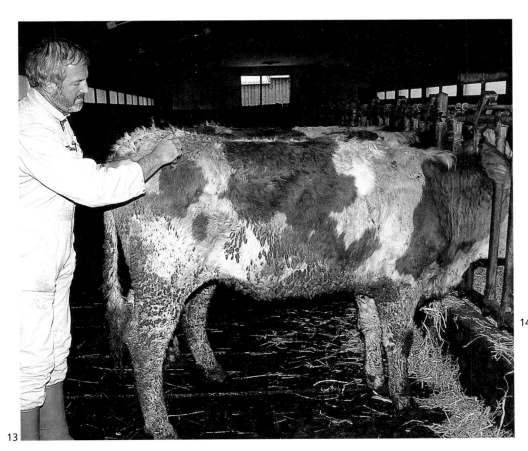

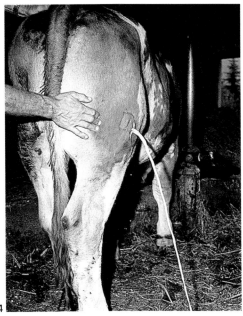

13

14

In die Hinterviertel sollte man vermeiden zu spritzen (Abb. **13**). Wenn es zu einem Spritzenabszeß kommt, kann an dieser Körperstelle der Eiter nicht ablaufen und böse Komplikationen sind die Folge. Am Hals darf man nicht zu hoch oben einstechen, da man sonst mit der Nadel in das Nackenband kommt. Bei Mengen über 20 ml spritzt man am besten verteilt an mehreren Stellen. Bei mehrmaliger Behandlung wechselt man jedes Mal die Injektionsstelle, da sonst die Gefahr einer Gewebsreizung besteht.

Abszesse, wie sie durch unsaubere, unsachgemäße Injektionen, aber auch durch Verletzungen oder Nabelinfektionen entstehen, äußern sich durch eine vermehrt warme Schwellung. Es kann zu Fieber und allgemeinen Krankheitserscheinungen kommen.

Durch heiße Packungen oder Zugsalben beschleunigt man das Reifen des Abszesses, der dann weich wird. Entweder bricht der Abszeß von selber auf, oder er muß vom Tierarzt punktiert oder gespalten werden (Abb. **14**), damit der Eiter abfließen kann.

Verwechslungsgefahr besteht mit Blutergüssen, die sich nach Hornstößen oft in großer Ausdehnung an den Flanken hinziehen. Hier darf nicht geschnitten werden, da sonst gefährliche Blutungen entstehen können.

Die Abgabe von Arzneimitteln und deren Anwendung durch den Tierhalter ist gesetzlich geregelt. Hiernach dürfen rezeptpflichtige Medikamente für vorsehbare Fälle in dem sich daraus ergebenden Umfang erworben werden, wenn der Tierbestand einer tierärztlichen Betreuung unterliegt. Mit Sondergenehmigung gilt dies auch für Impfstoffe, generell ausgeschlossen sind Narkosemittel.

2 Anzeige- und meldepflichtige Seuchen

2.1 Anzeigepflichtige Seuchen

2.1.1 Tollwut

Tollwut spielt seit Anwendung der Schluckimpfung beim Hauptüberträger, dem Fuchs, nicht mehr die bedeutende Rolle wie noch vor einigen Jahren. Trotzdem bleibt sie als Krankheit weiterhin gefährlich, da sie für Mensch und Tier immer tödlich endet, wenn nicht frühzeitig Schutzmaßnahmen ergriffen werden.

Ursache

Der Erreger, ein Virus, tritt im Speichel erkrankter Tiere auf.

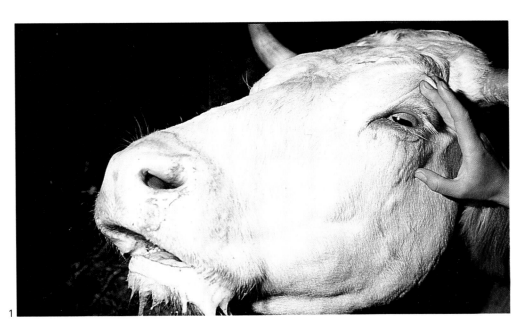

1

Die Übertragung erfolgt vor allem durch Biß, sie ist jedoch auch durch das Eindringen von Speichel in Wunden oder Schleimhäute möglich. Rinder werden fast immer durch tollwütige Füchse auf der Weide angesteckt.
Die Zeit zwischen Ansteckung und Ausbruch der Krankheit beträgt 3–8 Wochen, sie kann jedoch in Einzelfällen auch viele Monate betragen.

Krankheitserscheinungen

Im allgemeinen sind die ersten Anzeichen der Tollwut beim Rind ähnlich den Krankheitserscheinungen einer Verdauungsstörung. Die Tiere fressen nicht mehr richtig und käuen kaum noch wieder. Fast immer sind sie geringgradig gebläht und meistens auch verstopft. Dazu kommt schon in den ersten Tagen ein deutliches Speicheln, weil das Tier nicht mehr richtig schlucken kann (Abb. **1**). Verhaltensstörungen sind zu Beginn der Krankheit oft nur bei sehr genauer Beobachtung festzustellen. Der Blick wird ängstlich oder stur. Ähnlich wie bei der

Schlundverstopfung treten die Tiere manchmal nach rückwärts und reißen an der Kette. Am 2. oder 3. Tag des sichtbaren Krankheitsausbruchs werden die Tiere unruhig, gelegentlich wird das mit dem Einsetzen der Brunst verwechselt. Typisch sind ein heiseres Brüllen und ein heftiges Drängen auf Kot oder Harn. Dabei wird der Schwanz weggestreckt. Auch eine deutliche Abneigung gegen dargereichtes Wasser wird als besonders typisch angesehen. Ausgesprochene Erregungserscheinungen stellen sich erst gegen Ende der etwa

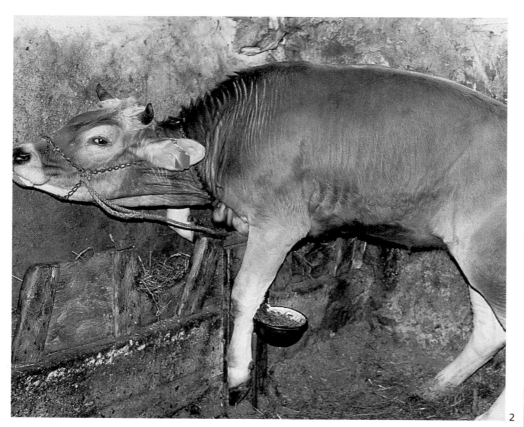

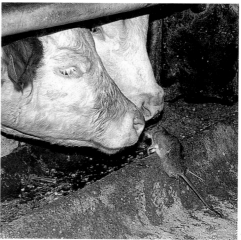

2.1.2 Aujeszkysche Krankheit

Diese auch als **Pseudowut** bekannte Virusinfektion tritt gelegentlich bei Rindern auf nach Kontakt mit infizierten Schweinen oder Ratten (Abb. **1**). Nach einer Inkubationszeit bis zu 14 Tagen zeigt sich unstillbarer Juckreiz, gefolgt von Lähmung der Hinterbeine und Tod nach 2–3 Tagen. Erkrankungen beim Menschen sind selten und verlaufen im allgemeinen gutartig.

3-6 Tage dauernden Krankheit ein. Die Tiere wühlen dabei mit den Hörnern in der Streu und drängen gegen die Wand (Abb. **2**). Es können jedoch auch nur Lähmungserscheinungen wie das Einknicken der Hinterbeine oder Fesselgelenke auftreten. Gegen Ende kommt es zum Niederstürzen und Festliegen mit aussetzender Atmung und qualvollem Tod bei bis dahin vollem Bewußtsein.

Vorbeugung

In Tollwutgebieten kann eine vorbeugende Schutzimpfung der Weiderinder zweckmäßig sein.

Da Tollwut eine auch für den Menschen tödliche Infektion ist, sollte jeder Verdachtsfall im eigensten Interesse, und nicht nur weil es gesetzlich vorgeschrieben ist, möglichst bald dem Tierarzt gemeldet werden.

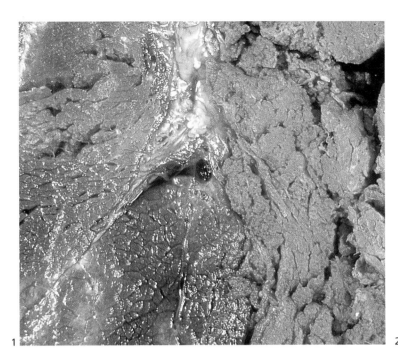

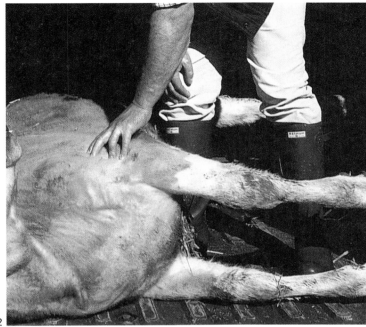

2.1.3 Rauschbrand

Rauschbrand ist eine *anzeigepflichtige Seuche*, die vorwiegend Jungrinder auf bestimmten Weiden befällt.

Ursache
Der Erreger ist der *Rauschbrandbazillus*. Er bildet Sporen, die jahrelang im Erdreich ansteckungsfähig bleiben können. Es besteht in diesem Punkt eine Ähnlichkeit mit den Erregern von Milzbrand und Starrkrampf.

Krankheitsverlauf
Früher glaubte man, daß die Sporen mit dem Futter aufgenommen und vom Darm aus in die Muskeln einwandern würden.

Heute neigt man mehr zu der Ansicht, daß die Infektion durch Wunden in den Körper gelangt. Dies können ganz winzige Verletzungen sein, die Stiche von Insekten oder aber die Verletzungen in der Maulschleimhaut durch den Zahnwechsel. In den Muskeln werden die Fasern durch das nach der Infektion von den Bazillen gebildete Gas auseinandergedrückt (Abb. **1**).
Dadurch entsteht das charakteristische Knistern oder »Rauschen«, wenn man mit der Hand über die Schwellungen streicht (Abb. **2**).

Krankheitserscheinungen
Sie bestehen in plötzlich einsetzender Benommenheit und hohem Fieber. Die Muskeln an Hals, Rücken und Oberschenkeln zeigen ausgeprägte Umfangsvermehrungen.

> Der Zustand des Tieres verschlechtert sich schnell, der Tod tritt im allgemeinen schon innerhalb von Stunden ein.

Meistens wird die Krankheit erst nach dem Tode festgestellt.

Behandlung
Sie ist durch die Injektion von Antibiotika und Behandlung der Schwellungen möglich, jedoch meist erfolglos, da sie zu spät einsetzt.

Vorbeugung
Schutzimpfung der Rinder vor dem Weideauftrieb.

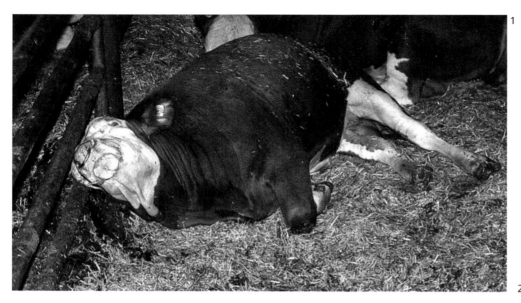

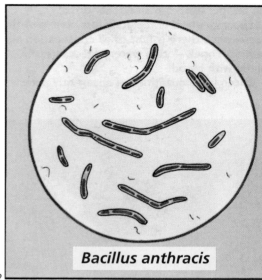

Bacillus anthracis

2.1.4 Milzbrand

Diese auch für den Menschen gefährliche und daher *anzeigepflichtige Infektion* ist selten geworden. Dennoch sollte man bei jedem plötzlichen, ungeklärten Todesfall an Milzbrand denken (Abb. **1**).
Besonders verdächtig ist der Austritt von Blut aus den Körperöffnungen des verendeten Tieres oder eine ungewöhnlich große Milz. Sie zeigt bei Milzbrand im Anschnitt eine verfließend-breiige Beschaffenheit und eine fast schwarze Farbe.

Ursache
Der Erreger, *Bacillus anthracis* (Abb. **2**), kann in abgekapselter Form für Jahrzehnte im Erdboden seine Ansteckungsfähigkeit behalten.
Deshalb kommt es vor allem in nassen Jahren auf manchen Weiden immer wieder zu Milzbrandinfektionen. Dort wurden vor langer Zeit an Milzbrand verendete Tiere vergraben, aus denen die Milzbrandsporen mit aufsteigendem Grundwasser oder durch Regenwürmer an die Oberfläche gelangen. Auch das Wasser kann verseucht sein und besonders bei warmem Wetter ansteckungsfähige Sporen enthalten. Das Weidevieh nimmt sie mit dem Gras auf.
Für Milzbrand sind nicht nur der Mensch und alle vierbeinigen Wild- und Haustiere empfänglich, auch Strauße, Fische und Frösche können daran erkranken.

Ansteckungsquellen
Abgesehen von den seltenen Weiden, die früher als Wasenplatz benutzt oder durch die Abwässer von Gerbereien verseucht wurden, kommen als Infektionsquellen manchmal importierte sporenhaltige Blut- und Knochenmehle in Frage. Sie können z. B. in fertigen Kraftfuttermischungen enthalten sein (Abb. **3**). Auch Düngemittel mit Zusatz von Knochenmehl können aus demselben Grund in vereinzelten Fällen die Ursache von Milzbrand sein.
Eine Ansteckung von Tier zu Tier kommt fast nie vor. Wenn mehrere Tiere eines Bestandes hintereinander erkranken, haben sie vermutlich die Sporen aus einer gemeinsamen Infektionsquelle aufgenommen.

Krankheitserscheinungen

Die Zeit von der Ansteckung bis zum Ausbruch beträgt 1–5 Tage, in seltenen Fällen können es auch 2 Wochen werden. Der Verlauf ist sehr rasch und kann schon innerhalb von Stunden zum Tod führen. Bei der *langsamer verlaufenden Form* ist das erste Anzeichen sehr hohes Fieber mit Benommenheit und Futterverweigerung. Nach anfänglicher Verstopfung kommt es bald zu schwerem, manchmal blutigem Durchfall. Es kann sogar reines Blut aus dem After und anderen Körperöffnungen wie Maul oder Nase abgehen (Abb. **4**). Meist am dritten Tag tritt der Tod unter Zittern, gelegentlich auch Krämpfen und Atemnot ein.

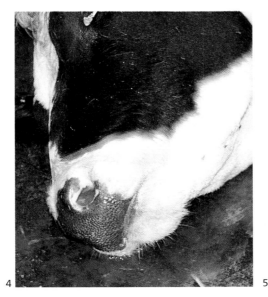
4

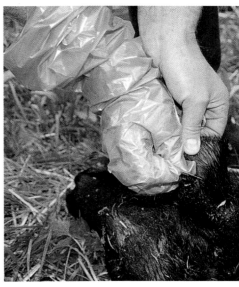
5

Im Verdachtsfall ruft man den Tierarzt oder gleich den Amtstierarzt, der zur Untersuchung Blut, z. B. aus der Ohrvene, entnimmt (Abb. **5**).

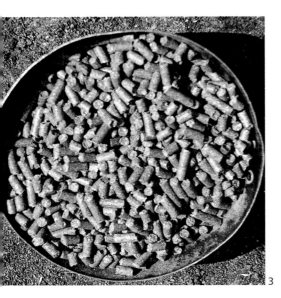

3

Behandlung

Sie kommt meist erst in Frage, wenn bereits ein Tier an Milzbrand verendet ist und dann weitere ähnliche Fälle auftreten. Penicillin und auch Tetrazykline sind sehr wirksam bei rechtzeitiger Anwendung. Es ist daher durchaus möglich, daß mancher Fall von ungeklärtem plötzlichen Fieber, der nach einer Antibiotikabehandlung wieder gesund geworden ist, Milzbrand war. Zweckmäßig ist regelmäßiges Fiebermessen aller Tiere im Bestand, um weitere Krankheitsfälle rechtzeitig zu erkennen.

Vorbeugung

Eine Impfung in gefährdeten Beständen ist möglich. Verseuchte Weiden müssen umgebrochen werden. Wenn die vermutete Infektionsursache im Kraftfutter zu suchen ist, sollte täglich nur noch ein Viertel der bisherigen Menge verfüttert werden.

Der englische Verfasser geht hier von der Annahme aus, daß bereits alle Tiere Sporen aufgenommen haben und im Begriff sind, Schutzstoffe zu entwickeln. Nach 10–12 Tagen kann wieder die volle Menge gefüttert werden. Nachdem im deutschsprachigen Raum Milzbrand kaum noch eine Rolle spielt, soll man versuchen, alle Schutzmaßnahmen zu ergreifen, um den Erreger nicht mehr hochkommen zu lassen.

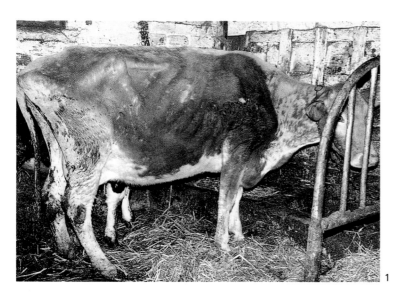

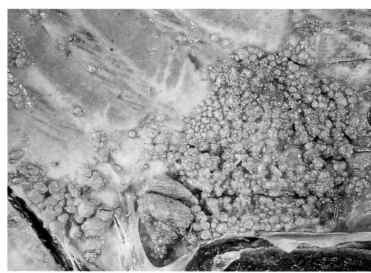

2.1.5 Tuberkulose der Rinder

Diese durch **Tuberkulosebakterien** verursachte Infektionskrankheit, die nach dem 2. Weltkrieg noch ca. 50% aller Rinder befallen hatte, ist bei uns fast ganz erloschen.

Die Erreger gelangen hauptsächlich über die Atemwege in den Tierkörper und besiedeln über den Blutweg sämtliche Organe, was häufig zu deutlicher Abmagerung (Abb. **1**) führt. Die Krankheit wurde auch »Perlsucht«, genannt, da man nach der Schlachtung bzw. bei der Sektion im Brust- und Bauchraum die perlenartigen Geschwüre sehen konnte (Abb. **2**). Durch Tierkontakt, über Fleisch und Milch kann sich der Mensch ebenfalls infizieren.

Um ein Wiederaufflackern zu verhindern, werden in amtlich angeordneten Zeitabständen Untersuchungen aller Rinder über 2 Jahre durchgeführt. Dabei wird Tuberkulin aus abgetöteten Bakterienkulturen in die Haut gespritzt, worauf infektionsverdächtige Tiere mit einer Schwellung reagieren.

Nach einem bestimmten Schlüssel, auf Grund einer Hautdickenmessung, werden die Tiere dann als positiv, verdächtig oder negativ eingestuft und Maßnahmen daraufhin entsprechend ergriffen, um eine Weiterverbreitung und eine Ansteckung des Menschen zu verhindern.

Geflügel sollte sich nicht im Stall aufhalten können, da eine Ansteckung mit Geflügeltuberkulose ebenfalls zu einer positiven Hautreaktion der Rinder und damit zu weiteren Untersuchungen führt.

2.1.6 Brucellose der Rinder

Das auch **Abortus Bang** (Seite 220) genannte seuchenhafte Verkalben wird durch bestimmte *Bakterien* verursacht. Diese können sich in der Gebärmutter, im Euter, im Hoden oder im lymphatischen Gewebe ansiedeln.

Bei trächtigen Rindern kommt es daraufhin zum Abort im 7. oder 8. Trächtigkeitsmonat (Abb. **1**). Die Nachgeburt bleibt dabei gewöhnlich hängen. Sie zeigt eine charakteristische gelbe Färbung (Abb. **2**). Oft schließt sich daran eine chronische Gebärmutterentzündung mit Unfruchtbarkeit an. Die massenhaft ausgeschiedenen Erreger werden von Tier zu Tier über die Atemwege oder über die Augen weiterverbreitet. Durch die künstliche Besamung ist eine Verbreitung durch den Bullen kaum noch möglich.

Infizierte Tiere können durch die Untersuchung von Blut oder Milch ermittelt werden, wobei nicht alle Untersuchungsmethoden zu jedem Zeitpunkt einer Infektion stichhaltige Ergebnisse liefern. Nur die behördlich vorgeschriebenen regelmäßigen Untersuchungen verhindern das Neuaufflackern der Seuche.

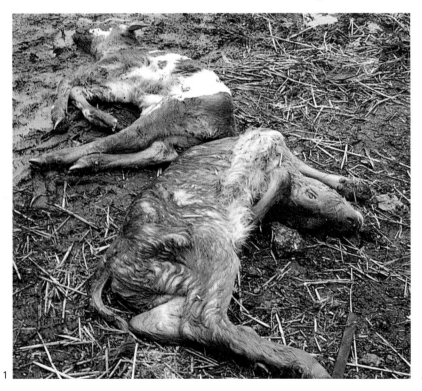

1

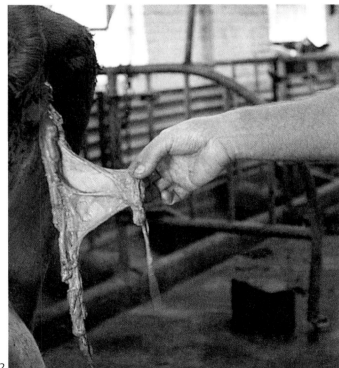

2

2.1.7 Enzootische Leukose der Rinder

Leukose ist eine Infektionskrankheit, die beim Rind meist schleichend verläuft. Es kommt dabei zu einer Vermehrung der weißen Blutkörperchen mit Geschwulstbildung bei einzelnen Lymphknoten (Abb. **1**) sowie innerhalb einzelner Organe. Leukose ist eine krebsartige Erkrankung.

Ursache
Der Erreger ist das *bovine Leukämie-Virus*. Die Ansteckung erfolgt durch Kontakt von Tier zu Tier, Übertragung im Mutterleib, infizierte Milch, blutsaugende Insekten und unsterile Kanülen. Wahrscheinlich spielt auch eine vererbte Anlage eine Rolle.

Krankheitsverlauf
Erst nach einem oft jahrelangem Vorstadium, in dem das Blutbild bereits verändert ist, sind die Krankheitserscheinungen zu erkennen.

Krankheitserscheinungen
Je nach dem Sitz der Geschwülste sind diese sehr verschieden. Bei etwa der Hälfte der befallenen Rinder sind schon von außen die geschwollenen Lymphknoten erkennbar. Auf der Skizze ist ihre Lage vermerkt (Abb. **2**).
Geschwulste im Beckenraum kann nur der Tierarzt vom Mastdarm aus feststellen, etwa im Rahmen der Trächtigkeitsuntersuchung. Das Hervortreten eines Augapfels ist immer verdächtig. Auf Abb. **3** sieht man die geschwollenen gelben Kopflymphknoten.

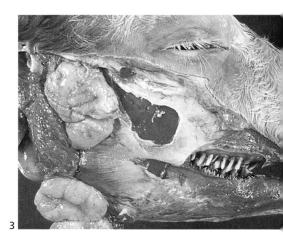

3

Wenn die Leukose das Herz ergreift, kann der Puls auf 90–100 Schläge/Minute steigen und der Herzspitzenstoß deutlich pochend werden. Solche Tiere wirken matt und werden schnell müde.

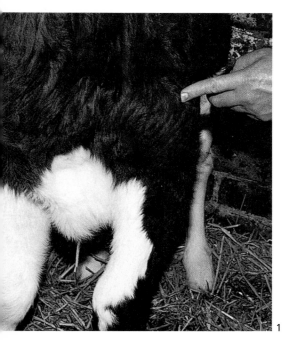

1

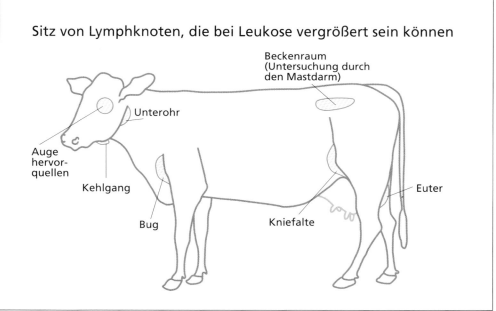

Sitz von Lymphknoten, die bei Leukose vergrößert sein können

Beckenraum (Untersuchung durch den Mastdarm)

Unterohr

Auge hervorquellen

Kehlgang

Bug

Kniefalte

Euter

2

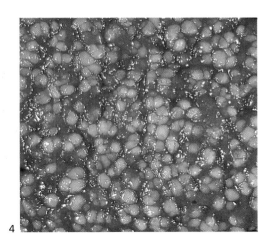

4

Durch die Vergrößerung der Darmlymphknoten und die Veränderung im Labmagen entstehen Verdauungsstörungen. Sie äußern sich in mangelndem Appetit und dunklem, übelriechenden Kot. Durch die Leukose können auch die Milz (Abb. **4**) und alle anderen Organe einschließlich der Rückenmarkshäute ergriffen werden und dadurch eine Fülle weiterer Krankheitsbilder entstehen.

Für den Besitzer ist jedoch vor allem wichtig, daß er bei Schwellungen der Lymphknoten einen Tierarzt zuzieht.

Die heute übliche serologische Untersuchung bietet die Möglichkeit einer frühen Erkennung. Es werden dabei in der Blutprobe die spezifischen Antikörper, also die Schutzstoffe, festgestellt, die der infizierte Tierkörper gebildet hat. Diese Untersuchung wird kostenlos durchgeführt und sollte beim geringsten Verdacht vorgenommen werden.

Bedingt durch die erfolgreiche Bekämpfung in den letzten Jahren wird nur noch die Milch in gewissen Abständen untersucht. Bei einem positiven Befund wird das erkrankte Tier getötet und entschädigt, da eine Behandlung nicht möglich ist.

2.1.8 Maul-und Klauenseuche

Seit Beginn des EU-Binnenmarktes 1992 werden keine routinemäßigen Impfungen mehr durchgeführt, damit diese Seuche in Europa ganz ausgerottet werden kann. Deshalb ist es wichtig die Krankheitserscheinungen zu kennen, da es sicher vereinzelt zu Ausbrüchen kommen kann.

Ursache

Ein Virus, das in verschiedenen Typen auftritt. Von jedem Typ gibt es noch eine Reihe von Varianten. Die Einschleppung erfolgt durch Zukauf vor allem von Schweinen, durch Personenverkehr und Gegenstände, die mit dem Virus in Berührung gekommen sind, der über Speichel, Milch, Harn und Kot ausgeschieden wird. Eine besondere Gefahrenquelle ist ungenügend erhitztes, infiziertes Tiefkühlfleisch. Der Erreger kann sich im Knochenmark sehr lange in tiefgefrorenem Zustand halten.

Krankheitserscheinungen

Das erste Anzeichen ist Fieber und mangelnde Freßlust. Wenn ein Tier nicht frißt, sollte man, wie bei jedem Krankheitsverdacht, die Temperatur im After mit einem Fieberthermometer messen. Alles über 40,0 °C ist als Fieber anzusehen. Bei Maul- und Klauenseuche liegt die Temperatur fast immer über 41,0 °C.

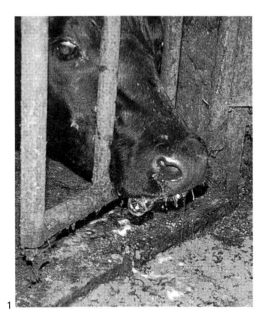

1

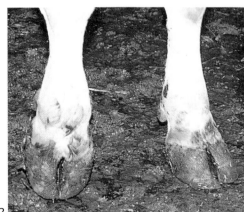

2

Am 2. oder 3. Krankheitstag zeigen sich Blasen, auch Aphthen genannt, in der Maulhöhle, die zu schmatzendem Speicheln führen (Abb. **1**). Etwas später treten Blasen am Kronensaum, zwischen den Klauen (Abb. **2**) und an den Zitzen auf.

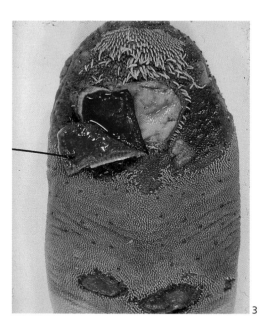

3

Nach dem Platzen der Blasen, bei dem Millionen von Viren freigesetzt werden, geht die Haut, wie hier auf der Zunge (Abb. **3**) in Fetzen ab. Auch die derbe Schleimhaut in den Vormägen ist übersät mit geplatzten Bläschen.

Jeder Verdacht ist sofort dem Veterinäramt zu melden.

Maßnahmen

Es müssen sofort Sperrgebiete, Beobachtungsgebiete und Schutzzonen gebildet werden, die verhindern sollen, daß es zu einer weitflächigen Verbreitung der gefürchteten Seuche kommt.
Verwechslungsgefahr besteht mit der ebenfalls anmeldepflichtigen ansteckenden Maulschleimhautentzündung, die jedoch ohne Fieber verläuft und meist Rinder unter 2 Jahren befällt.

2.1.9 Salmonellose der Rinder (Paratyphus)

Ursache

Diese Infektionskrankheit wird meist durch *Salmonella enteritidis,* seltener durch *Salmonella dublin* und *typhimurium* oder andere Bakterien-Typen verursacht.
Ansteckungsquellen sind infizierte Kälber und Kühe – auch klinisch gesunde Dauerausscheider –, mit Salmonellen infizierte Schweine, Geflügel, Ratten (Abb. **1**), Abwässer, Gebäude, Fahrzeuge und Futtermittel. Auch Menschen können durch diese *Salmonellen*-Bakterien angesteckt werden und ihrerseits andere Lebewesen anstecken.

Salmonellen sind äußerst widerstandsfähig, sie können jahrelang in eingetrocknetem Kot ansteckungsfähig bleiben.

Ausbreitung der Infektion

Ein Kalb, das sich auf dem Markt, dem Transportfahrzeug oder in einem Händlerstall angesteckt hat, kann den ganzen eigenen Stall verseuchen.
Neben dem Kot gesund erscheinender Kühe, die nach überstandener Infektion den Erreger oft noch längere Zeit ausscheiden, kann der Kot von infizierten Schweinen und Hühnern die Infektion verbreiten. Wildtiere kommen ebenfalls als Überträger in Frage.
Durch Ansteckung kann auch ein vollkommen gesundes Kalb an Salmonellose erkranken, meistens befällt die Infektion jedoch die durch schlechte Umweltverhältnisse geschwächten Tiere.

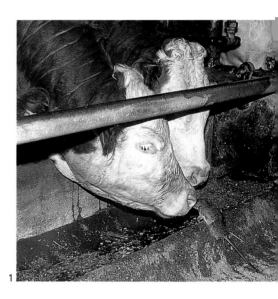

1

Fütterungsfehler und zugige, nasse Kälberställe leisten der Verbreitung Vorschub. Besonders gefährdet sind Mastbetriebe; Kälber in Einzelboxen erkranken seltener.

Krankheitserscheinungen

Durchfall durch Salmonellen tritt überwiegend bei Kälbern im Alter von 3–6 Wochen auf. Da in der Biestmilch nur selten Schutzstoffe gegen Salmonellen enthalten sind, können die Verluste bei einer Neueinschleppung der Infektion bis zu 50% betragen.
Der Verlauf ist meist rasch; typisch ist hohes Fieber bis zu 42° C und gelber, manchmal blutiger Durchfall mit Beimengungen von abgestoßenem Gewebe (Abb. **2** und **3**). Unter allgemeiner Schwäche kann der Tod innerhalb von einigen Tagen erfolgen, bei der septischen Form sterben die Kälber ohne vorherigen Durchfall innerhalb von 24–72 Stunden.

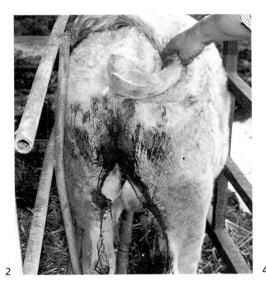

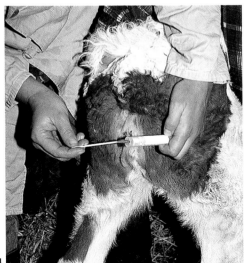

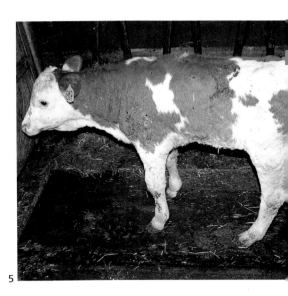

2

4

5

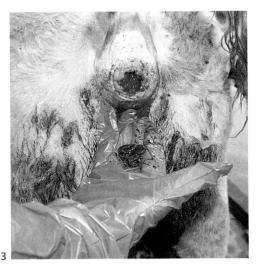

3

Es treten auch schleppend verlaufende Fälle mit Lungenentzündung oder langwierigen Gelenkschwellungen auf, ebenso wie leichtere Formen, bei denen die Kälber nach geringgradigem Durchfall nach 4–5 Tagen genesen.

Behandlung

Der möglichst bald hinzugezogene Tierarzt wird Kotproben entnehmen (Abb. **4**) und zur Untersuchung einschicken.

Bei der langsamer verlaufenden Form sind hohe Dosen von Antibiotika und Sulfonamiden meist recht wirkungsvoll. Eine unterstützende Behandlung mit Vitamin-B-Injektionen und den altmodischen Durchfallmitteln, wie Leinsamenschleim, *Bolus alba* und Ei mit Cognac, ist sehr zu empfehlen.

Trotzdem kann nach amtlicher Feststellung der Salmonellose die zuständige Behörde die Tötung der Rinder und sonstiger mit Rindern zusammen gehaltenen Tiere anordnen, um mit den zusätzlichen Sperr- und Hygienemaßnahmen eine weitere Verbreitung zu verhindern.

Vorbeugung

In einen noch von Salmonellen freien Bestand soll man möglichst nur Kälber direkt aus ebenfalls freien Betrieben bringen. Die neugekauften Kälber werden zunächst isoliert aufgestellt (Abb. **5**). Selbstverständlich muß der Stall warm, zugfrei und trocken sein. Gefüttert wird nach dem auf Seite 248 erörterten Prinzip. Immer daran denken, daß ein Kalb allen Infektionen um so mehr Widerstandskraft entgegensetzen kann, je besser es untergebracht und gefüttert wird.

Bei erwachsenen Rindern treten innerhalb von verseuchten Beständen meist nur Einzelfälle auf. Manchmal verkalben die Tiere im 4.–5. Monat; sie erkranken an Durchfall oder langwierigen Gelenkentzündungen. Sehr oft ist jedoch die Infektion nicht erkennbar.

Die Ausmerzung solcher klinisch gesund erscheinender Dauerausscheider ist sehr wichtig. Sie werden meist erst im Rahmen der gesetzlich vorgeschriebenen Untersuchungen ermittelt. Die staatlichen Bekämpfungsmaßnahmen dienen nicht

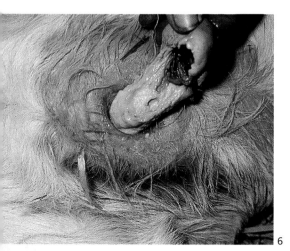

nur der Sanierung des Bestandes, sondern auch der menschlichen Gesundheit. Salmonellen sind die Ursache der meisten sog. Lebensmittelvergiftungen, die für den Menschen tödlich verlaufen können. Im Umgang mit den Dauerausscheidern ist deshalb Vorsicht am Platz.

Dies gilt in besonderem Maße bei allen Krankschlachtungen von Kälbern mit Gelenks- bzw. Nabelentzündungen (Abb. **6**). Hier sollte durch eine bakteriologische Untersuchung des Fleisches dessen Unbedenklichkeit für den menschlichen Verzehr sichergestellt werden.

2.1.10 Deckinfektionen des Rindes

Hierbei handelt es sich um Erkrankungen, die einzig und allein durch den geschlechtlichen Kontakt bzw. die Besamung übertragen werden.

Damit soll der Unterschied zu Genitalerkrankungen deutlich herausgestellt werden, die durch Allgemeininfektionen, wie Brucellose (Seite 35), Leptospirose (Seite 48), Salmonellose (Seite 38), Q-Fieber (Seite 53), Listeriose (Seite 49), um nur einige zu nennen, ausgelöst werden. Auch die beim Deckakt zwangsläufig übertragenen Bakterien zählen nicht zu den klassischen Deckseuchen, da auch anderweitige unhygienische Verhältnisse

Infektionen mit diesen Erregern nach sich ziehen können.

Der weit verbreiteten künstlichen Besamung ist es zuzuschreiben, daß die Deckseuchen weitgehend getilgt werden konnten.

Ursachen und Verlauf

Die **Trichomonadenseuche**, deren Erreger ein kleiner Parasit ist, konnte sich früher deshalb so weit ausbreiten, weil beim Bullen keine Erscheinungen erkennbar sind. Nur die weiblichen Tiere zeigen Entzündungen in Scheide und Gebärmutter mit schleimig-eitrigem Ausfluß. Umrindern und Frühaborte sind die Folge.

Vibrionenseuche, ausgelöst durch das Bakterium *Campylobacter fetus*, zeigt

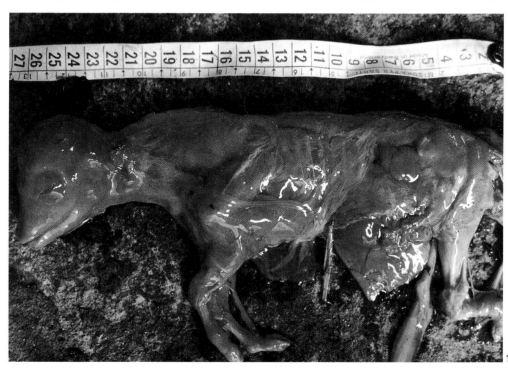

nur geringe Veränderungen im Bereich von Scheide und Gebärmutter. Befruchtungsstörungen, Aborte um die Mitte der Trächtigkeit (Abb. **1**) und Sterilität treten dadurch auf.

Der **ansteckende Bläschenausschlag**, auch Infektiöse pustulöse Vulvovaginitis (IPV) des Rindes genannt, wird durch ein Virus ausgelöst, das mit dem Erreger der IBR (Seite 44), einer Atemwegserkrankung, identisch ist. Nur bei der genitalen Verlaufsform besteht *Anzeigepflicht*. Schwellungen und Rötungen der äußeren Geschlechtsorgane, Bläschen, die von einem roten Hof umgeben sind, Ausfluß und sichtbare Schmerzäußerungen, wie Unruhe und Harndrang, sind die ersten Symptome. Trächtige Kühe können verwerfen, Befruchtungsstörungen und Sterilität breiten sich in der Herde aus.

Behandlung und Vorbeugung
Bei allen 3 Deckseuchen wird amtlicherseits durch Decksperre, Nutzungsbeschränkung und Bestandsuntersuchung eine Weiterverbreitung verhindert und der Bestand saniert.

2.1.11 Rinderwahnsinn (BSE)

In der Bundesrepublik Deutschland ist diese Krankheit, die seit 1986 in England in weiterhin bestehendem Maß grassiert, bisher bei unseren heimischen Rindern noch nicht aufgetreten. Sie ist aber wegen der bestehenden Gefahr einer Ausbreitung seit August 1990 bei uns *anzeigepflichtig* geworden.

Ursache und Verlauf
Der Erreger ist ein infektiöser Eiweißkörper. Er stammt aus verendeten bzw. getöteten Schafen, die an der sog. Traberkrankheit (Scrapie) gelitten hatten und deren Tierkörper in englischen Tierkörperbeseitigungsanstalten einer nicht ausreichenden Erhitzung unterzogen worden waren. Das daraus gewonnene weiterhin infektiöse Tierkörpermehl war an Rinder verfüttert worden.

Die Erreger besiedeln Nervenzellen und das lymphatische Gewebe. Durchschnittlich 4–5 Jahre dauert die Zeit zwischen Ansteckung und Ausbruch der Krankheit. Dabei kommt es anfänglich zu Verhal-

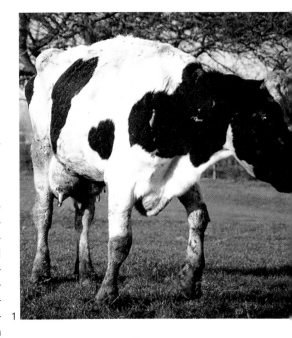

1

tensstörungen wie Ängstlichkeit (Abb. **1**), Scharren mit den Beinen und ständigem Lecken der Nasenöffnungen.

Später kommen Bewegungsstörungen, Aggressivität und häufiges Niederstürzen dazu (Abb. **2**). Nach einer mit fortschrei-

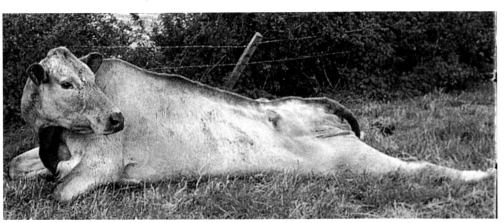

2

tender Schwäche einhergehenden Krankheitsdauer von bis zu 6 Monaten kommt es zum Festliegen und Tod.

Die Untersuchung des Gehirns toter Tiere zeigt eine schwammige, mit vielen Löchern durchsetzte Hirnmasse, von der sich die Krankheitsbezeichnung BSE *(Bovine Spongiforme Enzephalopathie)* herleitet.

Bekämpfung

Da eine Behandlung nicht möglich ist, liegt die Bekämpfung in der Verhinderung einer Übertragung.

Einfuhrverbote lebender Rinder, sowie von Tierkörpermehl aus England und ein absolutes Fütterungsverbot von Tierkörpermehl an Wiederkäuer sollen unsere Rinderbestände schützen.

Importverbote für sämtliche Rinderprodukte aus dem Vereinigten Königreich sollen eine nicht ganz auszuschließende Übertragung auf den Menschen unterbinden.

2.1.12 Übrige anzeigepflichtige Seuchen

Bedingt durch den freien Handelsverkehr nach Öffnung des EU-Binnenmarktes und der damit bestehenden Gefahr der Einschleppung von Rinderseuchen, die bis dahin bei uns nicht vorkamen, wurden 1991 noch weitere Seuchen unter die Anzeigepflicht gestellt. Sie sollen hier nur kurz der Vollständigkeit halber erwähnt werden.

Lumpy-Skin-Krankheit *(Dermatitis nodularis)*

Es handelt sich um den sog. Knotenausschlag des Rindes, der durch ein Virus aus der Pockengruppe hervorgerufen wird. Sowohl die direkte Übertragung von Tier zu Tier, als auch die indirekte Verbreitung, z. B. über Moskitos, ist bekannt. Charakteristisch sind die beschriebenen Hautknoten, die auf der Schnittfläche schmierig-gelblich und nekrotisch sind. Auch die Atemwege und das Verdauungssystem können davon betroffen sein. Die Krankheit, gegen die es keine direkte Behandlung gibt, die aber meist gutartig und ohne Todesfälle verläuft, kommt nur in Afrika vor.

Lungenseuche der Rinder

Die vornehmlich in Afrika und Asien, aber auch in Spanien und Italien vereinzelt aufgetretene infektiöse Lungen-Brustfell-Entzündung wird durch bakterienähnliche Erreger (Mykoplasmen) ausgelöst. In Deutschland ist diese Seuche seit 1926 ausgerottet.

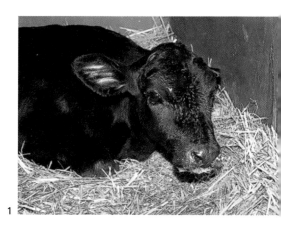

1

Meist geschieht die Übertragung durch direkten Kontakt. Noch gesund erscheinende Tiere scheiden die Erreger aus. Zuerst kommt es zu Fieber, Husten und Atembeschwerden (Abb. **1**). Im weiteren Verlauf verschlimmert sich das Krank-

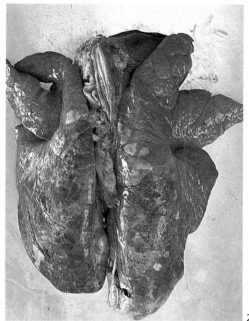

2

heitsbild mit Hinfälligkeit und hoher Todesrate. Bei der Sektion erscheint die Lunge marmoriert, hellrot, dunkelrot, gelb und grau (Abb. **2**).

Obwohl eine Behandlung mit Antibiotika prinzipiell möglich wäre, werden auf behördliche Anordnung die Tiere getötet und unschädlich beseitigt.

Rifftal-Fieber

Die nur in Afrika vorkommende, durch ein Virus ausgelöste Krankheit wird von Moskitos übertragen.

Auch der Mensch kann dabei an grippeähnlichen Symptomen mit Durchfällen erkranken. Aborte und hohe Sterblichkeitsraten bei Jungtieren sind charakteristisch. Ältere Tiere haben Fieber, blutigschleimigen Nasenausfluß, Gelbsucht, Bauchschmerzen und Durchfall.

Vom Gesetzgeber ist eine Einfuhrsperre aus den gefährdeten Gebieten angeordnet.

Rinderpest

Diese hochansteckende Krankheit wird durch ein Virus verursacht. Bis zum Jahre 1881 hatte sie auch in Deutschland grassiert. Heute ist sie auf bestimmte Gebiete in Asien und Afrika beschränkt.

Das Virus wird von Tier zu Tier durch Ausscheidungen über Nasen-, Rachen- und Augensekret sowie über Kot, Harn und Milch übertragen.

Entzündliche Veränderungen an den Schleimhäuten, besonders in der Maulhöhle und in den Lidbindehäuten (Abb. **3**), mit entsprechendem Augen- und Nasenausfluß sowie Mattigkeit und

Freßunlust sind Anzeichen dieser hochfiebrigen Erkrankung. Durch ausgedehnte Magen- und Darmentzündungen mit blutdurchsetztem Kot und dadurch bedingter starker Hinfälligkeit kommt es meist nach sechs bis zwölf Tagen zum Tod.

Einfuhrsperren dienen dem Schutz unserer Rinderbestände.

Stomatitis vesicularis

Diese bereits bei der Maul- und Klauenseuche erwähnte »bläschenartige Maulschleimhautentzündung« (Seite 38) ist eine hochansteckende, fieberhafte, virusbedingte Infektionskrankheit bei Pferden, Rindern und Schweinen.

Sie ist vom Krankheitsbild von der Maul- und Klauenseuche nicht zu unterscheiden, verläuft aber im Gegensatz dazu gutartig. Die durch direkten Kontakt, aber auch über Insekten übertragbare Krankheit kommt vor allem in Mittel- und Südamerika vor.

In der Regel genesen erkrankte Tiere innerhalb von 3–5 Tagen ohne weitere Komplikationen.

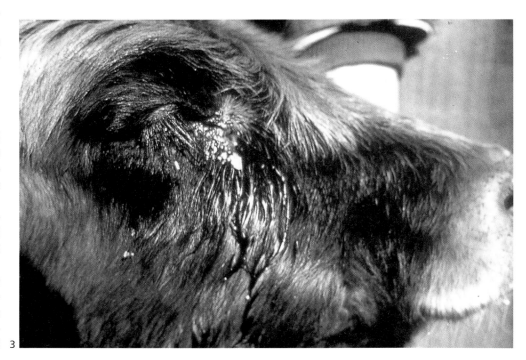

3

2.2 Meldepflichtige Seuchen

2.2.1 Infektiöse bovine Rhinotracheitis (IBR oder BHV₁)

Ursache und Verlauf

Die durch ein Herpesvirus ausgelöste Infektionskrankheit führt, sofern sie den Atemtrakt befällt, zu einer grippeähnlichen Erkrankung. Innerhalb weniger Tage nach der Ansteckung kommt es zu hohem Fieber, Freßunlust und Abgeschlagenheit. Tränenfluß (Abb. **1**), wäßrigschleimiger Nasenausfluß und starkes Speicheln stellen sich ein, wobei eine Rötung des Naseninnenbereiches charakteristisch für diese Krankheit ist. Durch Einengung und Verschleimung der oberen Luftwege wird die Atemtätigkeit beschleunigt und erschwert.

Komplikationen treten dadurch auf, daß durch Husten und Überanstrengung bei der Atmung Lungenbläschen platzen können und sich eine Lungenblähung entwickelt. Auch eine sekundäre Besiedelung der erkrankten Atemwege mit Bakterien kann das Krankheitsbild dramatisch verschlechtern. Die Tiere stehen, deutlich nach Luft ringend, mit gesenktem Kopf und abgespreizten Vorderbeinen da, das Maul von weißem Schaum umgeben, die Nasenlöcher mit zunehmend eitrigem Sekret verklebt (Abb. **2**).

Von der ähnlich verlaufenden Rindergrippe (Seite 109) läßt sich die IBR durch Erregernachweis aus Tupferproben des Augen- und Nasensekretes bzw. im weiteren Krankheitsverlauf durch Antikörpernachweis im Blut abgrenzen. Dies kann u. U.

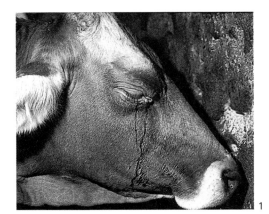

1

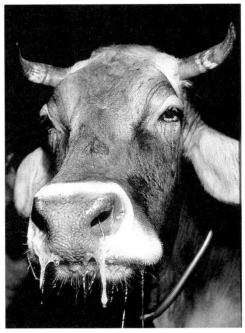

2

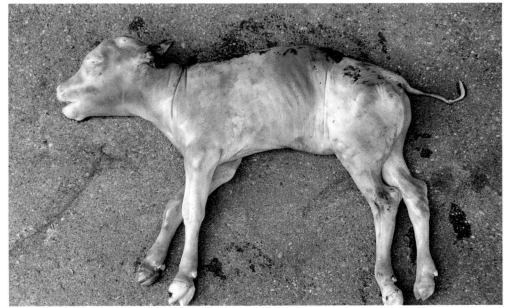

3

von Bedeutung sein, da im Gegensatz zur Grippe, die eine ausgesprochene Faktorenkrankheit ist und bei der Impfungen nur bedingt schützen, die IBR durch Impfmaßnahmen weitgehend bekämpft werden kann.

Neben den grippeartigen Erkrankungen kommt es in einem Kuhbestand zu einem Rückgang der Milchproduktion und Verkalbungen infolge des hohen Fiebers (Abb. **3**).

Verkalbungen 4–8 Wochen nach Überstehen der Erkrankung sind durch nachträgliches Absterben des Kalbes im Uterus möglich. Gleichzeitiges Auftreten von IBR und IPV, obgleich vom selben Erreger ausgelöst, findet bei einem Tier zur gleichen Zeit nicht statt.

Bekämpfung

Zur Eindämmung der Krankheit haben sich einige Bundesländer in Deutschland einem freiwilligen Bekämpfungsverfahren unterworfen, das trotz Rückschlägen, langfristig gesehen, Erfolge aufweist. Regelmäßige Untersuchungen, darauf abgestimmte Impfmaßnahmen (wobei seit 1995 auch sog. Markervakzine zur Verfügung stehen, deren Antikörper sich von denen einer natürlichen Infektion unterscheiden), Kennzeichnung der Impftiere, Beachtung der vorgesehenen Fristen, notwendige Vorsicht beim Zukauf und die bevorzugte Schlachtung seropositiver Tiere führen mit finanzieller Unterstützung durch den Staat und die Tierseuchenkasse zum Ziel.

2.2.2 Bösartiges Katarrhalfieber (BKF)

Ursache und Verlauf

Der Erreger ist ein *Herpesvirus,* also auch aus der gleichen Gruppe wie die IBR. Die Übertragung ist noch nicht geklärt, da nur Einzeltiere in einem Bestand erkranken. Alle Rinderrassen und alle Altersstufen sind gefährdet, besonders während der Sommermonate.

Es gibt vier verschiedene Erscheinungsgruppen, die aber auch bei einem Tier zusammen auftreten können. Hohes Fieber (41–42° C), Schüttelfrost, starke Benommenheit und Teilnahmslosigkeit mit Tod nach 1–3 Tagen ist die schnelle Verlaufsform.

Langsamer geht es bei der Darmform, die von schwerem, übelriechendem, mit Blut durchsetztem Kot gekennzeichnet ist.

Die Kopf-Augenform ist das häufigste und bekannteste Krankheitsbild. Hohes Fieber, verbunden mit Tränenfluß und Lichtscheue bis hin zur Blindheit, aber auch verbunden mit eitrigen Verkrustun-

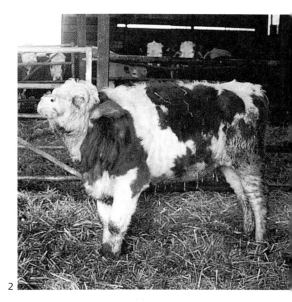

2

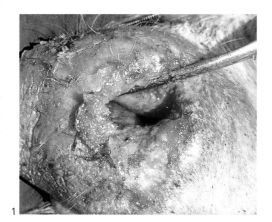

1

gen im Nasen- und Rachenraum (Abb. **1**) führt zu 90% innerhalb von 10 Tagen zum Tode. Schließlich kommen meist zentralnervöse Störungen mit Erregungserscheinungen, Gleichgewichtsstörungen und unphysiologischer Haltung des Kopfes (Abb. **2**) dazu. Die Tiere knirschen mit den Zähnen, rennen gegen Hindernisse, winden sich in Krämpfen und verenden kläglich, wenn man sie vorher nicht erlöst.

Bekämpfung und Vorbeuge

Eine spezifische Behandlung gibt es nicht. Wegen der ungünstigen Prognose ist eine frühzeitige Schlachtung bzw. Tötung empfehlenswert. Da das Schaf vermutlich als Überträger in Frage kommt, sollten diese Tiere nicht gemeinsam mit Rindern gehalten werden.

2.2.3 Schleimhautkrankheit (Mucosal-Disease, Virus-Diarrhöe, BVD-MD)

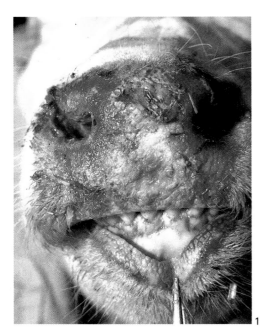

Diese *meldepflichtige,* weitverbreitete Infektionskrankheit befällt Rinder aller Altersgruppen, vornehmlich aber zwischen 3 Monaten und 3 Jahren. Wie bei der Grippe des Menschen gibt es je nach dem Typ des Erregers und der Widerstandskraft des Rindes verschieden schwere Verlaufsformen. Leichte Erkrankungen werden oft übersehen, die bösartige Form führt zu erheblichen Verlusten.

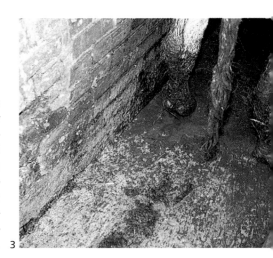

3

Ursache

Der Erreger, ein Virus, schädigt die Schleimhäute der Atmungswege und der Verdauungsorgane. Meist erkranken nur einige Tiere, während der Rest des Bestandes eine »stumme Durchseuchung« durchmacht und immun wird.
Der Ausbruch der Erkrankung kann durch Zukauf, ungünstige Haltungsbedingungen (Crowding) und Streß (Transport, Wetterumschlag) ausgelöst werden.

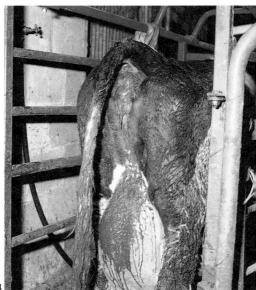

Krankheitserscheinungen

Sie beginnen mit hohem Fieber und Freßunlust, die Schleimhaut am Maul und in den Nasenlöchern ist gerötet (Abb. **1**). Dieses Stadium klingt nach 2 Tagen ab und wird vor allem bei Jungrindern oft übersehen. Durch das Einwandern von Bakterien in die virusgeschädigte Schleimhaut wird eine weitere Krankheitsphase ausgelöst. Sie zeigt sich durch einen neuerlichen Fieberanstieg und erst wäßrigen, dann eitrigen Nasenausfluß.

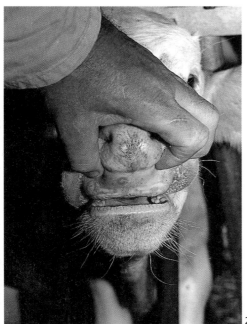

1

2

In den Nasengängen und am Zahnfleisch entstehen rötliche Geschwüre (Abb. **2**), an der Zunge kann sich die Schleimhaut ablösen, und manchmal ist wie bei der MKS der Klauensaum entzündet.
Durch die geschädigte Darmschleimhaut haben die Tiere übelriechende, blutige

4

Durchfälle (Abb. **3**), die zum Tode führen oder chronisch werden. Bei älteren Rindern äußert sich die Infektion manchmal nur in akutem Durchfall, den man Virus-Diarrhöe nennt. Die Tiere magern dabei stark ab und sind lange ansteckend (Abb. **4**).

Manchmal kommt es zu Lungenentzündungen in der zweiten Krankheitsphase. Auch nach der stummen Durchseuchung ohne erkennbare Krankheitserscheinung können Aborte auftreten.

Behandlung

Wie bei allen Viruskrankheiten gibt es keine Behandlung gegen den Erreger als

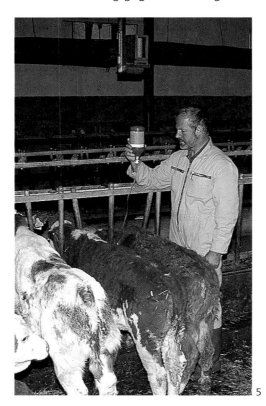

5

solchen. Man kann nur versuchen, die durch die Bakterien verursachten zusätzlichen Schäden mit Hilfe von Sulfonamiden oder Antibiotika zu bekämpfen und die Tiere mit Infusionen bei Kräften zu halten (Abb. **5**). Die Behandlung schwer erkrankter Tiere ist meist unwirtschaftlich und selten erfolgreich. Wenn möglich, sollte man hier eine Schlachtung einer Behandlung vorziehen.

Vorbeugung

Bei der vorbeugenden Impfung sollten alle Tiere erfaßt werden, wobei zu beachten ist, daß bei manchen Impfstoffen wegen Auswirkungen auf den Fetus eine Anwendung fünf Wochen vor der Besamung bis zum sechsten Trächtigkeitsmonat unterbleiben soll (Seite 300). Jung geimpfte Kälber unterzieht man mit 3 und 7 Monaten einer Nachimpfung. Man kann auch während eines Seuchenganges Notimpfungen durchführen oder aber nach dem Abklingen der Seuche die noch gesunden Tiere impfen (Seite 300) Da die Mehrzahl aller Rinder Antikörper gegen die Schleimhautkrankheit besitzt, ist eine einmalige positive Blutprobe nicht beweiskräftig für das Vorliegen der Infektion, erst der Titeranstieg bei einer zweiten Blutprobe nach 3 Wochen sichert die Diagnose. Der Nachweis des Virus durch Tupferproben von Schleim oder Kot sowie aus Blut und veränderten Geweben ist ebenfalls möglich.

Nicht zu unterschätzen ist die Gefahr, die von erkrankten oder bis zum ca. 140. Trächtigkeitstag intrauterin infizierten Feten ausgeht. Sie bleiben als Dauerausscheider bis zu ihrem Tod eine ständige Infektionsquelle.

2.2.4 Ansteckende knötchenförmige Maulschleimhautentzündung (Stomatitis papulosa)

Ursache und Verlauf

Durch einen *Virus* ausgelöst, handelt es sich um eine gutartige, weit verbreitete Erkrankung, vor allem der Schleimhäute der Maulhöhle. Typisch sind ring- und hufeisenförmige Schleimhautveränderungen von rötlich-brauner Farbe, die manchmal geschwürartige Formen annehmen. Betroffen sind dabei Lippen (Abb. **1**), Zunge, Gaumen, Zahnfleisch, Backenschleimhaut und Flotzmaul.

Behandlung

Eine örtliche Behandlung ist wegen des milden Verlaufes selten nötig. Die *Meldepflicht* begründet sich darin, daß nur dem Fachmann eine Unterscheidung zu anderen anzeige- bzw. meldepflichtigen Seuchen mit ähnlichem Krankheitsbild möglich ist.

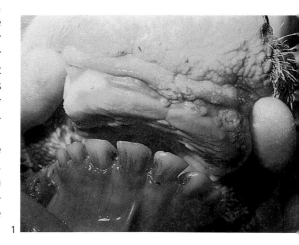

1

2.2.5 Euterpocken

Sie gehören zu den *meldepflichtigen* Infektionen mit Pockenviren, die durch frisch gegen Pocken geimpfte Menschen, zugekaufte Kühe oder infizierte Melker in den Bestand eingeschleppt werden. Die Weiterverbreitung der Euterpocken erfolgt durch Melken.

Bei den »echten« Kuhpocken treten nicht nur am Euter, sondern auch am Hodensack Bläschen auf, die kurzfristig zu Fieber und Verdauungsstörungen führen können. Die häufigeren »falschen« Pocken verlaufen ohne Allgemeinstörungen. In jedem Fall müssen die Pusteln am Euter (Abb. **1**) mit geeigneten Salben (Lebertransalbe) oder durch Aufsprühen von Jodophore behandelt werden. Erkrankte Tiere schonend und immer zuletzt melken.

Das Stallpersonal kann sich anstecken, die sog. »Melkerknoten« werden durch das Euterpockenvirus verursacht.

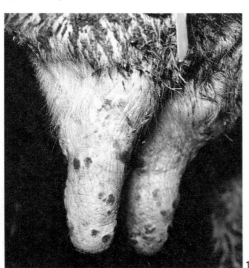

1

2.2.6 Leptospirose

Ursache und Verlauf

Es handelt sich um eine fieberhafte, akut bis chronisch, häufig unauffällig verlaufende Infektionskrankheit, die mit Verwerfensfällen, Blutharnen, Blutarmut und Gelbsucht einhergeht. Erreger sind *Bakterien (Leptospiren)*, die Krankheit ist auch auf den Menschen übertragbar.

Die Infektion erfolgt vorwiegend über verunreinigtes Trinkwasser, nachdem die Erreger hauptsächlich über den Harn erkrankter Tiere ausgeschieden werden (Abb. **1**).

Krankheitserscheinungen

Das Krankheitsbild ist stark abhängig von der aufgenommenen Menge und Virulenz des Erregers sowie vom Alter und der Widerstandskraft des betroffenen Tieres.

Über ca. fünf Tage ist die Körpertemperatur leicht erhöht, Futteraufnahme und Milchleistung fallen ab. Trächtige Tiere verwerfen 2–3 Monate nach der Infektion.

Behandlung

Die Behandlung muß sich über mehrere Tage hinziehen, um die Nierenbesiedelung und die damit verbundene Weiterverbreitung zu verhindern.

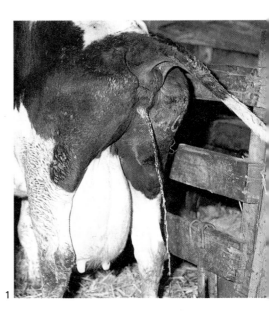

1

Vorbeugung

Vorbeugend müssen wildlebende Kleinsäugetiere (Ratten, Mäuse) systematisch bekämpft, überschwemmte Weiden und stehende Gewässer gemieden und ein Kontakt zu anderen Haustieren, wie Schweinen, Hunden, Katzen, verhindert werden.

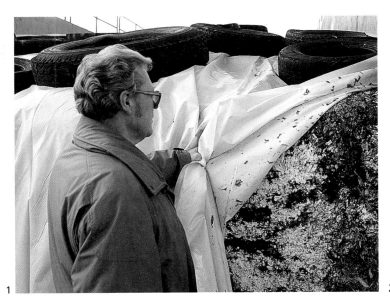

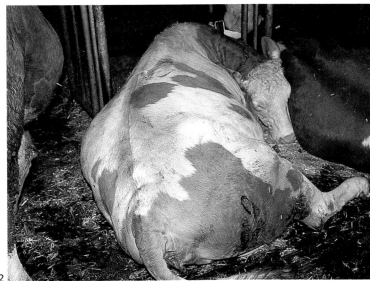

2.2.7 Listeriose

Diese auch als **»Silage-Krankheit«** bekannte Infektion kann einerseits Verkalbungen (Seite 220), andererseits Störungen des Nervensystems hervorrufen.

Ursache
Listeria monocytogenes, ein sehr widerstandsfähiges Bakterium, das im Erdreich vorkommt und sich in schlechter, verschimmelter Silage gefährlich anreichern kann (Abb. **1**).

Krankheitserscheinungen
Sie ähneln denen bei Schlafkrankheit, die Erkrankung verläuft jedoch langsamer. An Listeriose erkrankte Tiere liegen erst im Endstadium fest und dann mit typischen Ruderbewegungen der Beine. Zu Beginn wandern oder liegen die Rinder mit seitlich abgebogenem Kopf (Abb. **2**) oder stützen sich mit dem Kopf gegen die Wand. Der Tod erfolgt nach 1–2 Wochen.

Behandlung
Im Anfangsstadium sind Tetrazykline (Antibiotika) wirkungsvoll.

Vorbeugung
Verdächtige Silage nicht verfüttern, ausreichende Versorgung mit Vitamin A beachten und bei Krankheitsfällen sorgfältig desinfizieren.
Listeriose gefährdet auch Menschen, deshalb unterliegt sie der *Meldepflicht.* Geschlachtete Tierkörper sind untauglich.

2.2.8 Paratuberkulose

Diese meldepflichtige, auch **Johne'sche Krankheit** genannte Infektion spielt in England eine große Rolle. Vor allem bei den Jerseys ist sie jedoch auch in anderen Ländern zum Problem geworden. Es erkranken nicht nur Rinder, sondern auch Schafe und Ziegen können sich an Rindern anstecken (Abb. **1**).

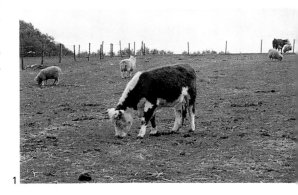

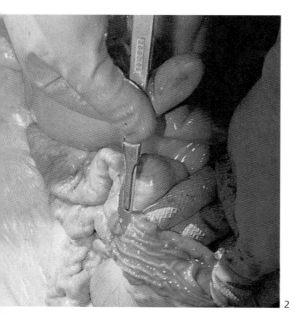

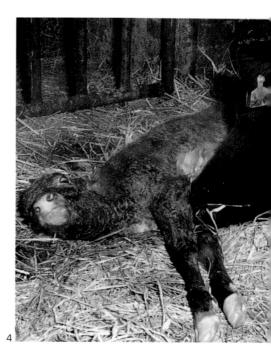

Ursache

Der bakterielle Erreger hat in vielem Ähnlichkeit mit dem Tuberkulosebakterium. Sein Hauptsitz sind die Därme (Abb. **2**) und Darmlymphknoten.
Der Erreger ist überaus widerstandsfähig und kann bis zu einem Jahr außerhalb des Tierkörpers überleben.

Art der Ansteckung

Sie erfolgt über das Maul durch den Kot erkrankter Tiere. Besonders gefährlich sind Rinder, denen man die Krankheit nicht ansieht, die aber dennoch die Krankheitskeime im Kot ausscheiden, wobei der Erreger das Futter oder das Trinkwasser kontaminiert (Abb. **3**). In infizierten Beständen sollen bis zu 17% aller Tiere derartige Ausscheider sein.

2

Krankheitsverlauf

4

Kälber werden entweder bereits im Mutterleib angesteckt oder infizieren sich durch mit Kot verschmutzte Euter oder unsaubere Milch (Abb. **4**). Die Infektion erfolgt hauptsächlich in den ersten beiden Lebensjahren und wird durch Herabsetzung der Widerstandskraft, z. B. durch Durchfall, durch eine unblutige Kastration (Abb. **5**; siehe auch Seite 267) oder schlechte Ernährung, gefördert.
Krankheitserscheinungen treten fast immer erst bei zwei- bis fünfjährigen Rindern auf, weil die Infektion jahrelang bestehen muß, um die Darmveränderungen hervorzurufen. Paratuberkulose bricht sichtbar dann meist nach einer besonderen Belastung aus, zum Beispiel nach dem Abkalben.

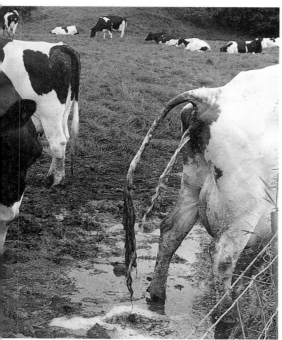

3

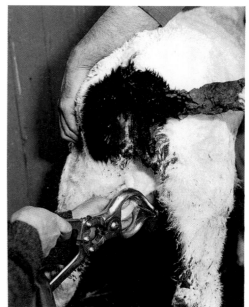

5

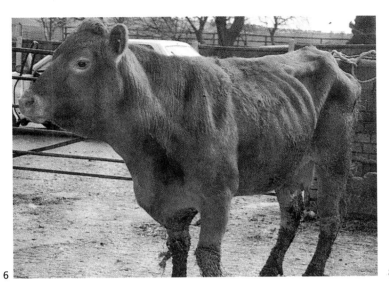

6

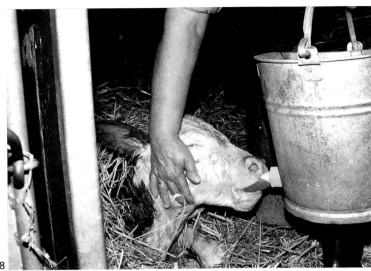

8

Krankheitserscheinungen

Charakteristisch sind fortschreitende Abmagerung, unelastische Haut und stumpfes Haarkleid bei unvermindertem Appetit und normalem Verhalten (Abb. **6**).

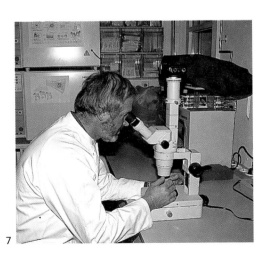

7

Manchmal entstehen Schwellungen unten am Kopf. Durchfall wechselt anfangs mit normalem Kot, erst später im Lauf der Krankheit wird der Kot ständig dünnflüssig und stinkend.

Nachweis der Infektion

Der einfachste Nachweis der Bakterien mit dem Mikroskop (Abb. **7**) ist nur bei positivem Befund gültig. Auch Blut- und Intrakutanproben sind nur bei Tieren mit ausgeprägten Krankheitserscheinungen einigermaßen sicher.

Vorbeugung

Eine Behandlung ist nicht möglich, es sollte stets die Sanierung des Bestandes angestrebt werden.

Neben der Schlachtung kranker Tiere ist dabei der Aufzucht gesunder Kälber die größte Aufmerksamkeit zu widmen. Zu-

sätzlich zu einer ausreichenden Fütterung der Jungrinder, die leider so oft im argen liegt, muß auf strenge Absonderung der neugeborenen Kälber geachtet werden. Sie müssen sofort von der Mutter getrennt und aus sauberen Eimern aus nichtrostendem Stahl getränkt werden (Abb. **8**); ein Milchaustauscher ist oft zweckmäßig. Das Euter wird vor dem Melken sauber gewaschen (Abb. **9**).

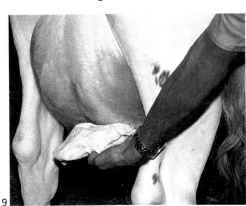

9

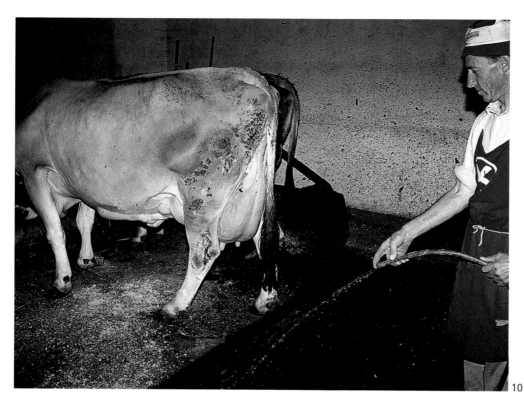

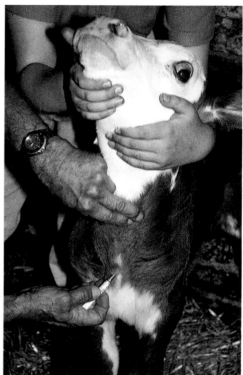

10

12

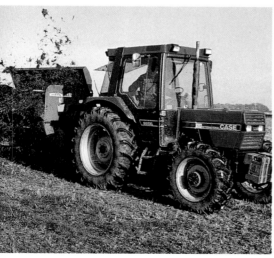

11

Da die Infektion durch den Kot übertragen wird, ist größte Sauberkeit im Stall oberstes Gebot (Abb. **10**). Weder Jauche noch Mist dürfen auf die Weiden gelangen (Abb. **11**). Sauberes Tränkewasser ist unbedingt bereitzustellen. Wenn das Weidevieh nicht aus Tümpeln saufen kann, sondern frisches Wasser zur Verfügung hat, ist im Kampf gegen die Infektion bereits ein wichtiger Schritt erfolgt.
Es gibt einen Impfstoff für Kälber unter vier Wochen, dessen Verwendung jedoch einer besonderen Genehmigung bedarf (Abb. **12**).

2.2.9 Q-Fieber

Ursache, Verbreitung und Verlauf

Der Erreger des auch für Menschen ansteckenden Q-Fiebers, der eine Zwischenform zwischen Bakterien und Viren darstellt, wird hauptsächlich über Fruchtwasser, aber auch über Milch, Speichel, Harn und Kot von infizierten Rindern, Schafen und Ziegen, oft über Monate in hoher Zahl ausgeschieden. Die Infektion von Tier zu Tier erfolgt meist über direkten Kontakt. Aber auch blutsaugende Insekten, wie die Weidestechfliege, sorgen für eine Weiterverbreitung.

Die hauptsächliche Ansiedelung im Tierkörper erfolgt in der Lunge, dem Euter, den Hoden und bei trächtigen Tieren in der Gebärmutter mit den Eihäuten.

Krankheitserscheinungen sind so wenig charakteristisch, daß selten ein Verdacht auf Vorliegen von Q-Fieber angenommen wird. Nur vereinzelte oder aber seuchenhafte Verwerfensfälle geben dem Untersucher die Möglichkeit einer sicheren Diagnose (Abb. **1**).

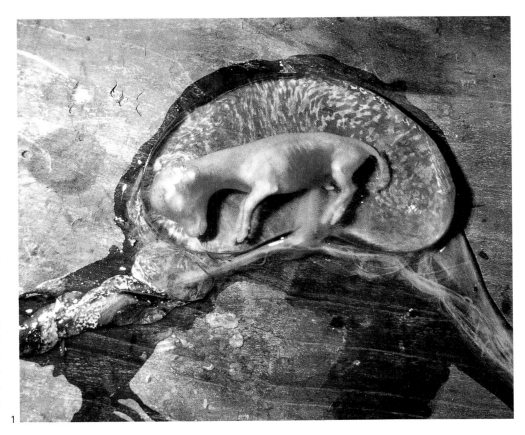

1

Behandlung und Vorbeugung

Spezielle Antibiotika verbessern zwar das klinische Bild, können aber eine weitere Erregerausscheidung und die damit verbundene Gefährdung des Menschen nicht verhindern. In einem infizierten Bestand kann durch Impfmaßnahmen eine Weiterausbreitung der Seuche verhindert werden.

Da auch hierbei ein sicherer Schutz des Menschen vor Ansteckung nicht gewährleistet ist, sollte die Schlachtung der betroffenen Tiere in Erwägung gezogen werden.

Erkrankung des Menschen

Durch die Ausscheidung der Tiere, durch Einatmung von infiziertem Staub, durch Zeckenbiß oder durch Genuß infizierten Fleisches, besonders aber durch nicht ausreichend erhitzte Milch, kommt es beim Menschen zu schweren Erkrankungen der Lunge, der Leber, der Nieren und der Gehirnhäute mit manchmal tödlichem Ausgang.

3 Krankheiten des Stoffwechsels

3.1 Acetonämie (Ketose)

In allen Fällen von Acetonämie handelt es sich um eine Verminderung des Blutzuckers sowie um eine Erschöpfung der Vorräte an Glukose und Glykogen in den Muskeln und in der Leber.

Dieser Zuckermangel kann verschiedene Ursachen haben. Acetonämie ist also nicht immer eine eigenständige Krankheit, sondern tritt auch als Begleiterscheinung anderer Erkrankungen oder Mangelzustände auf. Solche »Entgleisungen« des Stärkestoffwechsels gibt es bei Schädigungen der Leber durch Leberegel, Leberabszesse, Fütterungsfehler sowie bei Allgemeinerkrankungen, z. B. Entzündung der Lunge, Gebärmutter und des Euters.

In der überwiegenden Mehrzahl aller Fälle ist Acetonämie jedoch auf Störungen der Verdauung zurückzuführen, wie sie bei den heutigen Hochleistungskühen nur zu oft auftreten. Die Ursache ist meist das Mißverhältnis zwischen leistungsentsprechender und wiederkäuergerechter Fütterung.

Kühe verfügen nur über sehr geringe Energiereserven, die in Form von Glukose und Glykogen in den Geweben und der Leber gespeichert sind. Der Körper bezieht seine Brennstoffe für die Energiegewinnung vor allem aus Fettsäuren, die bei der Verdauung entstehen. In den Vormägen, hauptsächlich im Pansen, bilden sich Essigsäure, Propionsäure und Buttersäure, mit deren Hilfe ein großer Teil des Energiebedarfs gedeckt wird.

Wenn nun dieser Energiebedarf ansteigt, z. B. als Folge einer hohen Milchleistung, reicht manchmal die durch das Futter gelieferte Energiemenge nicht mehr aus. Der entstehende Blutzuckermangel zwingt den Körper, auf seine in Leber und Geweben gespeicherten Reserven zurückzugreifen. Da diese bei Kühen jedoch nur gering sind, muß der Organismus bei anhaltendem Energiebedarf das Körperfett abbauen (Abb. 1).

Wenn die Kuh also weiterhin mehr Milch gibt, als sie aus dem aufgenommenen Futter bestreiten kann, baut sie in der Leber ihr Körperfett ab. Dabei entstehen Ketone, die nur in begrenzter Menge vom Organismus in Energie umgewandelt werden können. Der Überschuß von Ketonkörpern, darunter auch von Aceton, sammelt sich im Blut an und führt zu Acetonämie.

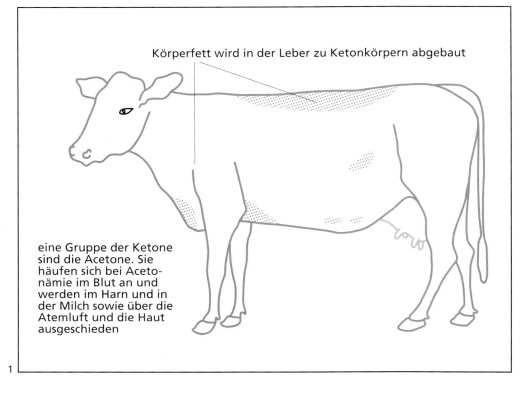

Körperfett wird in der Leber zu Ketonkörpern abgebaut

eine Gruppe der Ketone sind die Acetone. Sie häufen sich bei Acetonämie im Blut an und werden im Harn und in der Milch sowie über die Atemluft und die Haut ausgeschieden

1

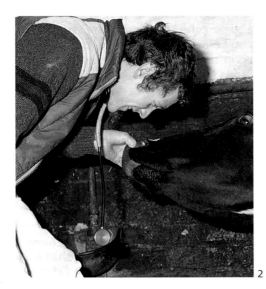

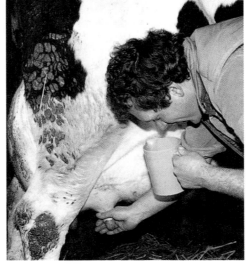

2

Die Krankheitserscheinungen werden somit durch den Mangel an Blutzucker und die Anhäufung von Aceton im Blut verursacht. Eine besondere Rolle spielen dabei die Hormone der Hypophyse und der Nebennieren.

Beginn der Erkrankung

Die typischen Erscheinungen der Acetonämie zeigen sich meist etwa 4 Wochen nach dem Kalben, wenn die Milchleistung auf ihrem Höhepunkt steht. Der Anfang der Krankheit liegt jedoch weiter zurück: Schon 8 Wochen vor dem Kalben kann die krankhafte Anhäufung von Ketonkörpern im Blut beginnen. Zu diesem Zeitpunkt muß die Vorbeugung einsetzen.

Am häufigsten erkranken Kühe, die ihre volle Milchleistung erreicht haben, also im allgemeinen nach dem dritten Kalb oder später. Es gibt jedoch auch Krankheitsfälle bei jüngeren Kühen. Bei frisch-

gekalbten Hochleistungskühen besteht oft eine subklinische Ketose. Bei diesen Tieren ist die Erkrankung vom Tierpfleger nur an der ungenügenden Milchleistung zu erkennen.

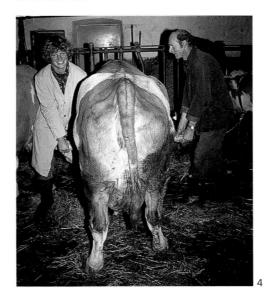

4

Krankheitserscheinungen

Als erstes macht sich mangelnde Freßlust bemerkbar, das Kraftfutter wird dabei in der Regel zuerst abgelehnt. Die Atemluft des Tieres (Abb. **2**), aber auch der Harn, riechen nach Aceton. Dieser Geruch nach Nagellack ist ganz charakteristisch, und Tierärzte erkennen ihn meist schon beim Eintritt in den Stall.

Durch das Aussetzen von Freßlust und Wiederkäuen verringert sich natürlich die Milchleistung. Auf diese Weise bremst der Körper die zu hohe Anforderung an seinen Energiehaushalt. Die Milch wird rahmartig, gerinnt beim Kochen und riecht deutlich nach Aceton (Abb. **3**). Acetonkörper kann man im Harn durch einen einfachen Test nachweisen. Die besonders betroffene Leber reagiert deutlich auf schmerzauslösende Maßnahmen (Abb. **4**).

Die Körpertemperatur der erkrankten Kuh verändert sich nicht. Die Pansenbewegungen kommen zum Erliegen, der Kot wird spärlich und ist mit Schleim überzogen (Abb. **5**) und der Harn färbt sich dunkel. Tiere mit Acetonämie magern auffallend rasch ab. Sie werden meist teilnahmslos, es kann jedoch auch zu Erregungszuständen wie bei Weidete-

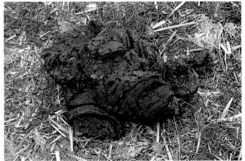

5

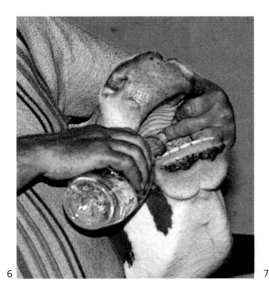

6

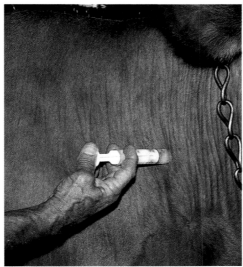

7

masse sollte daraus bestehen. Nur dann verbleiben die Kraftfuttermittel lange genug im Pansen, damit die notwendigen Fettsäuren entstehen können. Einwandfreie Silage enthält zwar genügend Rohfaser, gutes Heu ist jedoch bei Gefahr von Acetonämie unentbehrlich (Abb. **8**), da nicht nur der Gehalt an Rohfaser, sondern auch deren Struktur sehr wichtig ist. Lange Wiederkauzeiten, verbesserte Durchspeichelung des Futterbreies und damit verbesserter Aufschluß in die einzelnen Nährstoffe sind die Folge. Gefährdete Kühe sollen kein Kraftfutter mit mehr als 5% Fettgehalt, keine buttersäurehaltige Silage und keine Zuckerrüben bekommen.

Das Kraftfutter muß von einwandfreier Qualität sein, jede plötzliche Futterumstellung ist zu vermeiden. Die volle Milchleistung sollte erst 6 Wochen nach

tanie kommen. Typisch ist dabei Überköten, Schwanken und vor allem der Drang zum Lecken.

Behandlung

Es gibt verschiedene Möglichkeiten, den Energiehaushalt zu bessern. Eine Sofortmaßnahme mit rascher, jedoch kurz anhaltender Wirkung, ist die Injektion von Traubenzucker in die Vene durch den Tierarzt. Man kann Natriumpropionat eingeben (Abb. **6**), das sich im Pansen in die vom Organismus benötigte Propionsäure verwandelt.

Das Eingeben von Traubenzucker, Glyzerin oder Melasse ist wegen der großen Flüssigkeitsmenge immer mit der Gefahr des Einschüttens in die Lunge verbunden und sollte so wie das Eingeben von Pansensaft mit der Nasenschlundsonde dem Tierarzt vorbehalten bleiben. 4–5 Liter Pansensaft eines mit viel Rohfaser gefütterten Rindes beheben die Verdauungs-

störungen oft überraschend schnell. Rasch wirkt meistens auch die Einspritzung eines Kortisonpräparates (Abb. **7**). Nach Möglichkeit schränkt man das Melken anfangs ein. Gut ist Bewegung, sie fördert die Verbrennung der Ketonkörper. Ausschlaggebend ist jedoch die Behandlung vorliegender Grundleiden.

Vorbeugung

Acetonämie mit ihren kostspieligen Folgen kann bei vernünftiger Fütterung vermieden werden. Die trockenstehende Kuh soll zusätzlich zum Erhaltungsfutter nur für 6–8 Liter Milchleistung gefüttert werden. Der Energiebedarf muß gedeckt werden, ohne daß übermäßig Fett angesetzt wird (Seite 234). In den letzten 10 Tagen vor der Geburt steigert man die Kraftfuttermenge um täglich 0,5 kg.

Eine trockenstehende Kuh braucht neben ausreichend Stärke und Rohprotein auch Rohfaser. Mindestens 20% der Trocken-

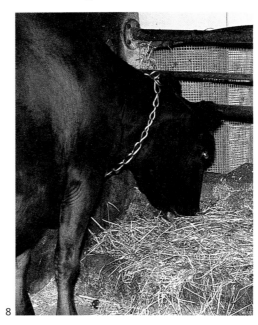

8

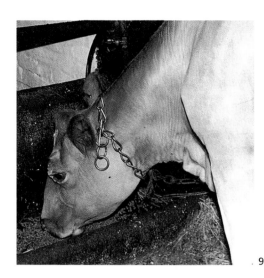

dem Kalben erreicht werden. In Betrieben, in denen öfter Acetonämie vorkommt, sollte in der kritischen Zeitspanne neben stärkereichen Futtermitteln (z. B. Rübenschnitzeln) ein sachgemäß zusammengestelltes Kraftfutter verabfolgt werden (Abb. **9**).

Zweckmäßigerweise verteilt man es auf drei Mahlzeiten am Tag. Gedämpfte Kartoffeln, Zuckerschnitzel oder Traubenzucker können bis zu 6 Wochen nach erfolgtem Abkalben mit Nutzen gefüttert werden. Die der Milchleistung entsprechende Kraftfuttermenge darf jedoch nicht fehlen.

> Eine ebenso einfache wie wirkungsvolle vorbeugende Maßnahme ist Bewegung.

Eine Stunde täglich im Freien fördert die Verdauungsmotorik, und eine gute Verdauung ist für Mensch und Tier gleichermaßen wichtig.

3.2 Knochenweiche

> Dieser auch als **Osteomalazie** bezeichnete Zustand ist die Folge von Phosphormangel im Blut.

Ursache

Entweder handelt es sich um Phosphormangel im Futter oder um die Folge eines Mißverhältnisses zwischen dem Angebot von Calcium und Phosphor. Verschärft werden die Folgen ungenügender Mineralstoffversorgung durch einen Mangel an Vitamin D.

Auswirkung von Phosphormangel

Das Skelett verliert seine normale Festigkeit und zudem werden die Nieren geschädigt. Zieht sich die Mangelversorgung über einen langen Zeitraum hin, kommt es zum Festliegen oder zu Lahmheiten. In weniger ausgeprägten Fällen zeigt sich Lecksucht, die Tiere belecken die Stallwand oder benagen die Rinde von Bäumen.

Krankheitserscheinungen

Geringgradiger Phosphormangel zeigt sich häufig nur in unbefriedigender Leistung oder Sterilität. In akuten Fällen können die Tiere nicht aufstehen, ohne sonst irgendwie krank zu wirken (Abb. **1**). Besonders oft sind Kühe in den letzten Wochen vor dem Kalben betroffen. Bei jedem derartigen Fall sollte man immer zuerst an Phosphormangel denken.

Behandlung

Der Tierarzt kann eine Phosphorlösung in die Vene einspritzen. Ein Laie sollte das keinesfalls selber versuchen, denn selbst

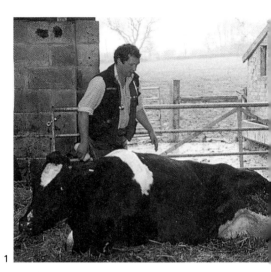

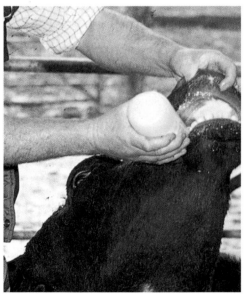

wenige danebengegangene Tropfen verursachen böse Schwellungen. Es ist auch völlig sinnlos, die Kuh mit heißen Packungen oder Einreibungen in der Lendengegend behandeln zu wollen.

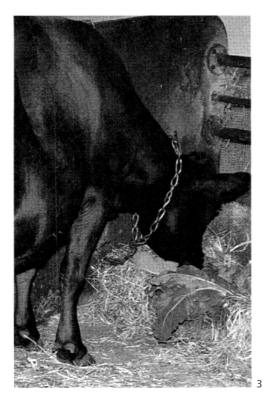

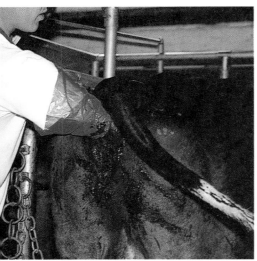

Im Gegensatz zum Kalbefieber stehen die Kühe nach der Spritze fast nie sofort auf. Liegt die Kuh nach 24 Stunden immer noch, sollte sie täglich ein geeignetes Mineralstoffgemisch im Trank erhalten oder eingeschüttet bekommen (Abb. **2**). Sehr wichtig ist bei längerem Festliegen die Pflege nach den auf der Seite 9 ff. erörterten Gesichtspunkten.

Vorbeugung

Verfüttern eines sachgemäß zusammengestellten Mineralsalzgemischs und von Futtermitteln mit hohem Phosphorgehalt wie Getreideschrot (Abb. **3**), Kleie, Luzerne und Markstammkohl. Wichtig ist die Winterdüngung mit Phosphaten.

Bei Kälbern kann sich Phosphor-Calcium- und Vitamin-D-Mangel als Störung des Knochenwachstums (Rachitis) äußern. Wirtschaftlich schwerwiegender sind die ohne sichtbare Krankheitserscheinungen verlaufenden Folgen von Phosphormangel wie schlechte Milchleistung und mangelnde Fruchtbarkeit. Phosphormangel ist oft die Ursache, wenn der Tierarzt bei der Trächtigkeitsuntersuchung (Abb. **4**) bedauernd den Kopf schütteln muß.

3.3 Weidetetanie

Bei dieser auch Grastetanie genannten Krankheit besteht Magnesiummangel im Blut.

Ursachen

Bei den Wiederkäuern spielt Magnesium eine besondere Rolle bei der Muskelarbeit. In den Knochen, vor allem den Rippen und Rückenwirbeln (Abb. **1**), wird dieses Spurenelement an der Oberfläche der Knochenkristalle angelagert. Bei jungen Tieren kann diese Reserve bei Magnesiummangel genutzt werden und hält 40–50 Tage vor.

Bei ausgewachsenen Kühen dagegen verhindert die festere Knochensubstanz einen Abbau und es kommt bei ungenügendem Angebot von Magnesium im Futter schon nach 4–5 Tagen zu Ausfallerscheinungen.

Die Auswirkungen von Magnesiummangel treten deshalb bei Jungrindern verhältnismäßig selten und erst nach einem längeren Zeitraum auf. Am häufigsten

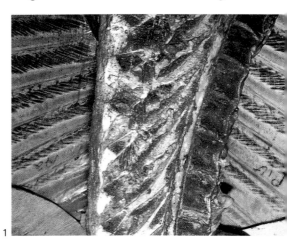

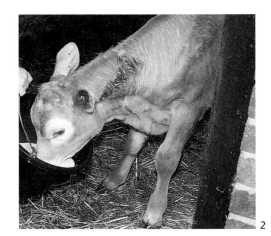

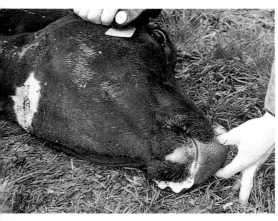

2

3

Bei Freilandhaltung von Ammenkuhherden kommt es manchmal durch plötzliche Kälte zu Tetanien bei trächtigen oder frisch gekalbten Kühen.

Für Milchkühe ist die Gefahr besonders groß, wenn sie plötzlich auf mit Stickstoff reichlich gedüngte Weiden getrieben werden. Vor allem Ammoniumsulfat ist in dieser Beziehung gefährlich. Entweder nehmen die Futterpflanzen bei schnellem Wachstum nicht genügend Magnesium auf, oder der hohe Stickstoffgehalt des Futters blockiert die Verwertung des Magnesiums durch den Tierkörper. Nicht mit Stickstoff »getriebene« Dauerweiden dagegen enthalten fast immer ausreichend verwertbares Magnesium, wodurch die Kühe ihren im Winter abgesunkenen Magnesiumspiegel wieder auf die normale Höhe bringen können.

Krankheitserscheinungen

Die schwere Form der Weidetetanie ist nicht zu verkennen, das Tier zittert, hat einen ängstlichen Ausdruck, wankt unsicher hin und her, stürzt schließlich unter Krämpfen zu Boden. Die liegende Kuh streckt den Kopf nach hinten und schäumt aus dem Maul (Abb. **3**). Die meisten Fälle ereignen sich innerhalb der ersten Tage nach Weideaustrieb. Wenn Kühe im Winter im Stall erkranken, haben sie fast immer Heu oder Silage aus jungem, stickstoffreichem Gras erhalten. Leichte Formen von Magnesiummangel zeigen sich durch verminderte Freßlust und Milchleistung. Beginnende Tetanie erkennt man an unnatürlich staksigem, unsicherem Gang, Schreckhaftigkeit, Zähneknirschen und einem eigenartig angespannten Ausdruck (Abb. **4**).

erkranken Kühe zwischen dem 6. und 8. Kalb, die im Frühjahr abgekalbt haben. Kälber, die hauptsächlich mit Kuhmilch aufgezogen werden (Abb. **2**) und wenig Heu bekommen, können ebenfalls unter Magnesiummangel leiden. Vor allem macht sich das bei Kälbern der Fleischrassen bemerkbar, die mit 3–4 Monaten noch bei der Kuh saugen.

Bei Kühen nehmen die Reserven an Magnesium im Lauf des Winters ab, um zur Zeit des Austreibens ein Tief zu erreichen.

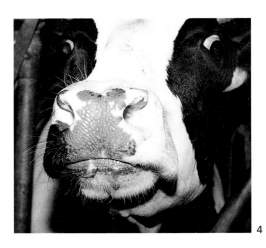

4

Behandlung

Schnelles Hinzuziehen des Tierarztes ist wichtig. Der Patient darf nicht transportiert, sondern muß an Ort und Stelle behandelt werden.

Vorbeugung

Bei Stallhaltung füttert man Magnesiumoxid oder ein magnesiumhaltiges Kraftfuttergemisch. Calciniertes Magnesit ist brauchbar und billig, die Kühe fressen es jedoch nicht gerne. Nach meiner Erfahrung mischt man es am besten mit angefeuchteten Rübenschnitzeln (Abb. **5**), pro Kuh und Tag rechnet man 50–60 g. Diese Magnesiumzufütterung muß mindestens 14 Tage vor dem Austreiben einsetzen und bis Ende Juni durchgeführt werden. Nicht untergemischte Mineralstoffmischungen werden während der Weidezeit fast nie in ausreichender Menge aufgenommen. Magnesiumlecksteine sind oft günstiger.

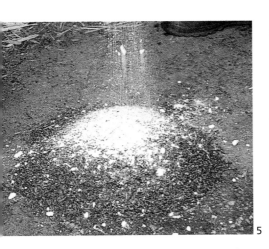

5

Wichtig ist auch, daß die Kühe im Frühjahr zuerst auf Dauerweiden kommen oder zumindest im täglichen Wechsel auf diese und die Flächen mit dem stickstoffgedüngten Gras. Notfalls müssen Gras, Heu, Stroh oder Trockenschnitzel zugefüttert werden. Als letztes Mittel bleibt der verzögerte Austrieb und die Einschränkung der Verwendung stickstoffreicher Düngemittel.

Bei vermehrt auftretenden Stoffwechselstörungen, sei es, daß sie sich in gehäuftem Festliegen und Weidetetanie oder in mangelnder Fruchtbarkeit äußern, soll man sich aller Beratungs- und Untersuchungsmöglichkeiten bedienen. Neben Bodenuntersuchungen kann auch der Gehalt an Mineralstoffen im Futter oder im Blutserum der Tiere bestimmt werden.

3.4 Milchfieber (Gebärparese)

Diese Erkrankung, auch **Kalbefieber, Festliegen, Gebärkoma** genannt, befällt meist ältere Kühe nach dem Kalben.

Ursache

> Bewußtseinsstörung und Lähmung werden durch einen zu niedrigen Calciumgehalt des Blutes verursacht.

Es ist nicht eindeutig geklärt, was letzten Endes auslösend wirkt. Vor allem gegen Ende der Trächtigkeit benötigt die dann rasch wachsende Frucht viel Calcium für den Aufbau von Zähnen und Knochen. Die vor dem Kalben einschießende Milch belastet zusätzlich den Kalkstoffwechsel der Kuh. Für die Enstehung von Kalbfieber als Ausdruck eines akuten Mangels an Calcium gibt es mehrere mögliche Gründe:

1. Störung der Funktion der Nebenschilddrüsen

Die beiden Drüsen im oberen Halsteil (Abb.**1**) regeln den Calciumgehalt des Blutes. Die Funktion der Nebenschilddrüsen kann durch deren angeborene Schwäche oder durch ein Überangebot an Calcium vor der Geburt blockiert werden. Die Calciumreserven des Körpers werden dann beim Einschießen der Milch nicht schnell genug abgebaut.

2. Altersbedingte Veränderungen

Mit zunehmendem Alter werden Knochen härter (Abb. **2**), der Anteil leicht löslicher Knochensubstanz wird geringer und im Bedarfsfall wird weniger Calcium abgegeben. Kalbefieber befällt daher meist ältere Kühe, bei hocheinsetzender Milchleistung aber auch Kühe vor dem dritten Kalb. In Einzelfällen können sogar Färsen an Milchfieber erkranken.

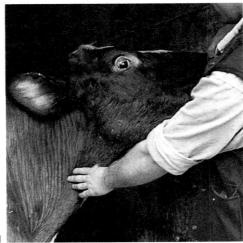

1

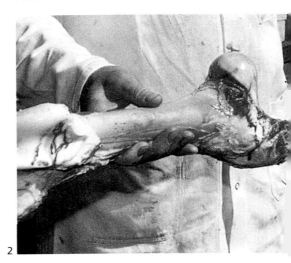

2

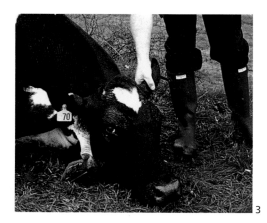

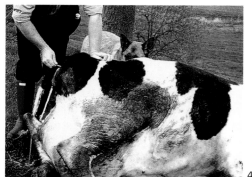

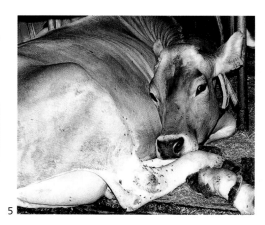

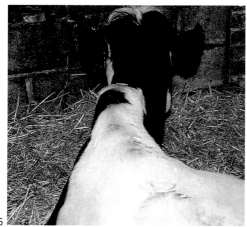

ben oder Kartoffeln kann, genauso wie bei jungem Gras, der Calciumgehalt des Blutes bedenklich absinken.

4. Mineralstoffmangel

Besonders wichtig ist das Verhältnis von Calcium zu Phosphor im Futter oder dem verabfolgten Mineralsalzgemisch.

Wenn hochträchtige Kühe phosphorarm ernährt werden, neigen sie verstärkt zu Kalbefieber. Vor allem ältere Kühe können den angebotenen Kalk nur verwerten, wenn das Calcium:Phosphor-Verhältnis ausgeglichen ist.

Wichtig ist auch die Versorgung mit Vitamin D. Wenn Kühe in dunklen Ställen gehalten werden, künstlich getrocknetes Heu oder sofort nach dem Schnitt einsiliertes Gras bekommen, entsteht ein Mangel an Vitamin D, der die Auswirkung von zu wenig Phosphor und Calcium noch verstärkt.

3. Verdauungsstörungen

Sie spielen eine wesentliche Rolle bei Calciummangel. Mit wachsendem Alter nimmt die Fähigkeit der Kuh ab, den mit der Nahrung angebotenen Kalk auszunutzen. Dadurch wirken sich vor allem bei älteren Tieren die mit dem Kalben meist verbundenen Störungen der Verdauungstätigkeit ungünstig auf den Kalkstoffwechsel aus. Dies ist zum Beispiel der Fall, wenn eine hochträchtige Kuh im Übermaß Kraftfutter in sich hineinschlingt. Auch bei Fütterung von zuviel Zuckerrübenblatt, Futterkohl, Rü-

5. Streß

Jede Zwangslage, wie sie z. B. durch längere Transporte entsteht, kann zu Calciummangel führen. Die dadurch entstehenden Krampfzustände, die man Transporttetanie oder Eisenbahnkrankheit nennt, beruhen ebenfalls auf zu niedrigen Calcium- und Magnesiumwerten im Blut.

Krankheitserscheinungen

Die ersten Anzeichen von Milchfieber sind mangelnde Freßlust und kalte Ohren (Abb. **3**). Als nächstes sieht man meist Zit-

tern, Trippeln oder unruhiges Hin- und Hertreten. Die Temperatur ist normal (Abb. **4**), der Kot trocken und pappig. Innerhalb von 1–2 Stunden beginnt die Kuh zu taumeln, stürzt und kommt trotz wiederholter Versuche nicht mehr auf die Beine.

Die typische Haltung einer Kuh mit Milchfieber ist in diesem Stadium der zur Seite gebogene Kopf (Abb. **5**) oder der S-förmig abgebogene Hals (Abb. **6**). Die Kuh wird immer teilnahmsloser, bis sie in tie-

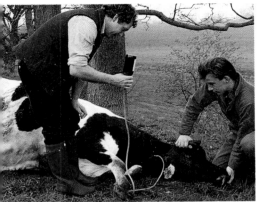

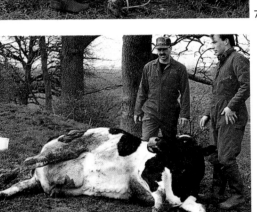

7

8

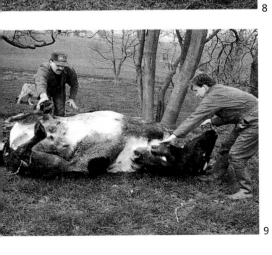

9

fer Bewußtlosigkeit, flach auf der Seite liegend, nur noch unregelmäßig und röchelnd atmet. In diesem Zustand bläht sie schnell auf und stirbt, wenn sie nicht behandelt wird, an Herzversagen.

Verhältnismäßig oft tritt seit einiger Zeit die atypische Form des Milchfiebers auf. Die Kühe setzen nur verzögert Kot ab, stehen schwerfällig auf und kommen bei vollem Bewußtsein zum Festliegen. Tritt dieser Zustand schon vor der Geburt auf, äußert sich die Krankheit in Wehen- schwäche (Seite 183).

Behandlung

Man ruft am besten schon bei den ersten Anzeichen den Tierarzt. Die intravenöse Calciuminjektion in die Hals- oder Euter- vene (Abb. **7**) erfordert fachliches Kön- nen, weil nur durch langsames Einlaufen- lassen des Medikaments Schäden am Her- zen vermieden werden. Außerdem verur- sacht Calcium Abszesse, wenn es neben die Vene unter die Haut kommt.

Manchmal ist eine Kuh jedoch schon so gebläht (Abb. **8**), daß sofort etwas ge- schehen muß. Man rollt sie über den Rücken (Abb. **9**), um sie in Brustlage auf- zusetzen.

Kann der Tierarzt nicht sofort kommen, muß man notfalls die im Kapitel Magen- störungen über das Aufblähen bespro- chenen Maßnahmen ergreifen (Seite 88). Ein Pansenstich (Seite 89) ist immer noch besser, als dem Ersticken einer geblähten Kuh tatenlos zuzusehen.

> Jede Kuh, die in hilflosem Zustand mit dem Kopf schlägt, soll von der Kette gelöst und dafür mit einem Strick an- gebunden werden.

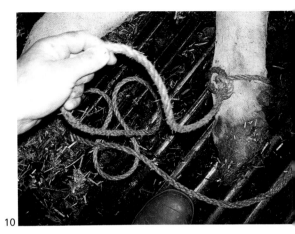

10

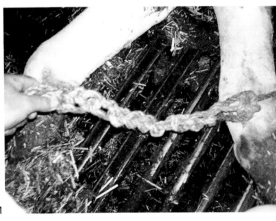

11

Ein gänzliches Losbinden wäre falsch, da die Tiere unter Umständen auf ihren Ge- lenken durch den ganzen Stall rutschen würden.

Bis der Tierarzt kommt, sollte man auch mit Sägespänen oder Sand einstreuen, damit die Kuh nach der Behandlung leichter aufstehen kann.

Versucht die Kuh vergebens hochzukom- men, bindet man die Hinterbeine so zu- sammen, wie es auf Abb. **10** und **11** ge- zeigt wird. Es gibt auch das sog. Vergrit-

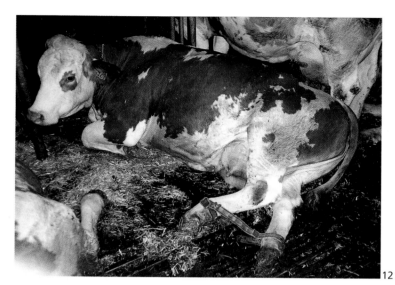

12

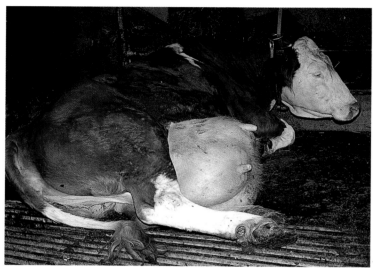

13

tungsgeschirr mit zwei Fesseln und einem Gurt dazwischen (Abb. **12**). Einfaches Zusammenbinden der Hinterbeine mit einem Abstand von 40 bis 50 cm erzielt jedoch dieselbe Wirkung.

Vor allem bei Kühen, die infolge von Lähmungen unsicher stehen, kann durch diesen Halt das gefährliche Ausrutschen mit gespreizten Hinterbeinen vermieden werden, das als Folge von Muskelzerreißungen zur »Froschlage« führt. Auch Beckenbrüche können so entstehen. Jede festliegende Kuh muß daher vom Tierarzt vom Mastdarm aus auf einen Beckenbruch hin untersucht werden.

Wichtig ist auch die Kontrolle des Euters, weil es Euterentzündungen gibt, die zum Festliegen führen (Abb. **13**). Das früher sehr gebräuchliche Einblasen von Luft über die Zitzen in das Euter ist zwar in verschleppten Fällen manchmal wirksam, jedoch recht gefährlich für das Euter. Keinesfalls sollte man es selber versuchen,

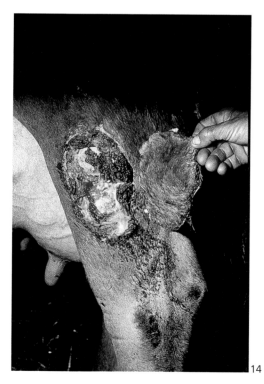

14

sondern so etwas immer dem Tierarzt überlassen.

Bei längerem Festliegen ist die Pflege ausschlaggebend für den Erfolg der Behandlung. Das Lager muß tadellos weich sein und die Kuh mehrmals täglich umgedreht werden, sonst kann es zu Durchblutungsstörungen mit dem späteren Ablösen ganzer Hautbezirke kommen (Abb. **14**). Am besten stützt man die Kuh mit Strohballen, damit sie in Brustlage liegt (Abb. **15**). Gerade bei längerem Liegen sollen die Hinterbeine locker zusammengebunden werden.

Versuche, die Kuh aufzuheben, kann man mit entsprechenden Vorrichtungen vornehmen (siehe Seite 9 ff.), aber nur, wenn sie es selber versucht und mithilft. Anderenfalls ist die damit verbundene Aufregung nur schädlich. Wenn man die Möglichkeit hat und die Kuh einigermaßen gehen kann, sollte man sie in ein weiches Strohlager betten.

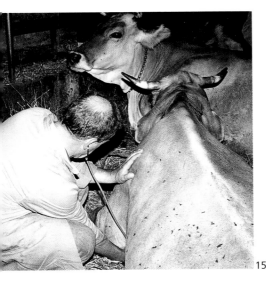

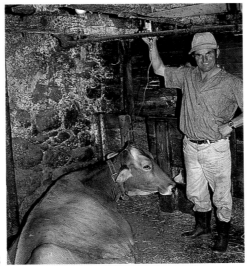

ebenso wie bei Lecksucht und Weidetetanie, Unterversorgung mit Kochsalz eine wichtige Rolle. Dieser Mangel tritt vor allem während der Weidezeit und bei Verfütterung von Mais- und Grassilage auf. Man gibt dann 30–50 g Viehsalz/Tag, auch in Form von geeigneten Lecksteinen, oder über die Wasserversorgung durch ein Dosiergerät. Ebenso lassen sich fehlende Spurenelemente, z. B. Kupfer, verabfolgen.

Unvollständiges Ausmelken nach dem Abkalben bietet keinen sicheren Schutz, das Euter soll jedoch dann besonders schonend behandelt werden. Calciumspritzen vor der Geburt können die Funktion der Nebenschilddrüsen beeinträchtigen, nach der Geburt (Abb. **16**) sind sie vorbeugend bei Kühen nach dem 3. Kalb sinnvoll. Die Verabreichung von Calciumpräparaten über das Maul (Abb. **17**) muß mit der nötigen Sorgfalt geschehen, damit nichts in die Lunge gelangt.

Vorbeugung

Phosphorreiche Fütterung vor der Geburt, z. B. mit Schrot oder Kleie bei ausreichender Energieversorgung, sonst kann es zu Acetonämie, Störungen der Gebärmutter und zu Eierstockzysten kommen. Das Verhältnis von Calcium zu Phosphor sollte ab der 7. Woche vor der Geburt 0,8:1 betragen mit einem P_2O_5-Anteil von mindestens 30%.

Nach dem Abkalben steigert man den Calciumanteil auf 1,5-2,5, je nach der Mineralstoffversorgung durch das Grundfutter. Nicht ohne entsprechende Fachberatung Mineralstoffmischungen füttern; auch eine Düngerberatung lohnt sich!

Gute vorbeugende Wirkung hat die Injektion von 10 ml konzentriertem Vitamin D_3 8–2 Tage vor der Geburt. Die Auswirkung dieser Maßnahme auf die Blutgefäße ist jedoch umstritten.

Neben akutem Calcium- und chronischem Phosphormangel spielt bei Festliegen,

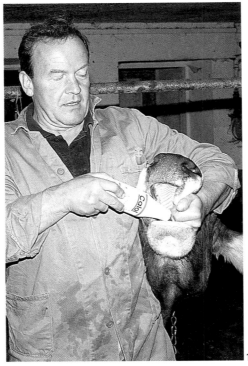

4 Krankheiten der Haut

4.1 Glatzflechte

Diese bei Jungrindern, vor allem in Mastbetrieben, häufige Infektion ist kein Problem und sollte auch keinesfalls zu einem solchen werden. Man muß nur die Zusammenhänge klar erkennen.

Ursachen

Glatzflechte ist eine Pilzinfektion.

Der Erreger wächst in den Haarbalg hinein, so daß an den befallenen Stellen das Haar abbricht und ausfällt. Dadurch entstehen die charakteristischen runden und haarlosen Stellen (Abb. **1**).

Ansteckungsquellen

Am häufigsten wird die Infektion durch sogenannte Sporenträger verbreitet. Das sind Tiere, die Glatzflechte gehabt haben und keine äußerlich erkennbaren Haut-

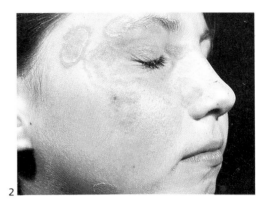

2

veränderungen mehr zeigen. Diese Rinder können jedoch noch Träger der Ansteckung sein.

Auch Menschen erkranken an Glatzflechte (Abb. **2**). Sie beginnt bei ihnen als trockene, juckende Stelle, die in der Mitte abheilt und sich am Rand weiter ausbreitet. Es kommt gar nicht so selten vor, daß ein mit Glatzflechte infizierter Mensch seinerseits Rinder ansteckt.

Eine weitere Möglichkeit der Infektion sind Putzzeug, Tränkebecken oder Stallwände, denn die Sporen dieser Pilze sind sehr widerstandsfähig und halten sich lange an diesen Gegenständen.

Fördernde Umstände

Diese Fadenpilze vermehren sich genau wie die meisten Parasiten am schnellsten bei unzureichend gefütterten Tieren. Neben einem feuchtwarmen Stallklima führt vor allem mangelhafte Ernährung

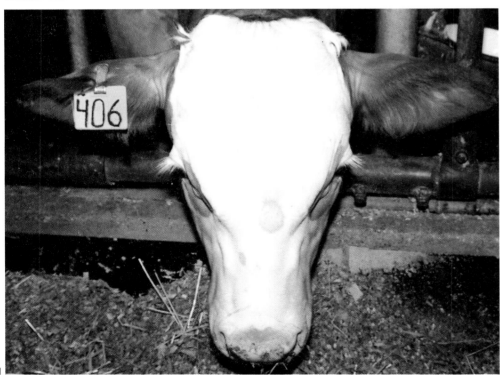

1

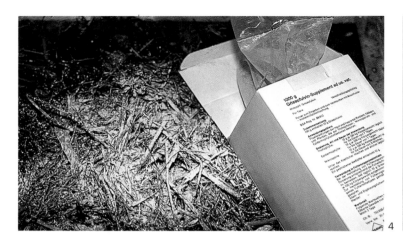

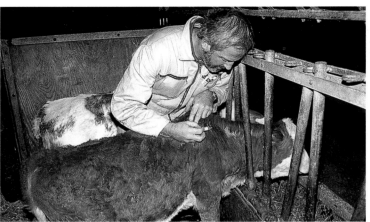

4

5

zur Ausbreitung von Glatzflechte. Gutgefütterte Rinder können sich auch anstecken, bei ihnen wird es jedoch nie zu einem so massiven Befall kommen wie bei dem Kalb auf der Abb. **3**.
Ein häufiger, vorbeugender, prophylakti-

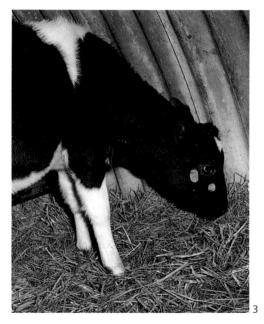

3

scher bzw. therapeutischer Einsatz von Antibiotika fördert zusätzlich die rasche Ausbreitung.

Krankheitserscheinungen

Sie bestehen in einer oder mehreren runden kahlen Stellen, vor allem am Kopf und um die Augen. Es bilden sich auch borkige Auflagerungen, bei Kälbern als **Maulgrind** um das Maul herum. Am häufigsten sind Jungtiere befallen, aber Kühe können ebenfalls erkranken.

Behandlung

Im Lauf von einigen Monaten entwickelt der Körper Schutzstoffe und die Glatzflechte heilt bei kräftigen und sonst gesunden Tieren von selber ab. Wenn also die Infektion bei gutgenährten Rindern im Vorfrühling kurz vor dem Weideaustrieb auftritt, braucht man nichts zu unternehmen und kann auf die Heilkraft von frischem Gras und Sonne vertrauen. Bei reiner Stallhaltung oder im Winter sollte man einen Einzelfall mit pilztötenden Salben oder öligen Emulsionen be-

handeln. Man hüte sich aber vor scharfen Desinfektionsmitteln, da diese nur die Haut reizen und zu Entzündungen führen. Bei stärkerer Ausbreitung nimmt man am besten eine Waschbehandlung nach Anweisung des Tierarztes vor.
Sind allerdings mehrere Tiere erkrankt, hilft im allgemeinen nur eine Behandlung mit Griseofulvin. Dieses Antibiotikum wird mit dem Futter über 7–10 Tage verabreicht (Abb. **4**) oder ist als Medizinalfutter unter verschiedenen Firmenbezeichnungen erhältlich.
Bei schwer erkrankten Kälbern muß unter Umständen die Abwehrkraft des Tieres durch Versorgung mit Vitamin A und Behandlung durch den Tierarzt gekräftigt werden (Abb. **5**).
Neuerdings gibt es auch einen Impfstoff gegen Glatzflechte mit guten Heilerfolgen.

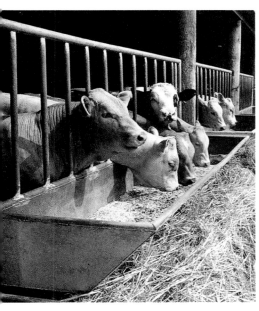

6

Vorbeugung

Immer daran denken, daß Glatzflechte nur bei ungenügend ernährten Tieren gefährlich werden kann. Wenn die Jungrinder gutes Heu, ausreichend Wasser und das notwendige Kraftfutter (Abb. **6**) bekommen, werden sie mit einer Ansteckung von selber fertig.

Eine wiederholt auftretende Infektion ist die Folge von mangelnder Desinfektion. Diese muß gründlich erfolgen, wenn sie einen Sinn haben soll. Am besten putzt man den Stall, wenn die Rinder auf der Weide sind und desinfiziert alle Wände, Krippen und Pfosten mit einem geeigneten Desinfektionsmittel.

Am sichersten ist das Abflammen, z. B. mit einer Lötlampe (Abb. **7**) oder Gasflamme und das anschließende Abscheu-ern mit heißem Sodawasser. In einem derart gereinigten Stall kann sich der neue Jahrgang von Rindern höchstens noch durch ein nicht ganz abgeheiltes älteres Tier anstecken.

In Problembeständen ist die schon erwähnte Impfung auch vorbeugend möglich, so daß man sich die zeitaufwendigen Desinfektionsmaßnahmen ersparen kann. Wenn die Tiere in einem Fanggitter gefüttert werden können, wird die Arbeit dadurch wesentlich erleichtert.

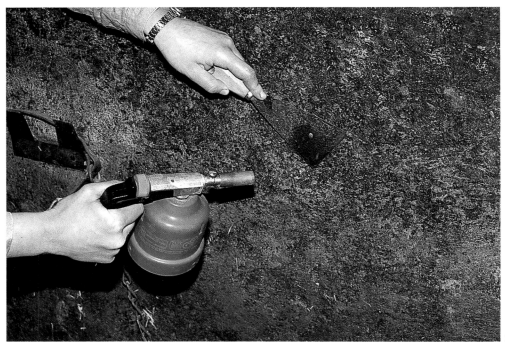

7

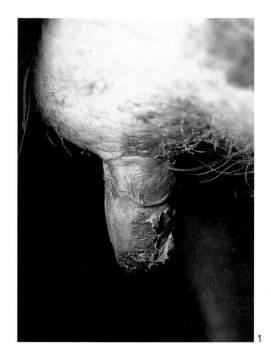

1

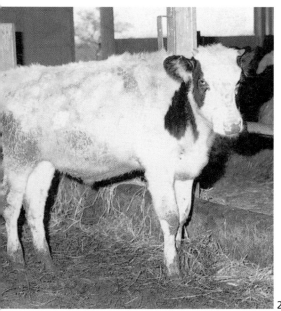

2

4.2 Hautallergien

Darunter versteht man eine mehr oder weniger heftige Reaktion des Körpers auf eine bestimmte Substanz.

Auf der Haut äußern sich derartige Vorgänge unter anderem als schmerzhafte Entzündungen. Meist ist das Euter betroffen, und da vor allem die Zitzen (Abb. **1**). In schweren Fällen kann es jedoch auch zu entzündlichen Veränderungen am ganzen Körper kommen (Abb. **2**). Eine andere Form der Allergie sind **Quaddeln**, die als deutlich begrenzte Schwellungen, vor allem an den Augenlidern (Abb. **3**) und an der Scheide (Abb. **4**), zu sehen sind. Auch hier können diese Veränderungen am ganzen Körper auftreten und dabei auch auf den Kehlkopf übergreifen. In einem solchen Fall besteht Erstickungsgefahr.

Ursachen
In seltenen Fällen kann es sich um eine angeborene Veranlagung handeln. Fast immer liegt bei einer Allergie jedoch eine erworbene Überempfindlichkeit gegen bestimmte Eiweißkörper vor. Eiweißreiche Futtermittel wie Milchaustauscher oder Sojamehl können Allergien auslösen. Häufiger sind allerdings Überempfindlichkeiten gegen bestimmte Pflanzen. Nach unserer Erfahrung ist vor allem junger Klee in dieser Hinsicht gefährlich (Abb. **5**).
Allergisch bedingte Hautausschläge in Form kleiner Quaddeln können durch Insektenstiche verursacht werden. Derartige Hautveränderungen sind harmlos und vergehen von selbst. Unangenehmer wir-

3

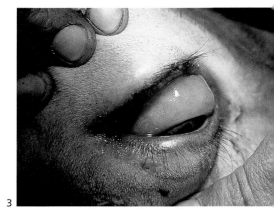

4

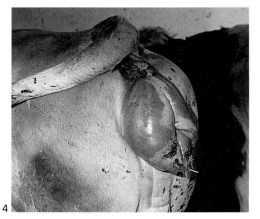

5

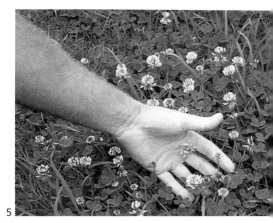

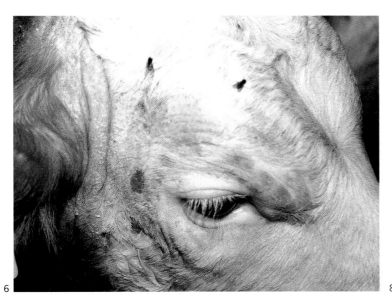

6

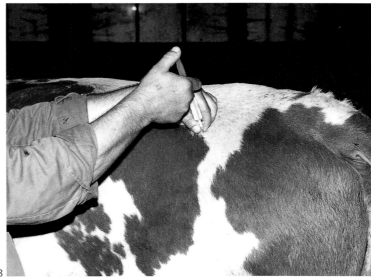

8

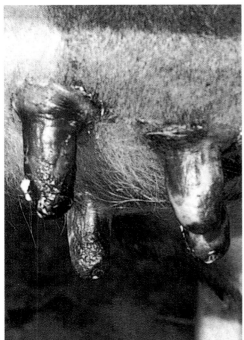

7

ken sich Hautausschläge als Folge mancher Impfstoffe aus. Diese **nässenden Ekzeme** entstehen als allergische Spätfolge oft erst Wochen nach einer Impfung (Abb. **6**).

Das **akute Nesselfieber** tritt innerhalb von Minuten bis zu etwa 1 Stunde nach der Injektion bestimmter Medikamente auf. Vor allem Penicillin wird von manchen Tieren nicht vertragen. Sie schwellen dann ganz plötzlich vor allem an Kopf und Hals stark an.

Krankheitserscheinungen

Hautallergien kündigen sich oft durch kolikartige Erscheinungen an, die Tiere schlagen dabei nach dem Bauch und stöhnen.

Die Haut auf der Bauchunterseite und dem Euter wird heiß und schmerzhaft, das Tier schlägt, wenn man es dort berührt. Nach einiger Zeit entsteht an

diesen Stellen eine harte Schwellung mit Austritt von Gewebeflüssigkeit. Im weiteren Verlauf werden die Zitzen hart und verfärben sich bläulich (Abb. **7**). Es kann sogar zum Abschälen der Haut kommen. Das ist dann eine langwierige Sache, die viel Geduld und Pflege erfordert.

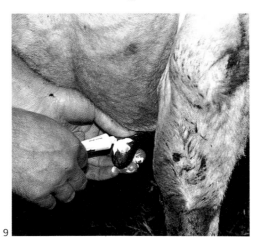

9

Behandlung

Bei jeder Allergie sollte man sofort seinen Tierarzt holen. Er kann durch entsprechende Injektion von Kortisonen oder Antihistaminen (Abb. **8**) den Zustand fast immer rasch beheben. Auch die Behandlung der Zitzen mit einer antiallergischen Salbe ist wichtig (Abb. **9**). Schwere Hautveränderungen werden dadurch oft verhindert.

Bei Hautallergien, die durch die Fütterung ausgelöst worden sind, hilft nur eine vollständige Umstellung, z. B. von der Weide auf abgelagertes Wiesenheu. Auch das bisher gefütterte Kraftfutter muß gewechselt werden. Wir haben gute Erfahrungen mit Kälberkraftfutter anstatt Milchviehfutter gemacht.

Vorbeugung

Hautallergien können nicht verhütet werden; zum Glück handelt es sich meist nur um Einzelfälle. Werden mehrere Kühe befallen, wechselt man am besten auf eine Weide mit älterem Graswuchs.

4.3 Kriebelmücken

In Flußniederungen treten die fliegenähnlichen Kriebelmücken im Frühjahr zeitweise so massenhaft auf, daß bei Weiderindern Kreislaufschäden, Schwellungen und Blutungen in der Unterhaut (Abb. **1**) und in den Organen auftreten. Sofortige Aufstallung ist notwendig.

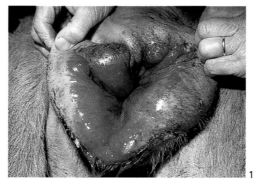
1

Kranke Tiere müssen mit kreislaufstützenden und antiallergischen Mitteln behandelt werden.

Ähnliche Krankheitserscheinungen verursacht bei Massenbefall auch die kleine Weidestechfliege. Es gibt Mittel, die auf die Rückenlinie aufgegossen werden (Abb. **2**), und die 4–6 Wochen vor Stechfliegen schützen.

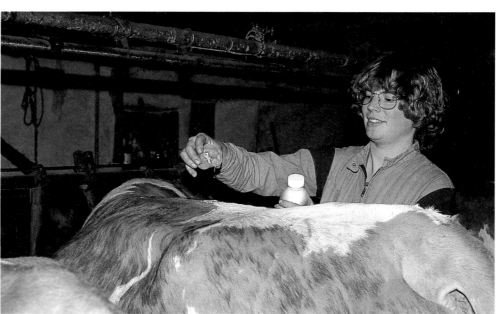
2

4.4 Lichtkrankheit

Darunter versteht man die Folgen von Sonnenbestrahlung auf die weißbehaarten Hautstellen (Abb. **1**) bei angeborener oder erworbener Überempfindlichkeit.

Es kommt dadurch zu Entzündungen (Abb. **2**), die ähnlich wie die bei Hautallergien aussehen. Am Flotzmaul, dem Euter und auf dem Rücken wird die Haut heiß, schwillt an und schält sich anschließend in Fetzen ab.

Ursachen

Gelegentlich werden Tiere mit Lichtüberempfindlichkeit geboren. Diese Erbkrankheit äußerst sich in einer rosa Verfärbung der Zähne und in rötlichem Harn. Beim Aufenthalt im Freien zeigt sich dann der »Sonnenbrand«. Außerdem werden die Tiere blutarm und verlieren an Gewicht. Man schlachtet sie zweckmäßigerweise.

Auch Tiere, die nicht erblich bedingt für Lichtkrankheit empfänglich sind, können durch das Fressen gewisser Pflanzen wie Buchweizen oder Johanniskraut sensibilisiert werden. Sie erkranken dann ebenfalls an Sonnenbrand.

Auch einige Medikamente werden bei sonnigem Wetter manchmal nicht vertragen. Anfällig gegen Lichtkrankheit sind außerdem Rinder mit Leberschäden, wie sie durch Leberegelbefall oder durch leberschädigende Futtervergiftungen, etwa durch Kreuzkraut, entstehen. Geschädigte Leberzellen sind nicht mehr in der Lage, die Spaltprodukte von Chlo-

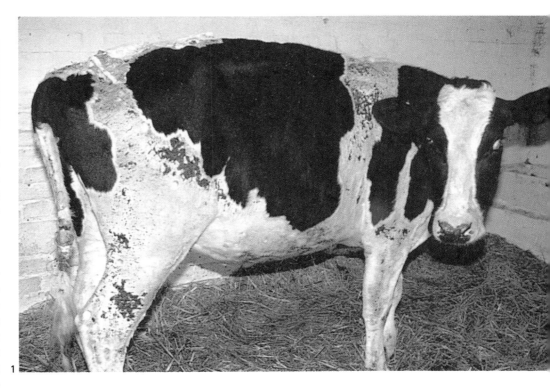

1

rophyll abzubauen. Weidegang bei sonnigem Wetter ist deshalb bei lebergeschädigten Tieren manchmal die Ursache von Lichtkrankheit.

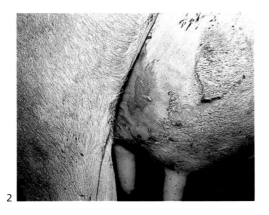

2

Behandlung

Unterbringung in einem abgedunkelten Stall, Injektionen von Kortison und Behandlung der Hautveränderungen mit entzündungshemmenden Salben. Bei gleichzeitigem Befall mehrerer Tiere mit »Sonnenbrand« stallt man den ganzen Bestand auf und achtet darauf, keine leberschädigenden Futtermittel wie buttersäurehaltige Silage oder stark fetthaltiges Kraftfutter zu verabfolgen.

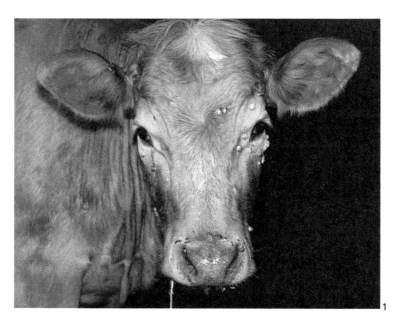

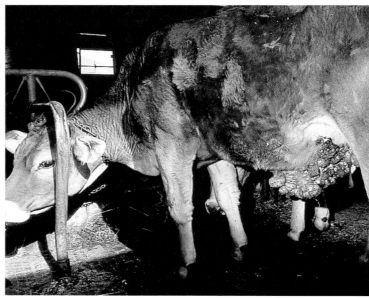

4.5 Warzen

Man versteht darunter knollige oder fadenförmige Hautauswüchse (Papillome) auf der Haut (Abb. 1) oder Schleimhaut.

Warzen befallen nicht nur Rinder, sondern ebenso wie Haustiere auch Affen und Menschen.

Ursachen
Die verschiedenen Warzentypen beim Rind (Abb. 2) werden alle durch ein *Virus* hervorgerufen. Es wird durch Insekten, Putzzeug oder infizierte Streu übertragen, wobei es durch kleinste Verletzungen in den Körper eindringt.
Nach etwa 2 Wochen bilden sich Antikörper in dem befallenen Organismus. Das sind Schutzstoffe, die innerhalb von eini-

gen Monaten die Infektion zum Verlöschen bringen. Die Warzen trocknen dann oft ganz plötzlich ein und es kommt ohne Narbenbildung zur Abheilung.
Starker Warzenbefall tritt hauptsächlich bei Rindern mit schlechtem Allgemeinzustand auf (Abb. 3). Mangelnde Wider-

standskraft ist ja auch die Ursache, wenn Pilzinfektionen wie Glatzflechte überhand nehmen oder Rinder durch Parasitenbefall schwer erkranken.
Vor allem Euterwarzen (Abb. 4) befallen allerdings auch Rinder oder Jungkühe in gutem Futterzustand. Dann handelt es

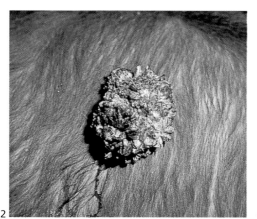

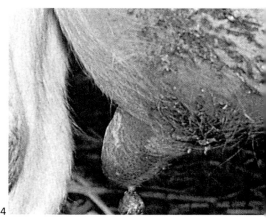

sich um eine besonders ansteckende Form des Erregers und um Tiere, deren Körper noch keine Schutzstoffe entwickeln konnten.

Krankheitserscheinungen

Warzen treten meist ganz plötzlich auf und wachsen dann sehr schnell. Es gibt die bürstenförmigen Euterwarzen, knollige, pendelnde oder zerklüftete Hautwarzen und die seltenen Warzen am Schlauch des Bullen oder in der Schleimhaut der Verdauungsorgane. Zu bösartigen Wucherungen (Hautkrebs) kommt es im Gefolge von Warzen nur in Ausnahmefällen.

Vorbeugung

Gute Fütterung der Rinder ist die beste Verhütung: Warzen gedeihen ebenso wie Läuse, Räudemilben und Glatzflechte vor allem auf schlecht entwickelten Tieren.
In gefährdeten Beständen kann vorbeugend mit einer stallspezifischen Vakzine geimpft werden (Abb. **5**). Den Impfstoff läßt der Tierarzt aus bestandseigenem Warzenmaterial in einem Institut oder Impfstoffwerk herstellen.
Von den im Handel befindlichen Warzenvakzinen darf man sich nicht allzuviel erwarten, weil es zahlreiche Virusstämme gibt.
Eine einmal überstandene Warzeninfektion verleiht eine lebenslange Immunität.

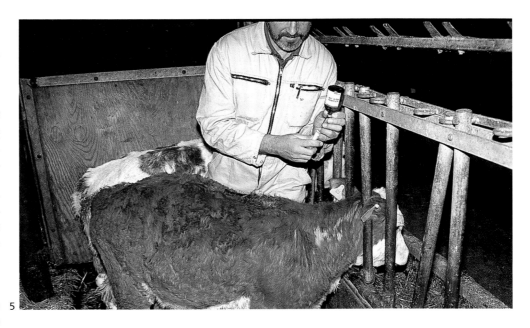

5

Behandlung

Die Behandlung von Warzen auf der **Körperhaut** hängt von deren Sitz und ihrer Menge ab.
Örtliche Einreibungen mit ätzenden Flüssigkeiten, wie Essigsäure, haben wenig Sinn. Bei starkem Befall ist das Abtragen der Warzen beim niedergelegten Rind die sicherste Methode.
Oft genügt es, wenn nur ein Teil der Warzenmasse abgedreht wird. Man kann einzelne, gestielte Warzen auch mit einem Wäschegummiband abbinden oder mit dem Skalpell entfernen.
In jedem Fall muß die Wundfläche mit einem Spray oder einem Wundpuder behandelt werden.
Das mehrmalige Einspritzen des Warzenimpfstoffes kann als Heilbehandlung den Verlauf abkürzen. Das mehrmalige Eingeben von kleingeschnittenen, getrock-

neten Warzenstücken wirkt nach demselben Prinzip.
Euterwarzen (Abb. **6**) stellen ein größeres Problem dar. Man kann sie nach mehrtägigem Erweichen mit einer Sulfonamid-Lebertransalbe abzupfen.
Vor allem im Sommer darf man sich we-

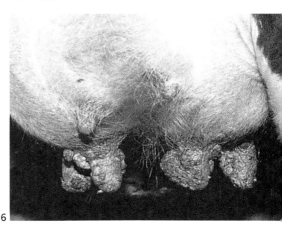

6

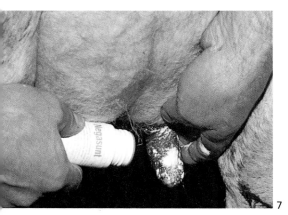

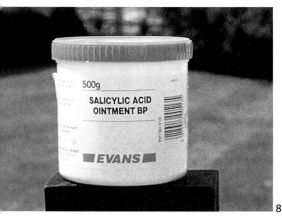

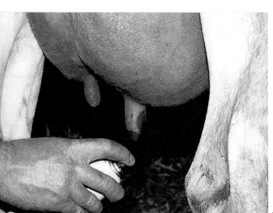

gen der Fliegen jedoch nicht dazu verleiten lassen, größere Wundflächen zu setzen. Es kann sonst zu Euterentzündungen kommen.

Am günstigsten ist es, wenn man alle 1–2 Tage jeweils eine Warze abzupft und anschließend ein Sulfonamid-Streupulver in die Wunde einmassiert (Abb. **7**). Es ist wohl selbstverständlich, daß man sich vorher gründlich die Hände wäscht.

Sehr bewährt hat sich das tägliche Einstreichen mit Salizylsalbe (Abb. **8**). Man kann auch andere, nicht zu scharfe, desinfizierende Einreibungen verwenden. Sehr praktisch ist das Besprühen mit einem austrocknenden Spray (Abb. **9**).

4.6 Hautparasiten

Früher wurde Ungeziefer als notwendiges, aber harmloses Übel angesehen. Es führt jedoch durch den ständigen Juckreiz zu erheblichen wirtschaftlichen Schäden.

Vor allem bei Zukaufskälbern können Läusebefall und Räude unangenehm werden. Wenn Rinder sich lecken und scheuern und am Hals und der Schwanzgegend kahle Stellen (Abb. **1**) bekommen, sollte man einmal genau hinschauen. Läuse und Haarlinge erkennt man am leichtesten an den kleinen, weißen Pünktchen an den Haaren (Abb. **2**). Es sind dies die Nissen oder Eier, die gegen Behandlung besonders widerstandsfähig sind.

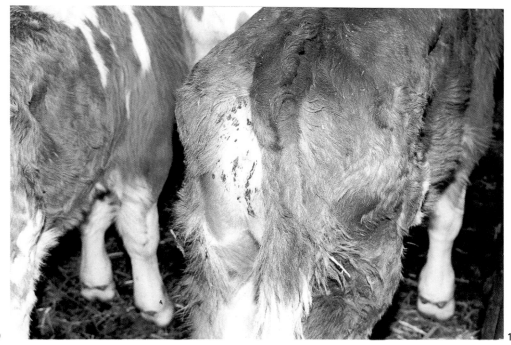

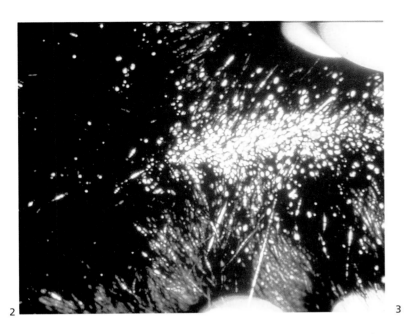

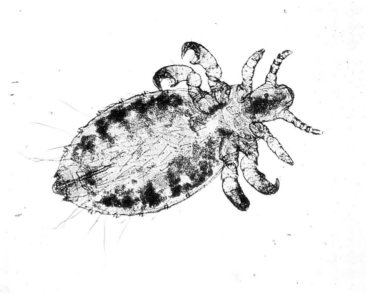

2   3

Ursachen

Läuse, bei denen es mehrere Arten gibt (Abb. **3**), saugen Blut und verursachen ausgeprägten Juckreiz. **Haarlinge** leben von Schuppen und Haaren und verursa-

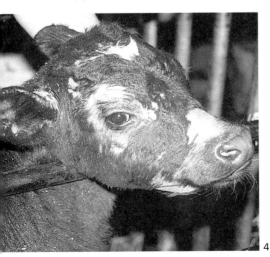

4

chen unregelmäßig kahle Stellen am Hals und an der Hinterpartie.

Milben verursachen Räude (Abb. **4**) und sind mit bloßem Auge nicht zu erkennen. *Sarcoptes-* oder *Grabmilben* sitzen meist an der Innenseite der Hinterbeine oder am Kopf, wo sie borkige Krusten verursachen. *Chorioptes-* oder *Fraßmilben* können in Form von Knötchen als Fußräude oder am Schwanz auftreten.

Psoroptes- oder *Saugmilben* kommen neuerdings bei Mastbullen vor. Unter starkem Juckreiz bilden sich Hautfalten mit pechartigem, schwarzen Belag und, vor allem am Rücken, kahle Stellen. Befallene Tiere magern ab.

Behandlung

Am rationellsten ist die zwei- bis dreimalige Sprühbehandlung der ganzen Tiergruppe im Abstand von 10–14 Tagen einschließlich des Stalles und aller Gerätschaften.

Alle Parasiten gedeihen besonders auf schlecht gefütterten Tieren mit struppigem Haarkleid. Läuse und Milben verschwinden oft im Sommer während des Weideaustriebs, um im Winter wieder in Erscheinung zu treten. Man behandelt deshalb am besten nach dem Einstellen im Herbst und grundsätzlich nach dem Zukauf.

Es gibt eine Vielzahl an Mitteln, die auf sehr unterschiedliche Weise angewendet werden können. Bei geringem Befall, besonders im Bereich der Augen, sind Wasch- oder Spraybehandlungen am besten. In der kalten Jahreszeit, bei stärke-

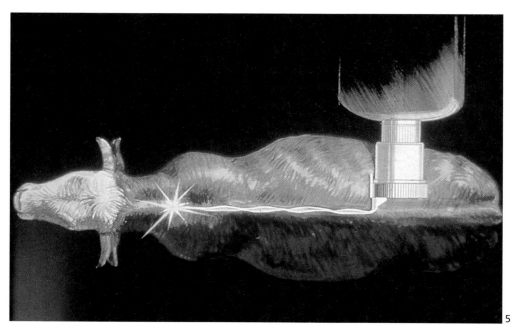

5

rem Befall, ist die Puderbehandlung wegen der Gefahr einer Erkältung bei einer Waschbehandlung vorzuziehen. Modernere Mittel werden entlang der Rückenlinie im »Spot-on-Verfahren« aufgegossen (Abb. **5**).

Schließlich gibt es noch einen Bolus, der nach Eingabe im Vormagenbereich verbleibt und über einen längeren Zeitraum kontinuierlich den Wirkstoff abgibt.

Die beiden letztgenannten Anwendungsformen haben bei bestimmten Wirkstoffen den Vorteil, daß sie sowohl gegen äußere als auch innere Parasiten nützen. Ein Wermutstropfen bleibt, da diese Mittel nur bei Jungtieren angewendet werden können, weil die Wartezeit für Milch und Fleisch extrem lang ist.

Vorbeugung

Nachdem sich die Milben auch im Umfeld der Tiere aufhalten, ist neben der Behandlung auch die Reinigung und Desinfektion der Stalleinrichtungen notwendig. Sofern eine Kuhputzmaschine (Abb. **6**), die aus Gründen des Tierschutzes sehr zu empfehlen ist, sich im Einsatz befindet, sollte diese als besondere Übertragungsquelle in gewissen Abständen mit einem Insektizid gewaschen werden.

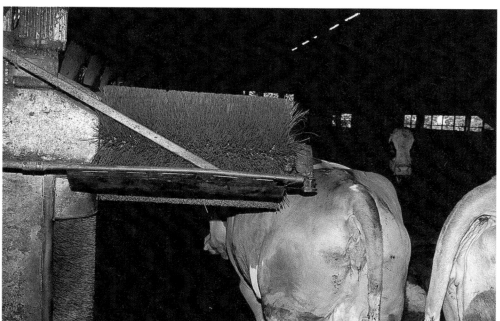

6

5 Krankheiten der Augen

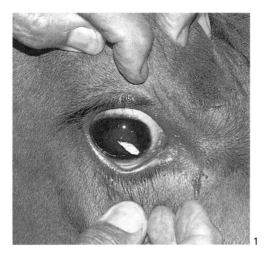

1

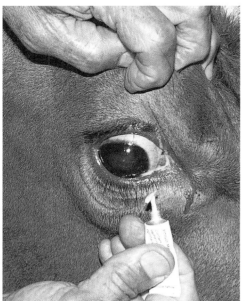

2

5.1 Fremdkörper

Oberflächlich liegende **Fremdkörper** kann man mit 3%igem Borwasser herausspülen oder notfalls mit einem damit getränkten Gazeläppchen herauswischen. Lose auf dem Augapfel liegende Getreidespelzen (Abb. **1**) kann man mit folgender Methode entfernen:

Man nimmt eine Augensalbe und drückt etwas so aus der Tube heraus, daß ein Salbenstrang am Tubenansatz haftet. Dann nähert man sich behutsam dem Auge und drückt die ausgetretene Salbe gegen die Spelze. Das Rind wird den Kopf wegziehen und die Spelze bleibt an der Salbe kleben (Abb. **2**). Anschließend drückt man etwas Salbe an den Rand des unteren Lids (Abb. **3**).

Wenn die Sache nicht nach zwei oder drei Versuchen klappt, holt man am besten den Tierarzt. Er wird vermutlich ein Betäubungsmittel in das Auge träufeln und den Fremdkörper mit einer Pinzette herausholen.

Durch Fremdkörper, aber auch durch äußere Einwirkungen auf das Auge, so-

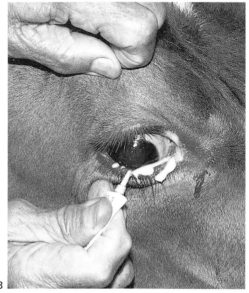

3

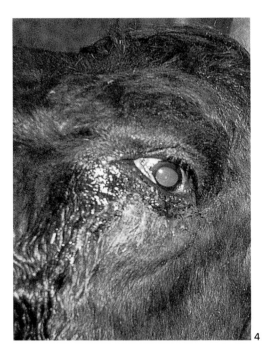

4

wie durch verschiedene Erreger, wie Grippeviren oder IBR, kommt es zur **Bindehautentzündung,** verbunden mit Lichtscheue und Tränenfluß.

Das Tier leidet sichtlich, so daß aus Gründen des Tierschutzes und zur Verhinderung des Verlustes der Sehfähigkeit baldmöglichst eine Behandlung erfolgen soll. Verletzungen der Hornhaut, die sich in einer milchigen Trübung äußern (Abb. **4**), behandelt man abwechselnd mit antibiotikahaltiger Augensalbe und durch Einblasen von Puderzucker.

5.2 Ansteckende Bindehautentzündung

Diese auch **Weidekeratitis** genannte Infektion (Abb. **1**) befällt vor allem Jungrinder. Es können jedoch auch ältere Tiere erkranken.

Ursache
Coxiella bovis, eine spezielle Bakterienart.

Krankheitsverlauf
Es ist wissenschaftlich zwar noch nicht endgültig geklärt, aber sehr wahrscheinlich ist der Erreger in den Augen von vielen gesunden Rindern normalerweise vorhanden und wirkt erst im Zusammenhang mit einer Augenreizung krankheitsauslösend. Eine solche Reizung kann durch Staub, Spreu oder Fliegen erfolgen. Das erklärt, warum Weidekeratitis hauptsächlich im Sommer auftritt und gehäuft bei trockenem, windigen Wetter aufflammt.

Die durch Insekten oder aufgewirbelte Spreu verursachte Entzündung bietet den bereits im Auge vorhandenen Krankheitserregern einen günstigen Nährboden. Tränenfluß und Lichtscheue sind die ersten Anzeichen (Abb. **2**). Nach einigen Tagen entsteht meist in der Mitte der Hornhaut eine Trübung, die anfangs hellgrau ist und später einen rötlichen Rand bekommt.

Bei unbehandelten Fällen besteht die Gefahr von Hornhautgeschwüren, die Monate bis zur Heilung brauchen können.

Eine möglichst rasche Behandlung ist auch deswegen angezeigt, weil die Infektion ansteckend ist und sich sonst sehr schnell auf den ganzen Bestand ausbrei-

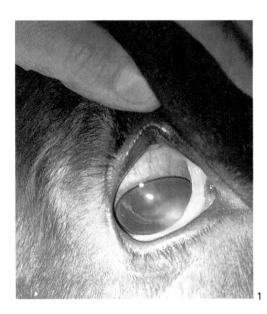

1

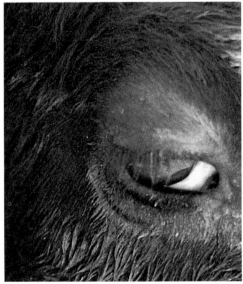

2

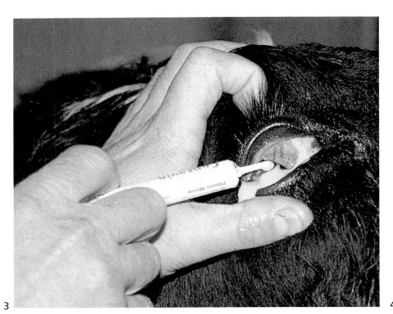

3

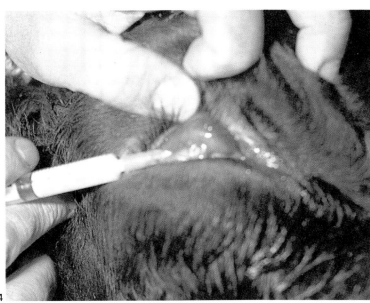

4

ten kann. Es ist deshalb zweckmäßig, Krankheitsfälle abzusondern und die verbleibenden Weidetiere täglich auf Augenausfluß zu kontrollieren.

Aufstallen wirkt sich sehr günstig auf die Heilung aus.

Behandlung

Es gibt eine Reihe guter Augensalben. Kortisonhaltige Salben, die oft innerhalb von Stunden wirken, dürfen nur verwendet werden, wenn die Hornhaut noch nicht angegriffen ist.

Fortgeschrittene Fälle müssen über einen längeren Zeitraum täglich zweimal behandelt werden (Abb. **3**). Praktisch sind ultrafeine Antibiotikapuder in Sprühflaschen. Notfalls kann der Tierarzt Antibiotika unter das dritte Augenlid direkt in die Bindehaut spritzen (Abb. **4**). Vorbeugende Impfungen gibt es nicht.

6 Krankheiten der Verdauungsorgane

6.1 Holzzunge (Strahlenpilz)

Früher bezeichnete man die Krankheit als **Strahlenpilz,** heute unterscheidet man die durch den Pilz *Actinomyces bovis* hervorgerufene **Aktinomykose** von der durch das Bakterium *Actinobacillus lignieresi* verursachte **Aktinobazillose.**

Ursachen

Beide Erreger sind normale Bewohner der Maulhöhle und vor allem der Mandeln. Die Krankheitskeime können je-

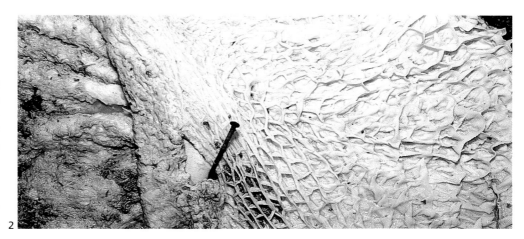

doch auch in anderen Lymphdrüsen vorhanden sein.

Durch kleine Verletzungen, zum Beispiel durch Grannen im »Futterloch« der Zunge oder durch Fremdkörper (Abb. **1**), dringt der Erreger in das Gewebe ein und beginnt sich dort zu vermehren.

Das kann nicht nur in der Zunge, sondern auch im Schlund, Kehlkopf oder in den Vormägen passieren. Besonders in der Haube oder dem Netzmagen (Abb. **2**) kann es durch die dort so häufig vorhandenen Fremdkörper zu Veränderungen wie bei der Holzzunge kommen.

Aktinomykose tritt hauptsächlich als Erkrankung der Kieferknochen auf. Der Erreger gelangt meist beim Zahnwechsel über das Zahnfach in den Knochen (Abb. **3**). Aktinomykose gibt es auch im Euter und in der Lunge.

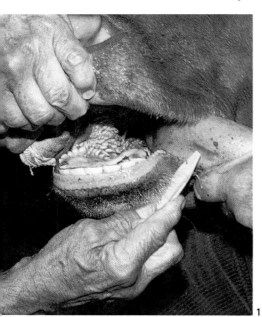

1

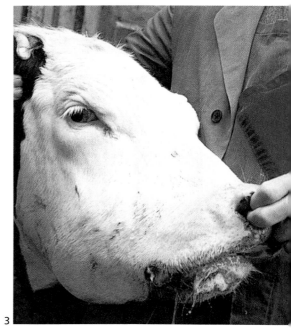

3

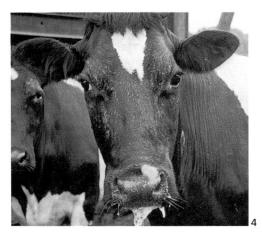

Aktinobazillose äußert sich vor allem als Holzzunge und als Knoten in den Lymphdrüsen des Kopfes. Charakteristisch für diese Schwellungen ist dabei, daß sich die Haut über ihnen nicht verschieben läßt.

Krankheitsverlauf

Es entstehen umschriebene Herde, in denen körniger Eiter von festem Bindegewebe umgeben ist. Bei der Holzzunge gehen die Herde mit der Zeit ineinander über und die Zunge wird hart und schmerzempfindlich.

Krankheitserscheinungen

Das Tier will fressen, ist aber dabei behindert und speichelt (Abb. 4). Mit der Zeit magert das Rind ab und die Drüse am Kopf vergrößert sich. Zur Untersuchung zieht man die Zunge mit Hilfe von einem Tuch seitlich aus dem Maul heraus (Abb. 5). Man darf dabei aber nicht vergessen, daß auch Tollwut sich durch Speicheln äußert.

Strahlenpilz im Netzmagen ist schwer zu erkennen. Die einzigen Anzeichen sind mangelnde Freßlust und Gewichtsverlust ohne sonstige Krankheitserscheinungen.

Behandlung

Strahlenpilz am Knochen ist fast nie zu heilen, die anderen Formen sprechen manchmal auf kombinierte Behandlung mit Jod und Sulfonamiden oder Antibiotika gut an.

Am günstigsten liegt der Fall, wenn das veränderte Gewebe chirurgisch entfernt werden kann. Dabei stellt sich dann auch heraus, ob es sich tatsächlich um Strahlenpilz oder nur um einen gewöhnlichen Abszeß handelt.

Vorbeugung

In Südamerika wird zur Verhütung in kleinsten Mengen Jod zugeführt. Offensichtlich entfaltet auch jodiertes Mineralsalzgemisch eine vorbeugende Wirkung.

6.2 Schlundverstopfung

Dies ist ein Zwischenfall, der vor allem im Herbst durch Äpfel und Kartoffeln oder im Winter bei Rübenfütterung entstehen kann (Abb. 1).

Krankheitserscheinungen

Speichelfluß und Husten mit herausgestreckter Zunge sind charakteristisch für einen Fremdkörper im Schlund. Dazu kommt ein Aufblähen des Pansens, weil die Gase nicht entweichen können (Abb. 2). Aufgestallte Tiere treten meist unruhig zurück und setzen in kleinen Mengen Kot und Harn ab.

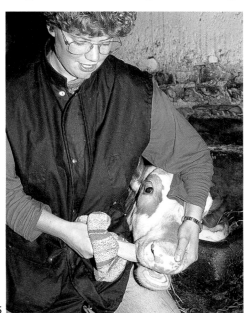

5

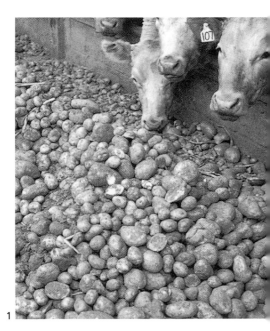

1

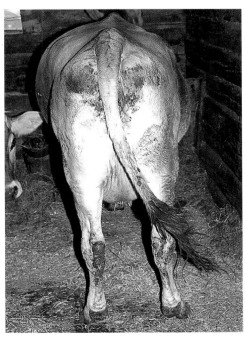

2

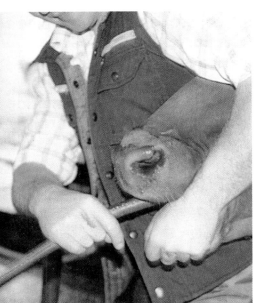

3

Behandlung

Sofort den Tierarzt anrufen.

Bis er kommt, kann man versuchen, den Fremdkörper mit der Hand zu entfernen.

Keinesfalls darf man sich jedoch dazu verleiten lassen, mit einem Stock, Schlauch (Abb. **3**) oder Schlundrohr den Apfel oder den Rübenkopf hinunterzustoßen, ohne vorher ein krampflösendes Mittel zu spritzen.

Das geht fast immer schlecht aus, der Schlund wird verletzt und eine Notschlachtung ist fällig. Wenn das Tier bedenklich gebläht ist, sollte vorsichtshalber ein Pansenstich durchgeführt werden, wie auf Seite 89 angegeben.

Entfernen des Fremdkörpers mit der Hand

Zunächst versucht man, mit beiderseits von außen am Hals angesetzten Händen den Fremdkörper nach oben zum Kopf zu schieben. Um die Rübe oder den Apfel mit der Hand zu entfernen, wird das Tier angebunden (Abb. **4**) und von einer Hilfskraft an den Hörnern oder Ohren gehalten.

Derjenige, der mit seiner rechten Hand in das Maul faßt, muß mit der linken Hand die Nase des Tieres halten. Nur so kann er die Abwehrbewegungen ausgleichen, ohne von den Backenzähnen verletzt zu werden.

Gut ist natürlich, wenn ein Maulgatter (Abb. **5**) vorhanden ist. Die Hand wird so schmal als möglich zusammengedrückt (Abb. **6**). Beim Eingehen in das Maul wird

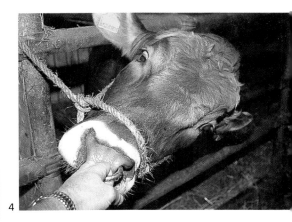

4

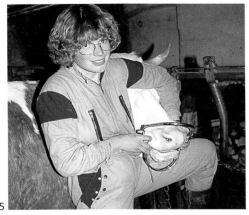

5

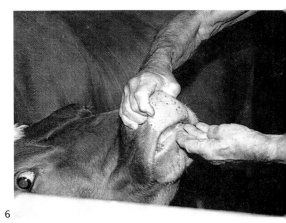

6

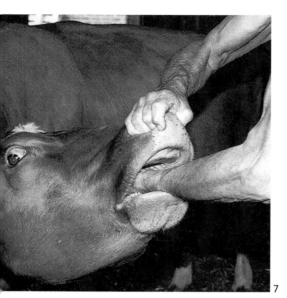

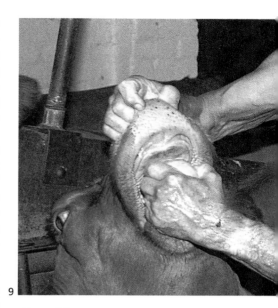

sofort die Handfläche zwischen den beiden Zahnreihen gegen den harten Gaumen nach oben gedrückt (Abb. **7**). Man schiebt jetzt, immer mit der Handfläche gegen den Gaumen, die Hand tiefer hinein, wobei man die Abwehrbewegungen durch den gleichzeitigen Nasengriff abfängt (Abb. **8**).

Wenn man über den Kehldeckel in den eigentlichen Schlund kommt, verlegt man die Atmung des Tieres. Wird darauf nicht Rücksicht genommen, kann es in einem Erstickungsanfall zum Zusammenstürzen des Patienten kommen. Also nicht zu lange mit der Hand in dieser Stellung bleiben.

Erreichen die Fingerspitzen den Fremdkörper, versucht man ihn zu fassen. Zum Herausziehen wird die Handfläche samt Fremdkörper wieder gegen den Gaumen gedrückt (Abb. **9**). Manchmal muß zur Unterstützung eine Hilfskraft von außen den verschluckten Gegenstand maulwärts schieben. Hilft auch das nichts, muß man mit Geduld versuchen, für die Fingernägel einen Halt zu finden.

Eine krampflösende Spritze des Tierarztes bewirkt, daß mit ihrer Hilfe sich der Fremdkörper gegebenenfalls auch mit einem Spezialinstrument (Abb. **10**) nach unten in den Magen drücken oder über eine Schlinge nach oben ziehen läßt.

Ist der Fremdkörper entfernt, merkt man es sofort am Aufstoßen von Pansengas. Wenn die Kuh wieder frißt, ist der Schlund bestimmt durchgängig (Abb. **11**).

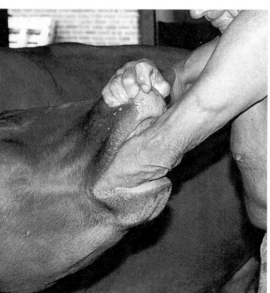

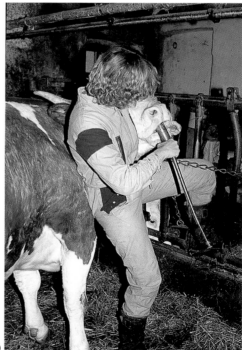

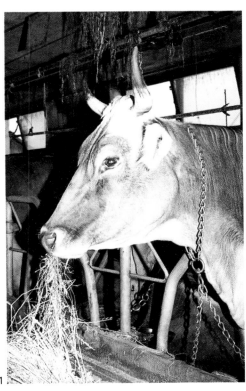

11

6.3 Akutes Aufblähen

Man unterscheidet das gewöhnliche Aufblähen mit einer Ansammlung von Gas in den Vormägen und die schaumige Gärung.

In beiden Fällen ist der Pansen aufgetrieben (Abb. **1**).

6.3.1 Harmloses Aufblähen

Wenn die durch Bakterien beim Aufspalten des Futterbreies entstehenden Gase sich als Blase im Pansen ansammeln, handelt es sich um die verhältnismäßig harmlose Form des Aufblähens. Durch Bewegen der Kuh, Einführen eines Schlundrohres, Aufrichten eines festliegenden Tieres in die Brustlage (Seite 9 ff.) oder Eingeben eines Blähsuchtmittels kommt es hierbei meist schnell zum Entweichen der Gärgase.

6.3.2 Schaumige Gärung

Sie ist sehr viel gefährlicher, da dieser Schaum aus Futterbrei und Gas besteht und nicht durch einen Trokar oder ein

Vorbeugung

Kartoffeln sollten entweder klein oder groß sein, wenn sie roh verfüttert werden. *Gefährlich sind die Mittelgrößen.* Bewährt hat sich bei rohen Kartoffeln das Füttern vom Fußboden anstatt aus der Krippe. Auf diese Weise können sie nicht so hastig heruntergeschlungen werden und die Anzahl der Schlundverstopfungen geht merklich zurück.

Für Rüben gilt dasselbe Prinzip, entweder so zerkleinern, daß sie keinesfalls steckenbleiben können, oder im Ganzen füttern, weil sie dann zerbissen werden müssen.

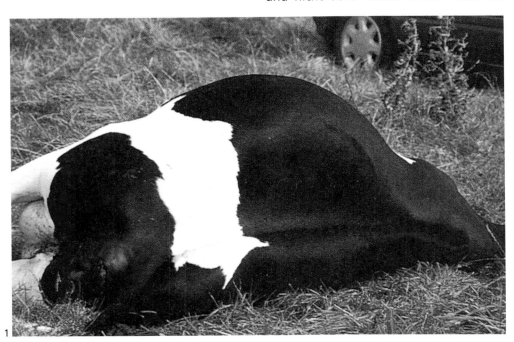

1

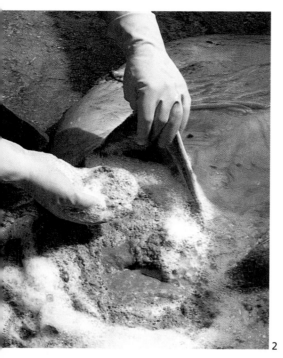

2

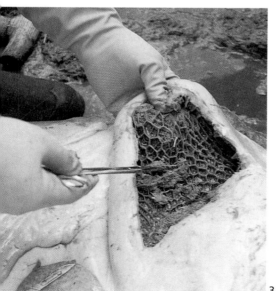

3

Schlundrohr entweichen kann. Die Gasblase liegt oberhalb der Futtermassen, der feinblasige Schaum füllt jedoch den ganzen Pansen aus (Abb. **2**).

Die einfache Blähung betrifft meist ein einzelnes Tier, oft auch im Stall, während die schaumige Gärung fast immer mehrere Rinder gleichzeitig, vor allem auf der Weide, befällt.

Die schaumige Gärung tritt vor allem dann ein, wenn rohfaserarme und stark wasserhaltige Futtermittel nicht genügend eingespeichelt werden. Die Tätigkeit der Speicheldrüsen wird dabei nicht nur durch die *Art der Futteraufnahme*, sondern vor allem durch die *Menge von Rohfasern* im Netzmagen bestimmt (Abb. **3**).

Schaumige Gärung ist also die Folge von leichtverdaulichen Futtermitteln mit geringem Rohfaseranteil. Besonders gefährlich sind deshalb Kleeweiden vor der Blüte (Abb. **4**)

Behandlung

Am günstigsten ist es, das geblähte Tier von der Weide zu holen und vorne hochzustellen. Ein bekanntes und wirkungsvolles Hausmittel ist Pflanzenöl, am besten Erdnußöl, notfalls geht auch Paraffinöl oder Rahm, wovon ½ l mit etwas warmem Wasser eingegeben wird. Brauchbar ist auch Waschsoda, ca. 100 g der Kristalle in heißem Wasser gelöst und verdünnt mit kaltem Wasser auf einen guten ½ l.

Noch besser ist es, wenn man sich vom Tierarzt einige Packungen eines silikonhaltigen Mittels geben läßt. Sie gehören in jede Stallapotheke.

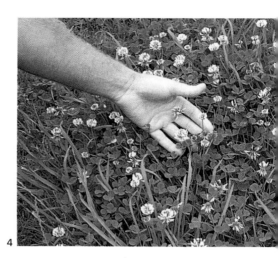

4

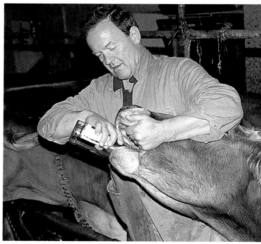

5

Besondere Vorsicht ist beim Eingeben nötig. Den Kopf nicht an der Nase halten, nie hochreißen. Langsam eingeben, das Tier muß schlucken können (Abb. **5**).

Am besten legt man die Hand in das Maul (Abb. **5**). Kommt Flüssigkeit in die Lunge, ist eine Notschlachtung fällig.

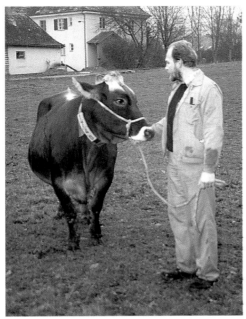

Nach dem Eingeben die Kuh am Halfter langsam herumführen. Dabei stets kontrollieren, ob die Blähung nicht inzwischen bedrohlich geworden ist (Abb.**6**).

Ist der Tierarzt noch nicht in Sicht, kann man langsam und vorsichtig ein Schlundrohr einführen, am besten stets nur ein kleines Stück weiter, bis Gase entweichen. Gerät Flüssigkeit in die Luftröhre, muß das Tier husten.

Schaumhemmende Mittel, die die Oberflächenspannung der Gase vermindern, kann man mit einer langen Nadel direkt in den Pansen spritzen. Man sticht dabei an der Stelle ein, an der notfalls der Trokar eingeführt wird (Abb. **7**).

Trokar

Als letztes Mittel bleibt nur das Einstechen eines Trokars. Wenn eine geblähte Kuh zusammenstürzt, ist es allerhöchste Zeit dafür.

Die richtige Stelle liegt auf der linken Seite des Rindes in der Mitte des Dreiecks zwischen der letzten Rippe, dem Hüfthöcker und den Fortsätzen der Lendenwirbel.

Falls dafür noch Zeit ist, rasiert man die Stelle vorher, desinfiziert mit Jod oder einem anderen Mittel und schneidet mit einer Rasierklinge durch die Haut (Abb. **8**). Der Schnitt soll 3–5 cm lang sein.

Der Trokar darf nicht zu kurz sein und sollte einen Durchmesser von etwa 5 mm haben (Abb. **9**). Man führt die Spitze in den Schnitt und drückt dann energisch in Richtung auf das gegenüberliegende Schulterblatt den Trokar in seiner ganzen Länge in den Pansen.

6

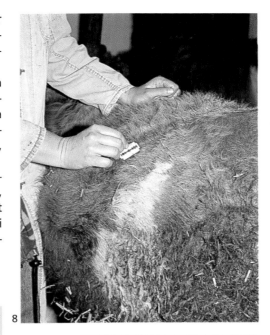

8

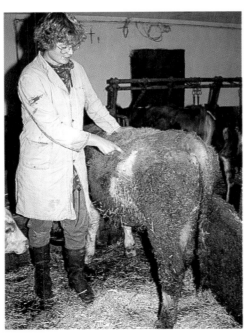

7

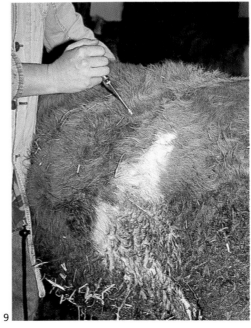

9

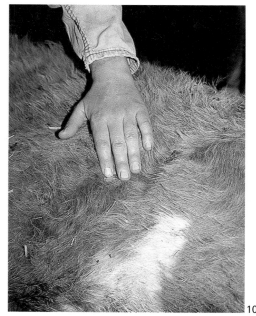

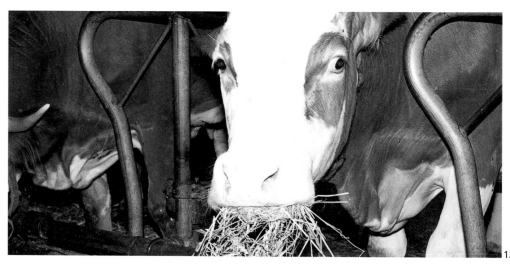

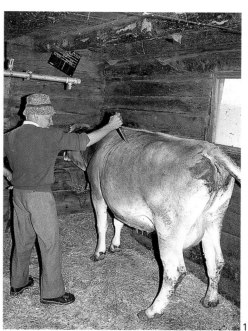

Nicht ängstlich sein, es kann nicht viel passieren.

Selbstverständlich immer auf der linken Seite der Kuh stechen!

Anschließend zieht man den Trokar heraus und hält dabei die Kanüle in der Haut fest (Abb. **10**). Das Gas darf nicht zu rasch entweichen, man drückt das Loch am besten immer wieder zwischendurch zu. Bis der Tierarzt kommt, paßt man auf, daß sich die Kanüle nicht verschiebt, weil sonst eine Infektion eintreten könnte. Muß man die Kanüle selber entfernen, so wird zuerst der Trokar wieder hineingeschoben und dann beides zusammen herausgezogen.

Ist kein Trokar zur Hand oder liegt eine schaumige Gärung vor, ist es in einem Notfall besser, mit einem Messer (Abb. **11**) in den Pansen zu stechen, als abzuwarten, bis die Kuh erstickt. Man sticht an genau derselben Stelle wie mit einem Trokar das Messer bis zum Heft hinein und dreht es dann in der Wunde, damit die Gase entweichen können.

Vorbeugung

1. Bei gefährlich jungem Gras mit viel Klee vor dem Austreiben Heu oder Stroh füttern (Abb. **12**). Man kann auch bei einer Portionsweide Heu oder Stroh auf die Fläche streuen.

2. Keine zu große Fläche auf einmal beweiden lassen und die Tiere nicht zu lange auf einer gefährlichen Weide lassen.

3. Wenn möglich, im Winter Mist auf die Weiden bringen und für ein Gleichgewicht zwischen Gräsern und Klee sorgen. Letzterer ist im Übermaß immer gefährlich.

4. Angewelktes und gefrorenes Futter vermeiden.

5. Besondere Vorsicht ist bei Föhn zu beachten.

6.4 Chronisches Aufblähen

Hierbei handelt es sich um innerhalb eines kürzeren Zeitraums wiederholt auftretendes, mäßiges Aufblähen.

Ursachen

Sie können mechanischer Art sein, indem die Lymphdrüsen im Brustraum rechts und links vom Schlund angeschwollen sind und das Aufstoßen der Pansengase behindern. Nach meiner Erfahrung entstehen solche Drüsenschwellungen meist durch eine Infektion mit dem Erreger der Holzzunge (Seite 83).

Früher waren diese Drüsen oft auch durch Tuberkulose oder Leukose vergrößert. Der Tierarzt bzw. hier die Tierärztin können mit einer Schlundsonde feststellen, ob im Brustraum eine Verengung vorliegt (Abb. **1**).

Eine andere Ursache für häufiges Aufblähen sind Entzündungen, Abszesse oder Verwachsungen in den Vormägen. Sie kommen hauptsächlich am Übergang vom Netzmagen zum Blättermagen vor und behindern die normalen Pansenbewegungen.

Da Entzündungen an dieser Stelle fast immer durch Fremdkörper verursacht werden, sollte diese Möglichkeit durch eine sorgfältige Untersuchung ausgeschlossen werden. Ein Metallsuchgerät (Abb. **2**) kann dabei von Nutzen sein.

Auch eine Labmagenerweiterung kann zu chronischem Aufblähen führen. Der krankhafte, überladene Labmagen läßt sich bei nicht zu dicker Bauchwand auf der rechten Seite des Rindes ertasten. Er fühlt sich beim Stoß mit der Faust an wie ein mit Flüssigkeit gefüllter Sack.

Es gibt Rinder mit einer ererbten Anlage zum Aufblähen. Vor allem bei Herefords und deren Kreuzungen habe ich das öfter beobachtet.

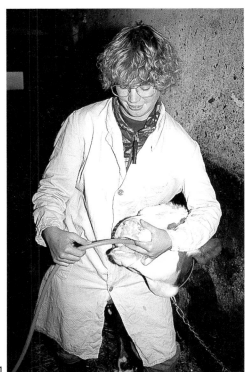

1

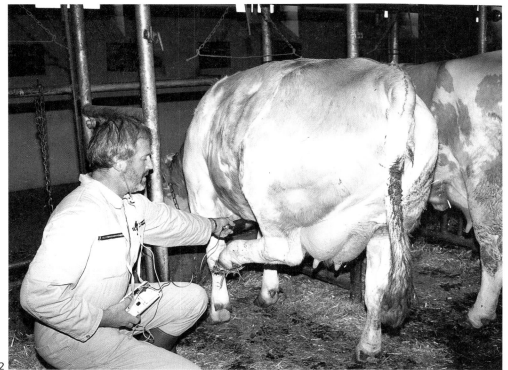

2

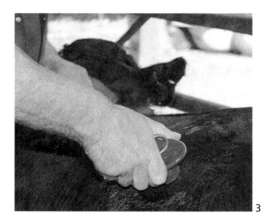

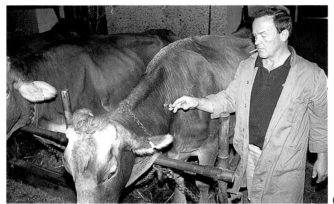

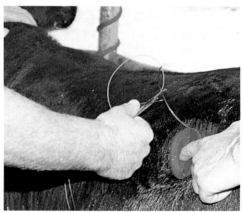

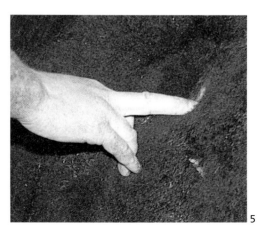

Behandlung

Einführen eines Dauertrokars (Abb. **3**), der an die Haut angeheftet wird (Abb. **4**) oder Anlegen einer Pansenfistel (Abb. **5**). Plastiktrokare sitzen fester als die herkömmlichen Metalltrokare.

Liegt ein Fremdkörper vor, muß operiert werden; bei geschwollenen Lymphdrüsen kann die Behandlung mit Langzeitantibiotika versucht werden (Abb. **6**). Bei gestörter Verdauung sind längeres Fasten und anschließende Diät notwendig.

6.5 Kolik des Rindes

Unter Kolik versteht man starke Bauchschmerzen, die sich beim Rind in starrem, ängstlichem Blick, Schlagen gegen den Bauch, Trippeln, Hinlegen mit ausgestreckten Beinen (Abb. **1**) oder auch Hinwerfen äußern. Es gibt eine Reihe von Ursachen für Kolikschmerzen, man erkennt die zugrunde liegende Erkrankung oft am Verlauf.

Darmkrämpfe gehen meist schnell vorüber.

Darmeinschiebungen, z. B. bei eingeklemmtem Nabelbruch (Abb. **2**) oder **Darmverschlingungen,** führen zum Abgang von Schleim statt Kot.

Eine rektale Untersuchung durch den Mastdarm gibt meistens darüber Aufschluß. Die Schmerzen bessern sich dabei nach 12–24 Stunden, wobei es nach 1–2 Tagen zum schnellen Verfall und Tod kommt.

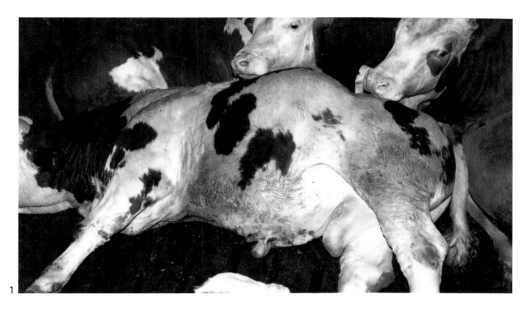

1

Gallenkoliken durch Gallenstauung treten als Folge von Leberegelbefall auf. In schweren Fällen färben sich die Schleimhäute gelb, der Kot wird fest und schleimüberzogen und die erkrankten Tiere werden apathisch bis zum Festliegen.

Bei **Gebärmutterverdrehung** hochtragender Kühe schlagen die Tiere nach dem Bauch und sehen sich nach hinten um.

Bei **Nieren-** und **Blasenkrankheiten** wird der Rücken gekrümmt und der Harn ist verändert. Bei Mastbullen kommen *Harnsteine* vor, charakteristisch dabei ist der erfolglose Versuch, Wasser zu lassen bei gekrümmtem Rücken und heftigem Schlagen mit dem Schwanz.

Bis zum Eintreffen des Tierarztes ist bei Bauchschmerzen ein warmer Wickel angezeigt.

Auch ein Führen des Tieres hat schon so manchen Bauchkrampf gelöst.

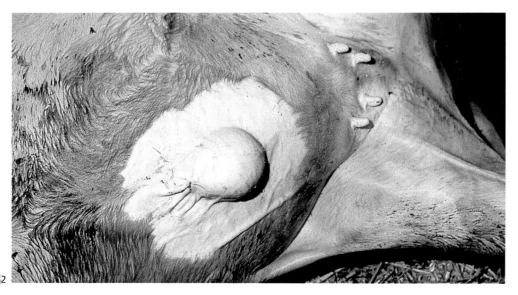

2

6.6 Pansen-übersäuerung (Azidose)

Ursachen

Bei Verfütterung von Getreideschrot (Gerste) zur freien Aufnahme, besonders aber, wenn die Tiere an die Getreidevorräte gelangen, kommt es im Pansen durch den bakteriellen Aufschluß zu einer übermäßig starken Bildung von Milchsäure. Die Pansenkontraktionen lassen nach und der Mageninhalt wird zunehmend sauer.

Die vom Getreide ausgehenden Giftstoffe werden durch die entzündeten Pansenwände aufgenommen und gelangen in die Blutbahn. Mit dem typischen Bild einer Stoffwechselkrankheit wird daher besonders die Leber geschädigt.

Krankheitserscheinungen

Diese hängen von Art und Menge des aufgenommenen Getreides ab. Typisches Zeichen einer Vergiftung mit Gerste sind Benommenheit mit Blindheit bis hin zum Festliegen und Tod. Bei Weizen und anderem Getreide kommt diese Blindheit nicht vor.

Meist liegen die Tiere und sind unfähig aufzustehen (Abb. **1**). Am folgenden Tag beinhaltet der Kot unverdautes Getreide, was die Heilungsaussichten erhöht.

Auch Folgeschäden wie z. B. ein Abort, ausgelöst durch die im Blut zirkulierenden Giftstoffe können sich einstellen.

Behandlung

Der schnellstens herbeigerufene Tierarzt bzw. die Tierärztin werden mit einer Schlundsonde (Abb. **2**) ein Mittel eingeben, das die Bakterien unterdrückt. Gleichzeitig wird er mit Hilfe von Injektionen den Giftstoffen entgegenwirken. Zusätzliche Gaben von Natriumbikarbonat zum Neutralisieren der Säure und von Calcium und Vitamin B zur Anregung der Pansenkontraktionen sind weitere Hilfsmaßnahmen.

Sobald das Tier sicher stehen kann, ist das ein Hinweis auf eine erfolgreiche Behandlung, ansonsten sind die Aussichten auf Heilung gering.

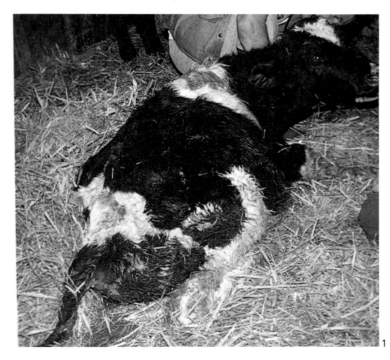

1

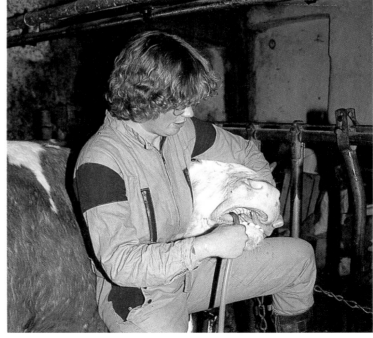

2

6.7 Alkalose und Pansenfäulnis

Ursachen
Bei extrem eiweißreicher und gleichzeitig kohlenhydratarmer Fütterung, aber auch bei Gabe von verdorbenem und verschmutztem Futter, verschiebt sich der Futterbrei im Pansen in den alkalischen Bereich.

Krankheitserscheinungen
Leichte Formen erkennt man an häufigem Liegen, leichtem Schwanken und bei Kühen in einer Verminderung des Milchfettgehaltes. Nachlassender Appetit, herabgesetzte Vormagenbewegungen, leichtes Aufblähen und zeitweiser Durchfall sind weitere Folgen.
Bei Pansenfäulnis kommt es zu einer fauligen Zersetzung mit Bildung von Giften, die über die Blutbahn in den Körper gelangen und zu Kreislaufstörungen, Krämpfen, Lähmungen und zum Festliegen führen. Gelenkschwellungen (Abb. **1**), Ekzeme, Euterentzündungen, Nachgeburtsverhalten und Gebärmutterentzündungen sind weitere Krankheitserscheinungen.

Behandlung
In leichten Fällen genügt die Abstellung obengenannter Fütterungsfehler. Die Eingabe von Natriumpropionat, von dünnem Leinsamen- oder Haferschleim sowie die mehrmalige Übertragung von Pansensaft gesunder Rinder, wobei die Übertragung entweder über das Maul (Abb. **2**), eventuell unter Zuhilfenahme eines Maulgatters oder über eine Nasenschlundsonde (Abb. **3**) erfolgen kann, beschleunigen die Verhältnisse im Pansen und damit die Heilung. Zusätzliche Injektionen von Pufferlösungen, Leberschutzpräparaten und Kreislaufmitteln bekämpfen die Auswirkungen auf den Gesamtorganismus.
In Extremfällen hilft nur eine Öffnung des Pansen und ein Ausräumen des Inhaltes sowie anschließend einwandfreier Futterersatz.

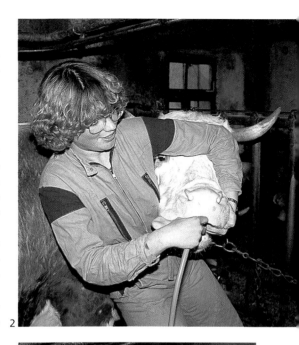

2

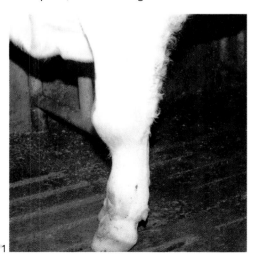

1

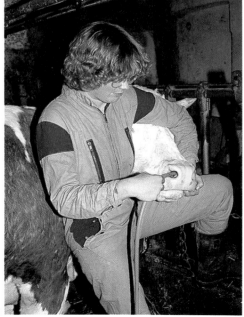

3

6.8 Fremdkörpererkrankung

Es ist dies eine überaus häufige und wirtschaftlich folgenschwere Erkrankung der Rinder.

Ursachen

Nachdem Rinder, im Gegensatz zu anderen Wiederkäuern ihr Futter einfach herunterschlingen, werden dadurch leicht Drahtstücke, Nägel, Klammern und andere spitze Gegenstände mitgefressen. Abb. **1** zeigt die »Ausbeute« eines ca. 25jährigen Tierarztdaseins, schön beschriftet nach Datum und Herkunft.

Die meisten älteren Rinder haben Eisenstücke im Netzmagen (Haube). Die Fremdkörper verursachen keine Beschwerden, solange sie sich nicht irgendwo einbohren. Durch die Pansenbewegungen stechen spitze Gegenstände jedoch früher oder später in die wabenförmige Netzmagenschleimhaut.

Herkunft der Fremdkörper

Im Gegensatz zur landläufigen Meinung werden die meisten Fremdkörper nicht auf der Weide, sondern bei Stallfütterung aufgenommen, meist zusammen mit Heu (Abb. **2**). Sie können jedoch auch im Kraftfutter enthalten und von der Schrotmühle gefährlich abgeplattet sein.

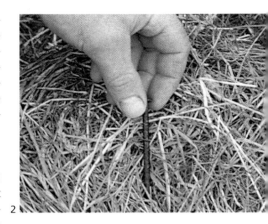

2

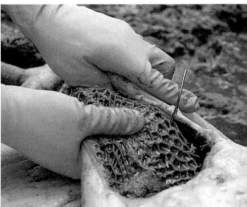

3

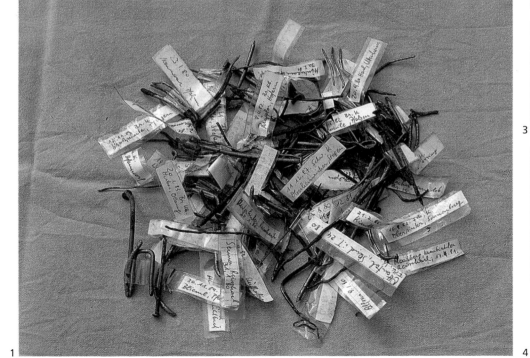

1

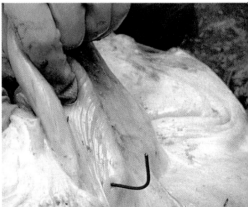

4

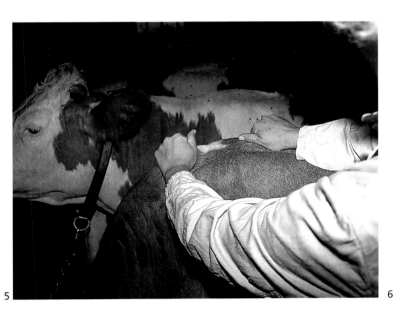

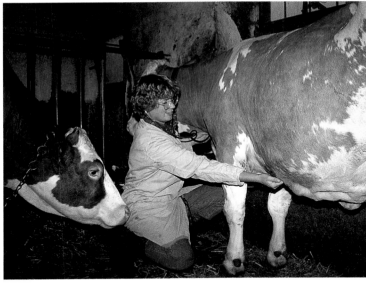

5

6

Krankheitsverlauf

Nach dem Abschlucken rutscht der Fremdkörper durch sein Gewicht in den Netzmagen und wird beim Wiederkäuen nicht mehr nach oben befördert. Der Draht oder ein anderer spitzer Gegenstand kann sich dann gleich oder später durch das Zusammenziehen der Magenwand in die Schleimhautfalten einbohren (Abb. **3**).

Er kann dort vorübergehend steckenbleiben oder er wird durch die Magenwand gedrückt (Abb. **4**). Kurze Fremdkörper können durch entzündliche Auflagerungen im Verlauf einer **Bauchfellentzündung** einwachsen. Meist wandern sie jedoch weiter, entweder durch das Zwerchfell in Richtung Herz oder in die Tiefe der Bauchhöhle auf die Leber zu.

Typische Krankheitserscheinungen werden dabei durch die Bauchfellentzündung ausgelöst.

Krankheitserscheinungen

Meist setzt das Tier während der Fütterung plötzlich mit dem Fressen aus und tritt zurück. Es entsteht eine mäßige Aufblähung und die Pansenbewegungen kommen zum Stillstand. Normale Pansenbewegungen verursachen ein knisterndrauschendes Geräusch, das am deutlichsten zu hören ist, wenn man den Kopf gegen die linke Flanke der Kuh legt. Ein gesundes Rind hat pro Minute 1–2 kräftige Pansenbewegungen. Noch besser hört man diese Geräusche natürlich mit einem Stethoskop.

Durch einen Fremdkörper geht die Milchleistung schlagartig zurück. Im allgemeinen fressen die erkrankten Tiere nicht oder nur wenig und käuen nicht mehr wieder. Der Kot wird fest und nur zögernd abgesetzt.

Da die Schmerzen durch die Bewegungen des vollen Netzmagens entstehen, tritt manchmal eine vorübergehende Besserung ein, nachdem das Tier gehungert hat. Schmerz und Pansenstillstand setzen jedoch nach erneuter Futteraufnahme wieder ein.

> Die Verschlechterung der Erscheinungen nach dem Fressen ist ein typisches Anzeichen für Fremdkörper.

Das deutlichste Anzeichen eines Fremdkörpers ist jedoch der Schmerz. Er äußert sich in einem mehr oder weniger lauten Stöhnen. Man kann diesen Ton auslösen, wenn man das Tier vorne tiefer als hinten stellt oder am Widerrist eine Falte aufhebt (Abb. **5**). Bei diesem Rückengriff geben die meisten Tiere nach. Dadurch verspürt das betroffene Tier einen verstärkten Schmerz, hält kurz die Luft an und gibt manchmal ein Stöhnen von sich. Eine andere Schmerzprobe ist der Druck

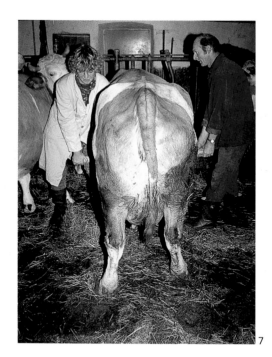

7

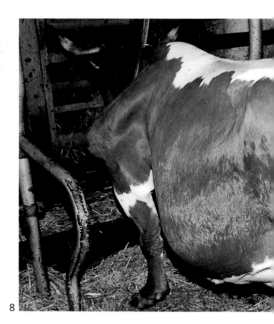

8

Krankheitsverlauf

Durch sofortiges Hochstellen der Vorderbeine auf eine schräge Holzbrücke, die am Kopfteil des Rindes 30 cm höher ist als hinten, wird der meist in der Haube festsitzende Fremdkörper von Zwerchfell und Herz zurückgedrängt.

Er kann jedoch auch eine umschriebene **Bauchfellentzündung** verursachen, in deren Verlauf die Krankheitserscheinungen nicht mehr so ausgeprägt sind. Solche Fälle führen dann zu chronischen Verdauungsstörungen oder aber zu akuter, lebensbedrohender Bauchfellentzündung.

Wenn der Fremdkörper die Leber erreicht, kommt es zu Abszessen und Verwachsungen. Dieser Zustand äußert sich in wechselnder Freßlust, Abmagerung und steifem Gang und ist sehr schwierig richtig zu erkennen. Bei unklaren Krankheitserscheinungen in dieser Richtung sollte man bei einem ausgewachsenen Rind immer an einen »alten« Fremdkörper denken.

Sticht der Fremdkörper den Herzbeutel an, kommt es in seltenen Fällen zum plötzlichen Tod oder aber zu einer Herzbeutelentzündung.

Das Tier frißt dann überhaupt nicht mehr und hat meistens Fieber über 41° C. Die Ohren und Beine werden eiskalt, und als typisches Anzeichen tritt die Halsvene als deutlich sichtbarer Strang hervor. Typisch ist auch das Abblatten in der Schulter zur Entlastung des Brustraumes (Abb. **8**).

Lebt das Tier lang genug, bilden sich Schwellungen am Triel und unter dem Kopf (Abb. **9**). Sofortige Schlachtung ist in einem solchen Fall angezeigt.

oder sind Schläge in der Gegend des Schaufelknorpels (Abb. **6**); bei schweren Tieren kann man mit einem Helfer eine runde Stange unter dieser Stelle am Bauch hochheben (Abb. **7**).

Temperaturen zwischen 39,2° C und 39,4° C sind sehr typisch. Fieber bis zu 40,5° C und beschleunigter Puls machen sich meist erst nach 1–2 Tagen bemerkbar, können jedoch in schweren Fällen auch sehr rasch auftreten.

Den Puls fühlt man beim Rind mit beiden Händen gleichzeitig an der Außenseite des Unterkiefers. Einfacher ist es, mit der flachen Hand den Herzspitzenstoß an der Brustwand unter dem linken Ellenbogen zu zählen. Das Herz schlägt beim erwachsenen Rind 50–70mal in der Minute; Werte über 90 sind in jedem Fall krankhaft.

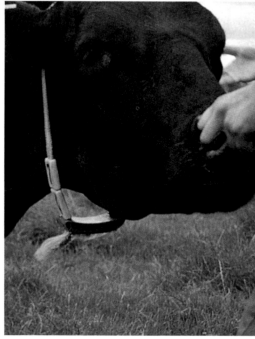

9

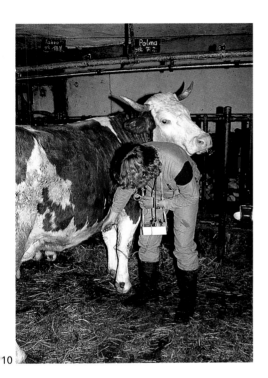

10

Behandlung

Bei jedem Fremdkörperverdacht stellt man das Tier sofort vorne hoch und läßt es hungern. Der Tierarzt wird die endgültige Diagnose stellen, wobei ein Metallsuchgerät (Abb. **10**) eine Hilfe sein kann. Das Ergebnis einer solchen Untersuchung ist jedoch nur im Zusammenhang mit den Krankheitserscheinungen zu verwerten, weil auch harmlose Eisengegenstände von dem Gerät angezeigt werden.
Ob eine Behandlung herkömmlicher Art mit Hochstellen der Vorderbeine, Fasten und Injektion von Antibiotika in die Bauchhöhle, das Eingeben eines Käfigmagneten (Abb. **11**) oder eine Operation durchgeführt werden sollen, hängt vom Zustand und Wert des Patienten ab.

Bei der konservativen Methode, also ohne Operation, kann man mit einer Erfolgsziffer von etwa 50% rechnen. Allerdings muß man dabei die Möglichkeit eines Rückfalls in Betracht ziehen.
Die Fremdkörperoperation ist praktisch gesehen 100% sicher, wenn sie einigermaßen rechtzeitig durchgeführt wird. Wenn also beim Hochstellen nach 2–3 Tagen keine deutliche Besserung eingetreten ist, sollte man sich zur Operation entschließen.
Ausdrücklich sei vor dem Eingeben von Abführmitteln gewarnt. Echte Darmverstopfungen sind beim Rind sehr selten. Abführmittel können schaden und sollten nur auf Anordnung des Tierarztes verwendet werden.

Vorbeugung

Der Umgang mit Nägeln und Drähten im Bereich des Hofes muß mit größter Vorsicht erfolgen. Haarklammern und Haarnadeln sind ebenso gefährlich wie Drahtborsten.
Das Eingeben eines Käfigmagneten, an dem sich Draht, Nägel und ähnliches anheften, hat sich bewährt, wie deutlich auf Abb. **12** zu sehen ist.

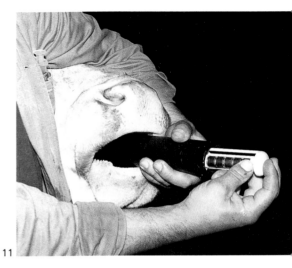

11

Die beiden zusammenhängenden Magnete auf der rechten Bildfläche stammen aus dem Pansen des weit über die bayerischen Grenzen hinaus bekanntgewordenen legendären Fleckviehbullen »Haxl«, wie ich sie bei seiner Schlachtung fand. Hier bestätigt sich unsere eingangs geäußerte Behauptung, daß die Fremdkörper hauptsächlich bei der Stallfütterung aufgenommen werden, da dieser für die künstliche Besamung eingesetzte Bulle nie eine Weide gesehen hatte.

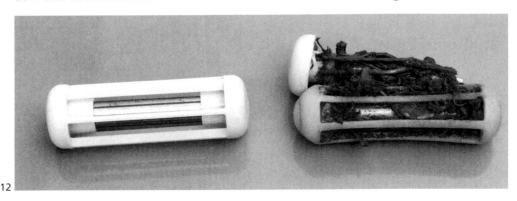

12

6.9 Labmagen-verlagerung

Der Lab- oder Drüsenmagen ist der eigentliche Magen des Rindes, der normalerweise in der Tiefe der Bauchhöhle auf der rechten Seite der Bauchwand liegt. Abb. **1** zeigt die drei Vormägen, Pansen, Netzmagen und Blättermagen in ihrem natürlichen Zusammenhang mit dem Labmagen von der rechten Seite der Kuh aus betrachtet.

Dieser mit Schleimhautfalten ausgekleidete Magen kann sich nach links, und in selteneren Fällen nach rechts verlagern. Bei der linksseitigen Verlagerung schiebt sich der Labmagen unter den Pansen nach links in die Flanke oder unter den Rippenbogen (Abb. **2**).

Früher wurde dieser Zustand fast nie richtig erkannt und irrtümlich als Leberschaden behandelt. Auch bei der Notschlachtung sieht man die Verlagerung nicht, weil sie beim Herausziehen des Pansens im allgemeinen durch Zurückverlagerung des Labmagens »unsichtbar« wird.

Vorkommen
Gefährdet sind meist Hochleistungskühe der ausgesprochenen Milchrassen, in der Zeit ca. 3 Wochen vor bis 4 Wochen nach der Geburt.

Ursachen
Es gibt eine Vielzahl von Ursachen, die alleine oder im Zusammenhang miteinander auslösend für die Erkrankung sein können. Man kann sie unter den Sammelbegriffen – Fütterung, Belastung, Störungen des Stoffwechsels sowie Erschöpfung des Tieres – zusammenfassen. Sei es durch mechanischen Druck wegen einer Großträchtigkeit, sei es durch Erschlaffung der Labmagenwand, durch Streß, Futterumstellung, erhöhte Leistung, Ketose, Calciummangel, mangelndem Roh-

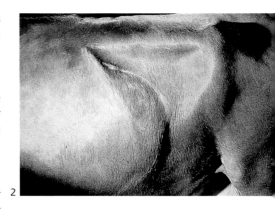

2

fasergehalt in der Futterration, sei es durch Organerkrankungen, wie Leberschäden, Euterentzündungen, Klauenleiden oder Fremdkörpererkrankungen.

Letztlich gelangt ein Teil des Labmagens unter dem Pansen hindurch (Abb. **3**), es entwickelt sich in der Labmagenkuppe eine Gasblase, die diesen kontinuierlich im Zuge der Pansenkontraktionen nach links oben zieht.

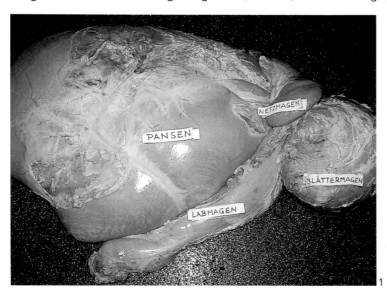

1

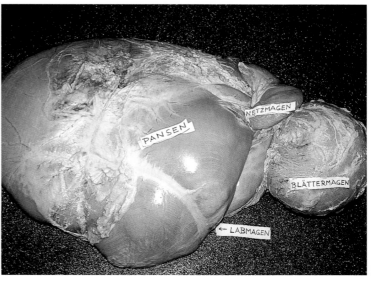

3

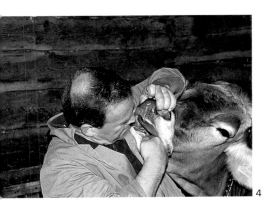

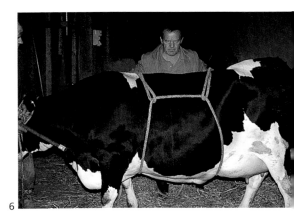

ein leeres Gefäß. Man hört es deutlicher, wenn man die linke Flanke nach oben drückt (Abb. **5**).

Wie bei jeder Verdauungsstörung läßt man zunächst das Tier 2 Tage hungern, was auch für eine eventuelle Operation wichtig ist. Liegt kein Verdacht auf Fremdkörper vor (Seite 96), kann man Indigestionspulver eingeben. Zusätzliche Erkrankungen, wie Acetonämie oder Gebärmutterentzündung, werden behandelt.

Bei linksseitiger Verlagerung kann es in 3–5 % der Fälle zur Selbstheilung nach 2tägiger Fastenzeit kommen, was jedoch nicht ausschließt, daß sich das Ganze wiederholen kann. Auch die Wälzmethode ist einen Versuch wert, hierbei wird der Patient durch Niederschnüren (Abb. **6** und **7**) in Rückenlage gebracht, wiederholt von der halbrechten Seite in die halblinke Seite gewälzt, wobei mit beiden Fäusten eines Helfers oder mit Hilfe eines Brettes (Abb. **8**) Druck auf die linke Bauchwand in Richtung Unterbauch ausgeübt wird. Schließlich wird das Tier bis

Erkennung

Die Kuh frißt nicht richtig und verweigert meist nach einigen Tagen das Futter völlig. Hörner und Ohren sind abwechselnd warm und kalt, die Körpertemperatur ist fast immer normal. Entweder besteht Verstopfung mit schmierigem Kot oder schubweise schleimiger Durchfall. Da die Kuh von ihrem Körperfett zehrt, kommt es häufig zu den *Erscheinungen der Acetonämie* mit dem charakteristischen Acetongeruch der Milch, des Harns und des Atems (Abb. **4**).

Durch die herabgesetzte Widerstandskraft entsteht im Zusammenhang mit der Labmagenverlagerung verhältnismäßig häufig eine Gebärmutterentzündung mit übelriechendem Ausfluß. Manchmal treten auch kolikartige Schmerzzustände oder Schüttelfrost auf.

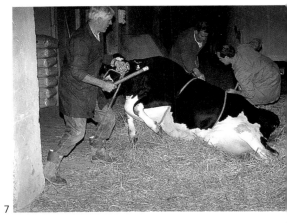

Behandlung

Zunächst muß der zugezogene Tierarzt durch Abklopfen und Abhorchen versuchen, eine Diagnose zu stellen. Bei Labmagenverlagerung hört man keine normalen Pansengeräusche (Seite 97), sondern einen Ton wie tröpfelndes Wasser in

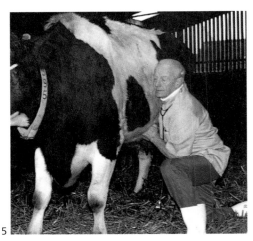

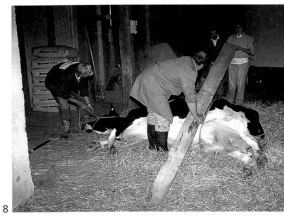

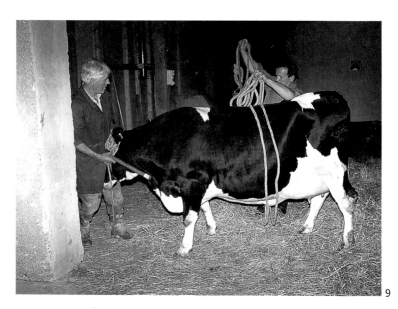

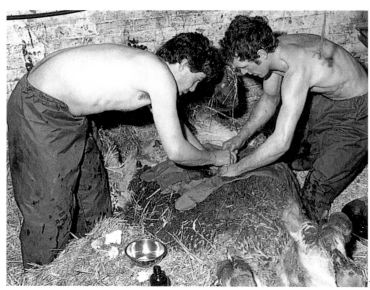

in die linke Seitenlage gewälzt, aus der es dann aufstehen muß (Abb.**9**).

Hilft dies nichts, muß im Normalfall eine Operation durchgeführt werden, die innerhalb von 3 Tagen nach Beginn des Krankheitsgeschehens erfolgen sollte, um weitere Komplikationen zu vermeiden.

Es kann sowohl am stehenden Tier bei örtlicher Betäubung wie am liegenden Rind in Vollnarkose operiert werden (Abb. **10** und **11**). Wichtig ist nur, daß der Labmagen in seiner richtigen Position befestigt wird, weil es sonst oft zu einem Rückfall kommt.

Wer es sich zutraut und die Sache beherrscht, kann eine Heilung mit Akupunktur versuchen (Abb. **12**), die aufgrund einer hohen Erfolgsrate (ca. 85%) eine echte Alternative darstellt.

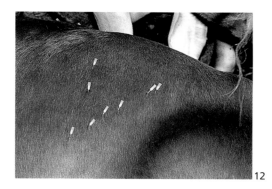

Nachbehandlung

Die operierten Kühe fressen meist schon innerhalb von 12 Stunden (Abb. **13**). Man füttert ausreichend Rauhfutter und behandelt notfalls die Acetonämie. Nach 10 Tagen können meistens schon die Hautnähte entfernt werden.

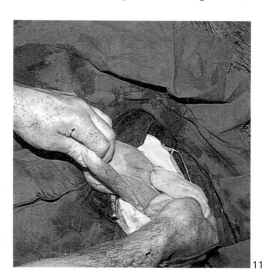

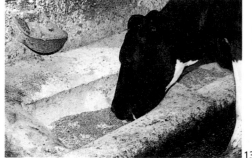

6.10 Labmagen- erweiterung

Die Erweiterung des Labmagens mit und ohne gleichzeitige Futteranschoppung ist im Vergleich zur Labmagenverlagerung ein häufiges Leiden.

Ursachen

Verdauungsstörungen durch Entzündung der Magenschleimhaut infolge von Fütterungsfehlern entstehen oft bereits beim Kalb. Schuld daran können Haarbälle (Abb. **1**), die durch gegenseitiges Abschlecken aufgenommen werden, oder eine zu lange Verabreichung keimhemmender Medikamente sowie falscher Übergang zur Fütterung von Rauhfutter sein. Häufig führen auch Verwachsungen durch Fremdkörper zu Futteranschoppung im Labmagen.

Krankheitserscheinungen

Die Bauchwand ist auf der rechten Seite vorgewölbt (Abb. **2**). Wenn man mit der Faust dagegen drückt, spürt man den Widerstand des gefüllten Labmagens rechts unten und hört ein plätscherndes Geräusch.

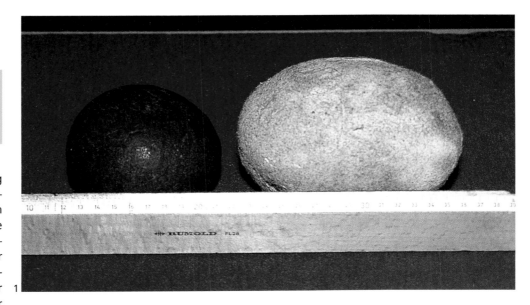

1

Der Patient frißt schlecht oder gar nicht, hat kalte Ohren und meist leichten Durchfall. Der Kot kann jedoch auch fest und schleimüberzogen sein.

Behandlung

Man läßt das Tier mindestens 24 Stunden hungern oder bis die Labmagenüberfüllung zurückgegangen ist. Anschließend füttert man 14 Tage viermal täglich kleine Mengen Heu und gutes Kraftfutter. Eine Eröffnung und Ausräumung des Labmagens hat sich nicht bewährt.

6.11 Lagmagen- verdrehung

Gelegentlich dreht sich der Labmagen um seine Achse. In einem solchen Fall wird der Zustand des Tieres plötzlich bedrohlich mit raschem, schwachem Puls

und kolikartigen Schmerzen (Abb. **3**). Schnelle Schlachtung ist angezeigt. Alle Erkrankungen des Labmagens erfordern die Untersuchung durch einen Tierarzt, da die Erscheinungen fast nie eindeutig zu erkennen sind.

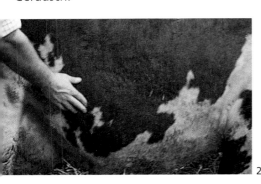

2

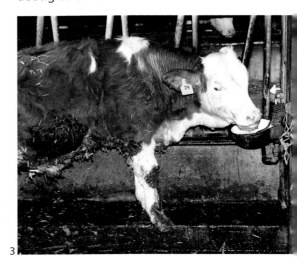

3

6.12 Darmentzündung

Durch gefrorenes, verschimmeltes oder sonst ungeeignetes Futter kommt es zu dünnbreiigem oder wäßrigem Kot. Meist läßt sich diese Art von Durchfall durch Absetzen des entsprechenden Futters oder Aufstallungen bei Weidedurchfall innerhalb einiger Tage erfolgreich bekämpfen.

Man füttert nur gutes Heu, mit Maßen Schrot oder Trockenschnitzel und ein ausgewogenes Mineralstoffgemisch. Für Durchfall nach zu reichlicher Aufnahme von Rübenblatt gibt es geeignete Spezialmittel.

Hungernlassen für 24 Stunden ist zweckmäßig, stopfende Mittel sind meist sinnlos, da sie durch den Panseninhalt zu stark verdünnt werden. Trinkwasser darf daher nicht entzogen werden. Bei Futterverweigerung holt man den Tierarzt.

Durchfälle infolge von Vergiftungen (Seite 151 ff.) sind oft blutig (Abb. **1**) und mit schweren Allgemeinstörungen gekoppelt.

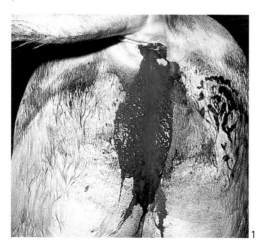

1

6.13 Leberegel

Ursachen

Als Parasiten der Leber gibt es den Großen und den Kleinen Leberegel.

Sie verursachen zeitweise Durchfall bei älteren Tieren, wenn deren Leber durch den Befall mit diesen Plattwürmern bereits gelitten hat. Der wirtschaftliche Verlust durch derartige Leberschäden wird meistens unterschätzt. Solche Rinder geben weniger Milch, setzen weniger Fleisch an (Abb. **2**) und sind im Falle von Krankheiten erheblich weniger widerstandsfähig.

Leberegel leben in den Gallengängen und scheiden zeitweise ihre Eier mit dem Kot des Wirtes aus. Untersuchung von Kotproben sind nur zu 50% stichhaltig.

Den ausgeschlüpften Larven dient beim Großen Leberegel als Zwischenwirt eine kleine Schnecke, während beim Kleinen Leberegel noch zusätzlich eine Ameise hinzukommen muß.

Die Schnecken bevorzugen feuchte Niederungen und stehende Gewässer. Die ansteckungsfähigen Leberegellarven werden auf der Weide, mit dem Grünfutter und in seltenen Fällen mit dem Heu von den Rindern aufgenommen und wandern wieder in die Gallengänge. Ein Leberegel kann viele Jahre alt werden.

Behandlung

Die Behandlung sollte bei allen Tieren des Bestandes gleichzeitig erfolgen, am günstigsten ist die zweimalige Behandlung, ca. 6 Wochen nach dem Aufstallen und das zweite Mal im Frühjahr. Da die meisten Leberegelmittel nur die ausgewachsenen Parasiten erfassen, sollte bei

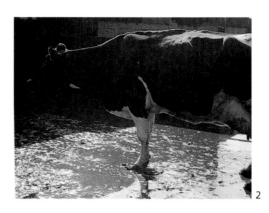

2

einer einmaligen Behandlung diese im Frühwinter vorgenommen werden.

Unterstützende Maßnahmen gegen das Auftreten von Leberegeln sind das Dränieren feuchter Weiden, das Abzäunen versumpfter Weidestellen und das Anlegen von hygienisch einwandfreien Tränken.

Die Schneckenbekämpfung hat nur bei gemeinsamen Großaktionen aller Anlieger einen Sinn. Es ist zweckmäßig, sich bei der Parasitenbekämpfung der Mitarbeit von Tiergesundheitsdiensten zu versichern.

6.14 Magen-Darm-Wurmbefall

Ursachen

Ebenso wie Leberegelbefall können auch Magen-Darm-Würmer große wirtschaftliche Schäden verursachen. Dauerweiden sind fast immer mit verschiedenen Arten von Rundwürmern infiziert, die vor allem bei Jungrindern Durchfall und Entwicklungsstörungen auslösen.

Bei starkem Befall werden die Tiere struppig und blutarm (Abb. **1**) mit papierweißen Schleimhäuten. Wurmbefall bewirkt auch bei klinisch gesund wirkenden Tieren schlechtere Gewichtszunahme und geringere Fruchtbarkeit. Bei Verdacht und nach Kauf stets Kotproben untersuchen lassen, besonders dann, wenn anhaltender Durchfall besteht (Abb. **2**). Sofort nach der Schlachtung kann man die fadendünnen Würmer in den Labmagenfalten und in der Dünndarmschleimhaut mit einer einfachen Lupe erkennen.

Entwicklung der Würmer

Um die Behandlung gezielt durchzuführen, muß man die Entwicklung der Würmer kennen. Diese haben keinen Zwischenwirt wie die Egel, die Larven überwintern auf der Weide (oder in Kälberausläufen!). Im Frühjahr befallen Larven vor allem erstmalig ausgetriebene Kälber und Rinder.

Beim **Magenwurm** reizen etwa ab Juli die ausgewachsenen Parasiten die Schleimhaut des Labmagens und verursachen dadurch den Durchfall. Man spricht dann von Sommerostertagiose.

Die Würmer schaden jedoch nicht nur dem Wirtstier, sie verseuchen auch die Weiden mit laufend mehr Wurmbrut. Die im Herbst bei kalter Witterung aufgenommenen Larven (gefrostete Larven) machen im Wirtstier eine Entwicklungsruhe durch und werden erst im Februar im Rindermagen aktiv. Die Magenwürmer verursachen also erst dann Durchfall (Winterostertagiose).

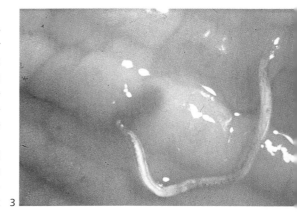

3

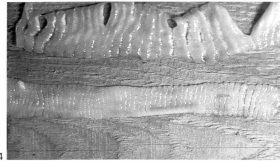

4

Auch bei **Darmwürmern** (Abb. **3**) werden die von den im Dünndarm lebenden geschlechtsreifen Weibchen ausgeschiedenen Eier nach der Larvenreifung auf der Weide wieder direkt von den Rindern aufgenommen. Sie gelangen in den Darm, wodurch der Kreislauf geschlossen ist. Ende August, Anfang September, ist die Verwurmung der Rinder am stärksten.

Bandwürmer (Abb. **4**) kommen zwar beim Rind relativ selten vor, können aber auch bei starkem Befall zu gesundheitlichen Beeinträchtigungen und zu Leistungseinbußen führen. Im Gegensatz zu den übrigen Magen-Darm-Würmern ist

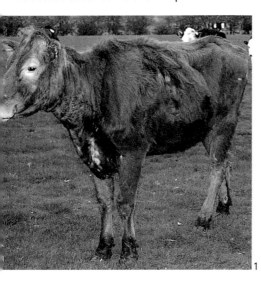

1

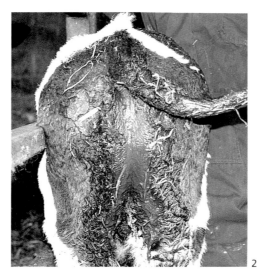

2

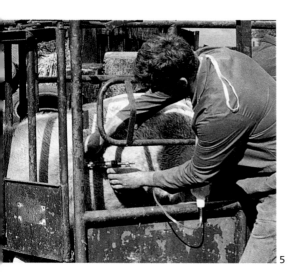

5

für die Entwicklung des Rinderbandwurms die Moosmilbe als Zwischenwirt notwendig, die die Eier aus den mit dem Kot ausgeschiedenen Bandwurmgliedern aufnimmt.

Hier entwickelt sich die Zwischenform, die dann vom Rind zusammen mit der Moosmilbe über das Futter aufgenommen und im Darm wieder zu einem Bandwurm wird.

Behandlung

Die Bekämpfung muß einerseits das Einzeltier rechtzeitig von seiner Wurmbürde entlasten und andererseits die Neuverseuchung der Weide möglichst verhindern. Je früher die Rinder auf die Weide kommen, desto mehr überwinternde Larven finden sie dort vor. Die Neuinfektion der Weiden mit Wurmlarven erreicht im Frühsommer ihren Höhepunkt.

Die Behandlung der Rinder (und somit die Verminderung der Ausscheidung von Wurmeiern) muß also rechtzeitig, d. h. vor dem Einsetzen von Krankheitserscheinungen erfolgen. Je wärmer und feuchter das Wetter, desto schneller (5–7 Tage) entwickeln sich die mit dem Kot ausgeschiedenen Eier zu ansteckungsfähigen Larven.

Mit Magen-Darm-Würmern befallene Rinder entwickeln eine gewisse Immunität, am gefährdetsten sind also Jungtiere im ersten Weidesommer. Bei Belastungen, wie Trächtigkeit, wird die Immunität teilweise aufgehoben, jüngere Kühe können daher auch an Wurmbefall leiden.

Grundsätzlich dürfen nie erstmalig auf die Weide kommende Jungrinder gemeinsam mit Rindern ausgetrieben werden, die bereits im Vorjahr auf der Weide waren.

Wie intensiv die Bekämpfung der Magen-Darm-Würmer durchgeführt werden soll, hängt von den Gegebenheiten des Betriebes ab. Eine Möglichkeit ist die mehrfache Behandlung ab der 4. Woche nach dem Austreiben. Immer jedoch alle Tiere einer Gruppe gleichzeitig behandeln und anschließend die Weide wechseln. Günstig ist Abmähen oder wechselweises Auftreiben von Schafen oder Pferden.

Bei Dauerbehandlungen durch Eingabe eines Bolus werden laufend kleine Mengen von Wurmmitteln in den Magen-Darm-Trakt abgegeben. Bei Rindern über 100 kg ist eine Langzeitbehandlung durch diesen Dauerbolus möglich.

Neben oral einzugebenden Mitteln, die in Form von Pulver, Granulaten, Pellets, Flüssigkeiten (auch als Drenchen bezeichnet) oder Pasten verabreicht werden, gibt es auch eine Vielzahl an Mitteln zur Injektion (Abb. 5) oder zum Auftragen auf die Rückenlinie (Spot on). Mit den meisten Mitteln können mehrere Wurmarten gleichzeitig bekämpft werden.

Weiden düngt man spätestens 3 Wochen vor dem Austrieb mit Kalkstickstoff (300–400 kg/ha). In Gülle und Schwemmist bleiben Larven von Parasiten monatelang lebensfähig.

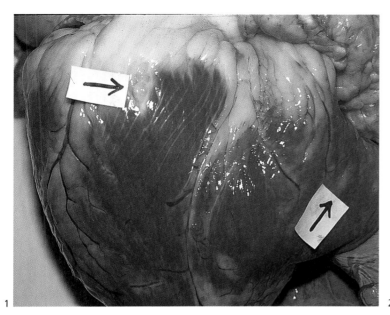

1

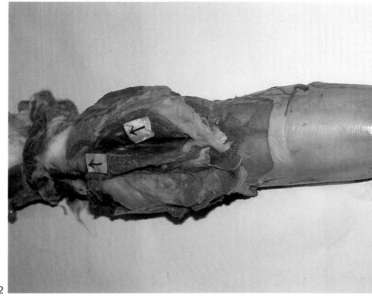

2

6.15 Bandwurmfinnen

Ursache

Obwohl der Befall mit Bandwurmfinnen keine direkte Magen-Darm-Erkrankung auslöst, gelangen doch die infektiösen Eier des Menschenbandwurmes über das Futter zuerst in die Verdauungsorgane des Rindes. Von hier wandern die sog. Onkosphären über den Blutweg in sämtliche gutdurchblutete Organe des Rindes. Besonders betroffen sind dabei Herz (Abb. **1**), Zunge (Abb. **2**), Zwerchfell, aber auch die übrige Skelettmuskulatur. Hier bleibt die Finne, umgeben von einer flüssigkeitsgefüllten Blase, so lange liegen, bis das Fleisch vom Menschen verzehrt wird und damit ein neuer Bandwurm entstehen kann, oder sie stirbt im Laufe der Zeit ab und es bildet sich eine Kapsel mit käsigem Inhalt.

Vorbeugung

Nachdem es keine Behandlung gibt, da nur sehr selten unspezifische Krankheitserscheinungen bei massivem Befall z. B. des Herzens, auftreten, ansonsten aber keinerlei Symptome vorhanden sind, muß doch verhindert werden, daß Rinder direkt oder indirekt über das Futter mit menschlichen Fäkalien in Berührung kommen.

Werden nämlich die Finnen bei der Fleischbeschau im Rahmen der vorgeschriebenen Untersuchungsschnitte (Abb. **3**) entdeckt, kann dadurch das Fleisch für »untauglich« erklärt werden, was einen Totalverlust bedeutet.

Im ungünstigsten Fall kann von einem Fall die ganze Rinderherde betroffen sein, nachdem auch eine Einschleppung der Bandwurmeier über Heu oder Silage möglich ist.

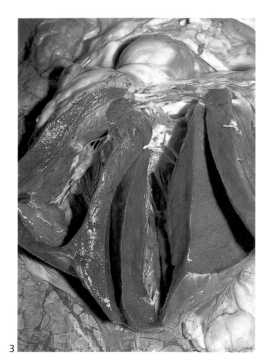

3

7 Krankheiten der Lunge

7.1 Rindergrippe (Enzootische Bronchopneumonie)

Diese auch **Viruspneumonie** oder **Händlerhusten** genannte Krankheit verursacht große wirtschaftliche Schäden. Kälber bis zu 1 Jahr (Abb. **1**) erkranken besonders häufig. Die Rindergrippe befällt jedoch auch ältere Tiere und tritt vor allem in der kalten Jahreszeit auf.

Krankheitserscheinungen
Als erstes stellt sich ein leichter Tränenfluß und wäßriger Nasenausfluß (Abb. **2**)

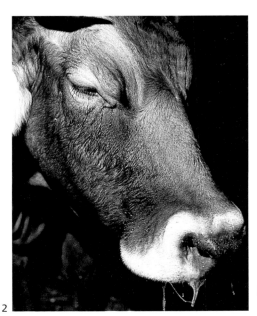
2

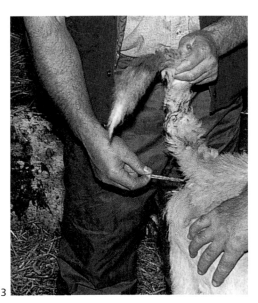
3

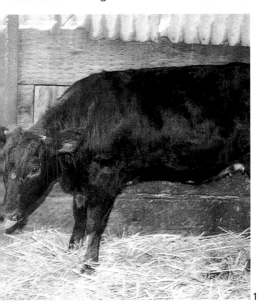
1

bei vorerst ungestörtem Appetit ein. Das in dieser 1. Krankheitsphase bereits hohe Fieber (über 40° C) sinkt sogar kurzfristig wieder auf Normalwerte ab, um dann 2 Tage später wieder Werte um 40° C (Abb. **3**) zu erreichen.

Jetzt werden auch Tränen- und Nasenausfluß zunehmend schleimig-eitrig, und anfangs trockener, später quälender feuchter Husten stellt sich ein.

Nunmehr besteht die Gefahr, daß sich aus einem grippalen Infekt eine Lungenentzündung entwickelt hat. Sie zeigt sich mit beschleunigter Atmung (Abb. **4**) und Temperatur über 41° C. In kritischen Fäl-

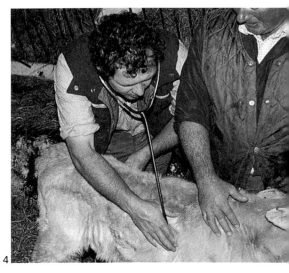
4

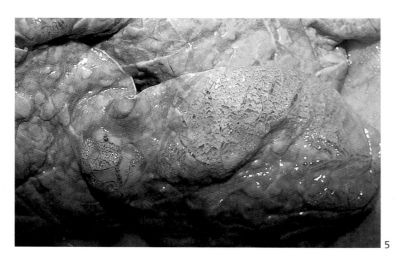

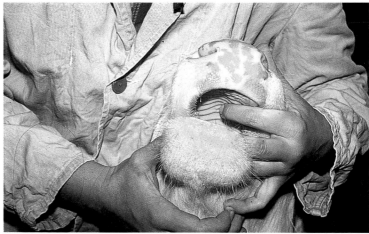

5

6

len kommt es zu einer Lungenblähung (Abb. **5**), die Patienten stöhnen und ringen nach Luft (Seite 44).

Ursachen

Verschiedene *Virusarten* spielen dabei eine Hauptrolle, besonders häufig sind Parainfluenza-3-Viren, bovine Adenoviren und Reoviren.

Dazu kommen noch eine Reihe von *bakteriellen Erregern*, die sich in dem durch das Virus geschädigten Körpergewebe festsetzen. Auf diese Weise kann, genau wie bei der Grippe des Menschen, aus der virusbedingten Bronchitis eine Lungenentzündung werden.

Ansteckung

Sie erfolgt fast immer durch Rinder, die eine leichte Grippe überstanden haben, keine Krankheitserscheinungen mehr zeigen, aber noch ansteckungsfähig sind. Das Virus hält sich dabei in den Mandeln und im Rachenraum (Abb. **6**). Vermutlich ist das bei vielen erwachsenen Rindern der Fall: Sie sind gegen eine Neuinfektion mit Grippe immun, beherbergen jedoch noch deren Erreger.

Grippe kann also durch Zukauf eingeschleppt werden. Besonders gefährlich sind in dieser Hinsicht Tiere, die über Märkte oder Handelsstallungen gegangen sind.

Krankheitsverlauf

Rindergrippe gehört zu den sog. »Faktorenseuchen«, bei denen als Ursache des Ausbruchs Ansteckung und herabgesetzte Widerstandskraft zusammentreffen.

Es ist dabei meist die alte Geschichte von mangelhafter Fütterung und ungünstigen Stallverhältnissen, die den Krank-

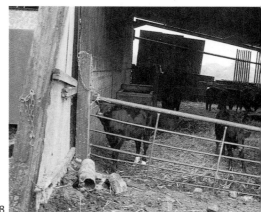

7

8

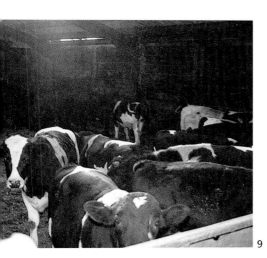

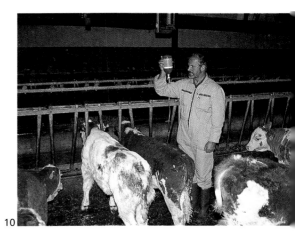

Behandlung

Die durch das Virus verursachte Bronchitis läßt sich, ebenso wie andere Virusinfektionen, kaum beeinflussen, eine zusätzlich aufgetretene Lungenentzündung spricht auf rechtzeitig verabfolgte Antibiotika meist schnell an. Wichtig ist, daß besonders bei Vorliegen von *Pasteurellen* mindestens 5 Tage nach Rückgang des Fiebers weiterbehandelt wird (Abb. **10**).

Bewährt haben sich Sprühbehandlungen in die Luftröhre. Medizinalfutter oder -tränke eignen sich bei Auftreten der ersten Krankheitserscheinungen zur Vorbeuge von Komplikationen.

Es gibt Mittel, die gegen zusätzliche Infektionen mit *Mykoplasmen* wirken, auch das homöopathische Viruvetsan ist einen Versuch wert. Vor allem ist viel frische Luft wichtig, am besten in einem Offenfrontstall.

heitskeimen erst den richtigen Nährboden bieten. Krankheiten der Atmungsorgane flammen vor allem dann auf, wenn die Tiere der Zugluft ausgesetzt sind (Abb. **7** und **8**). Genau auf dieselbe Weise kommt es ja auch beim Menschen zu Erkältungen.

Neben Zugluft sind jähe Temperaturschwankungen schädlich. Sie entstehen unter anderem durch mangelhafte isolierte Dächer. Unter Wellblech ist es im Sommer zu heiß und im Winter zu kalt. Zu kalt ist es auch in hohen Scheunen, wenn die Zahl der darin gehaltenen Rinder zu gering ist (Abb. **9**).

Häufig ist auch die Luftfeuchtigkeit zu hoch. Das ist besonders dann der Fall, wenn die aufsteigende Wärme sich an einer kalten Stalldecke niederschlägt. Zugluft kann Rindergrippe auslösen, und in mangelhaft entlüfteten Stallungen hält sich die Infektion dann lange.

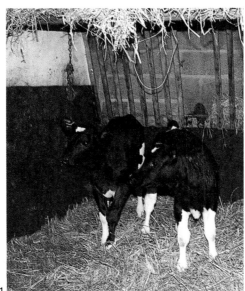

Vorbeugung durch hygienische Maßnahmen

Rindergrippe als Faktorenseuche, die ständig erneut auftritt, kann durch eine Verbesserung des Stallklimas weitgehend eingedämmt werden. Eine ebenso einfache wie billige Maßnahme ist dabei die Erstellung von überdachten Kälberbuchten.

Man braucht dazu drei Wände und ein Dach, das zum Beispiel aus Papiersäcken auf einem Drahtgitter mit einer Lage Stroh darüber erstellt wird. Wichtig ist nur, daß diese »Hütte« innerhalb des Stalles ohne Fugen zugfrei abgedichtet wird und nur nach vorne offen ist (Abb. **11**). Die »Wände« können aus Strohballen bestehen.

Wenn die Kälber auf diese Weise gegen Zugluft geschützt sind, kann der Stall als solcher ausreichend gelüftet werden. Zweckmäßig ist dabei, wenn möglichst in der Höhe ein Abzug für die verbrauchte Luft vorhanden ist. Die im Stall zirkulierende Frischluft wird dann ohne Zug in die Kälberbuchten eindringen.

Trockene und saubere Einstreu ist ebenfalls wichtig, schimmeliges Stroh oder Streu sowie das Aufwirbeln von Staub leisten Lungenentzündungen Vorschub.

Desinfektion

Die Erreger der Viruspneumonie können nicht lange außerhalb des Tierkörpers am Leben bleiben. Die sicherste Methode, die Keime zu vernichten, besteht deshalb darin, den Stall 2 Wochen leerstehen zu lassen. Vorher wird er gründlich mit heißem Sodawasser abgeschrubbt und anschließend, nach Abtrocknung, mit einem Desinfektionsmittel behandelt.

Geeignet sind 2%ige Natronlauge, Aldehyde und Phenole, deren Verbindungen sowie verschiedene Kombinationspräparate. Die Gebrauchsanweisungen müssen selbstverständlich beachtet werden. Eine erhebliche Arbeitserleichterung und bessere Effizienz ergibt sich bei der Verwendung von Hochdruckreinigungsgeräten und Dampfstrahlern, denen u. U. sogar das Desinfektionsmittel beigemischt werden kann.

Schutzimpfung

Es gibt eine Reihe von Impfstoffen, die sich für vorbeugende Impfungen eignen. In einigen Ländern zahlen die Tierseuchenkassen den Impfstoff. Aber wie bei der Grippeimpfung des Menschen können bei bereits erfolgter Infektion Impfungen wirkungslos oder gefährlich sein. Ist die Infektion bereits ausgebrochen, oder ist dies bei zugekauften Rindern zu erwarten, kann ein Schutz mit Hilfe eines Interferon-Inducers erzielt werden. Es handelt sich dabei um einen »Impfstoff« aus abgeschwächten Erregern, die über

die Produktion von Interferon die Abwehrkräfte des Organismus steigern.

Man spricht von »interferonisierten Kälbern«, wenn sie einen derartigen Lebendimpfstoff als Nasenspray oder Injektion erhalten haben. Es wird dadurch eine sog. Paramunität erzielt, die schnell zur Wirkung kommt und 1–2 Wochen anhält.

In Beständen, in denen Rindergrippe herrscht, würde dann nach folgendem Schema vorgegangen (siehe Seite 300):

- Zukaufskälber erhalten vor dem Transport Interferon-Inducer, notfalls kombiniert mit einem Sulfonamid oder einem Langzeit-Antibiotikum.
- Ca. 10 Tage lang erhalten die Kälber über die Tränke ein Probiotikum, notfalls auch ein Antibiotikum.

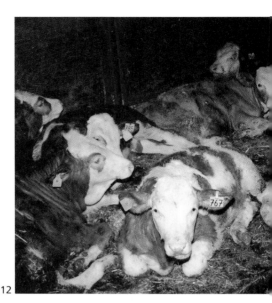

12

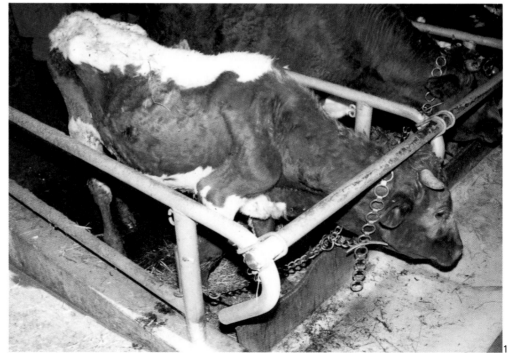

13

- Nach 14 Tagen Impfung gegen Grippe.
- Zum Aufbau eines belastungsfähigen Impfschutzes nach 4–6 Wochen eine 2. Grippeimpfung. Für eine aktive Impfung müssen Kälber mindestens 6 Wochen alt sein, da sie vorher keine Antikörper, also Schutzstoffe, bilden können. Auf die Paramunitätsinducer als Spray oder Injektion trifft diese Einschränkung nicht zu.

Wie bei jeder Seuche, die durch das Zusammentreffen mehrerer Faktoren ausgelöst wird, kann die Impfung allein keinen vollen Schutz bieten. Als flankierende Maßnahme müssen die Erkältungsgefahr verhindert und die Fütterung verbessert werden. Besonders zu achten ist dabei auf ausreichende Zufuhr von Vitamin A und Vermeidung von staubigen und verschimmelten Futtermitteln.

Die Stallungen dürfen auch keinesfalls überbelegt (Abb. **12**) oder schlecht belüftet sein. Wichtig ist ebenfalls die rechtzeitige Bekämpfung von Ungeziefer und Darmparasiten. Je größer der Viehbestand, desto gefährlicher werden alle Schädlinge. Rindergrippe kann auch durch den Verbleib von Kümmerern im Bestand weitergeschleppt werden (Abb. **13**).

Angesichts der großen wirtschaftlichen Schäden durch diese Infektion sollte man nicht nur rechtzeitig seinen Tierarzt hinzuziehen, sondern auch den Rat der staatlichen Stellen sowie des Rindergesundheitsdienstes einholen.

7.2 Lungenwürmer

Es handelt sich um *Dictyocaulus viviparus*, den Rinderlungenwurm.

Ursachen

Die geschlechtsreifen Lungenwürmer leben in den Bronchien (Abb. **1**) der infizierten Rinder. Man kann die weißen, zentimeterlangen Würmer mit bloßem Auge sehen, wenn man nach dem Schlachten die Luftröhrenäste der Zwerchfellappen der Lunge aufschneidet.

Entwicklung der Würmer

Nach der Paarung legen die weiblichen Würmer bis zu mehrere Tausend Eier pro Tag. Diese werden vom Rind aus der Lunge hochgehustet und abgeschluckt.

Aus den Eiern entwickeln sich im Darm die Larven, die mit dem Kot in die Außenwelt gelangen. Auf der Weide wandeln sich die Larven in den Kotfladen innerhalb von 5–15 Tagen zu einer ansteckungsfähigen Form.

Diese Lungenwurmlarven werden von den Weiderindern mit Gras oder beim Trinken aus Pfützen oder Gräben aufgenommen.

Mit dem Futterbrei gelangen die Larven in den Dünndarm und bohren sich dort durch die Darmwand. Nach einer Wanderung über die Lymphgefäße landen sie wieder in der Lunge, wo sie etwa 4 Wochen nach der Aufnahme durch das Rind als geschlechtsreife Würmer erneut täglich Tausende von Nachkommen produzieren.

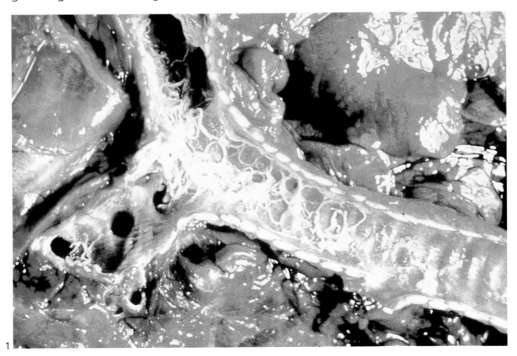

1

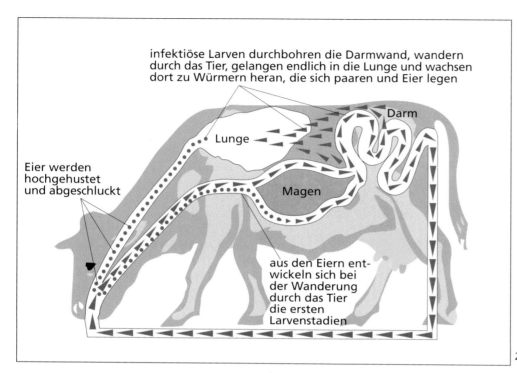

infektiöse Larven durchbohren die Darmwand, wandern durch das Tier, gelangen endlich in die Lunge und wachsen dort zu Würmern heran, die sich paaren und Eier legen

Darm

Lunge

Eier werden hochgehustet und abgeschluckt

Magen

aus den Eiern entwickeln sich bei der Wanderung durch das Tier die ersten Larvenstadien

2

Ausbreitung der Infektion durch den Pilz *Pilobolus*

3 Meter

3 Meter

ca. 2 Meter

3

Die infektionsfähige Larve kann unter für sie günstigen Bedingungen auf der Weide 1 Jahr und noch länger überleben. In trockenen Sommern oder sehr kalten Wintern gehen die zukünftigen Lungenwürmer allerdings wesentlich schneller ein.

Sie schützen sich vor der Tageshitze am Boden und kriechen morgens und abends im Tau an den Grashalmen hoch, um auf diese Weise gefressen zu werden (Abb. **2**).

Die Ausbreitung der Larven auf der Weide wird noch durch den Pilz *Pilobolus* gefördert. Er sprießt aus den Kotfladen und nimmt dabei Lungenwurmlarven mit nach oben. Wenn die reifen Oberteile der Pilze platzen, schleudern sie die Larven 2 m in die Höhe und verstreuen sie dabei in einem Umkreis von gut 3 Metern (Abb. **3**).

Es ist also klar, daß auch nur ein mit Lungenwürmern behaftetes Rind in kurzer Zeit eine große Weide verseuchen kann. Tatsächlich scheidet ein Lungenwurmträger (Abb. **4**) in 3 Wochen genügend Larven aus, um 3000 weitere Rinder anzustecken.

Krankheitserscheinungen

Die Einwanderung von mehreren tausend Würmern bedeutet selbstverständlich eine schwere Belastung für die Lunge. Es kommt zu einer Lungenentzündung, die durch Bakterien meist noch verschlimmert wird (Abb. **5**). Auch wenn das Tier überlebt, heilt eine derart geschädigte Lunge oft nicht mehr völlig aus.

Als erstes Anzeichen macht sich beschleunigte Atmung bemerkbar. Ein gesundes

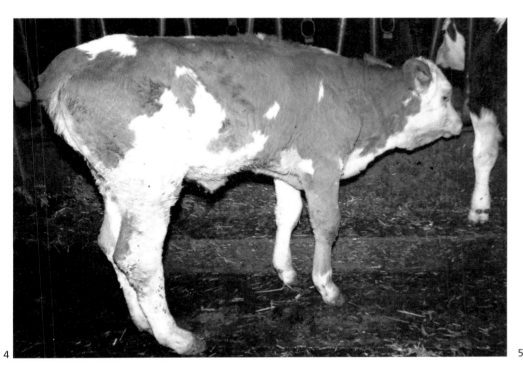

4

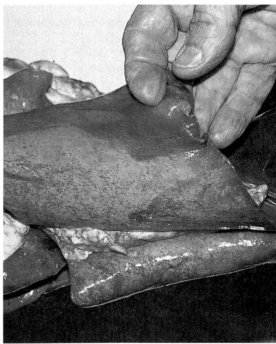

5

Rind atmet ca. 30mal in der Minute. Man zählt die Atemzüge, indem man sich auf die rechte Seite des Tieres stellt und das Heben der Rippen beobachtet. Am zweckmäßigsten kontrolliert man die Atmung bei mehreren Tieren.

Im allgemeinen fällt dem Tierbesitzer jedoch zuerst der Husten auf. Es ist bei Lungenwurmbefall eine ganz typische Art des Hustens mit gestrecktem Hals und herausgestreckter Zunge. Besonders deutlich ist dieser Husten festzustellen, wenn die Tiere auf der Weide etwas herumgejagt wurden. Hustet auch nur ein Tier auf diese Weise, ist bestimmt in kurzer Zeit der ganze Bestand infiziert.

In fortgeschrittenen Fällen ringen die Patienten förmlich um Luft (Abb. **6**). Wenn

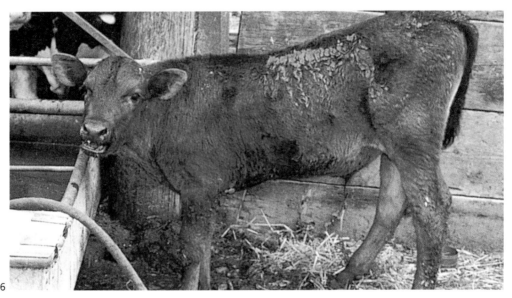

6

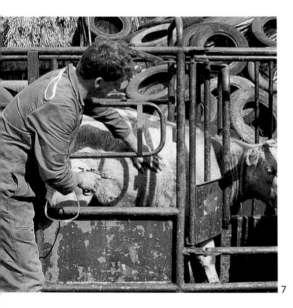

7

man das Ohr an die Rippen legt, hört man dabei ein lautes Rasseln.

Behandlung
Zunächst muß die Diagnose feststehen. Vor allem im Herbst kann Husten bei Weiderindern auch durch Rindergrippe verursacht werden. Wer sicher gehen will, läßt vom Tierarzt eine Kotprobe oder besser noch eine Lungenschleimprobe untersuchen. Kotproben sind frühestens 4 Wochen nach Beginn der Infektion positiv und auch später nicht immer zuverlässig.

Es gibt verschiedene wirkungsvolle Mittel gegen Lungenwürmer. Sie können gespritzt (Abb. **7**), über den Rücken gegossen oder über das Maul verabreicht werden (Abb. **8**). Sehr wichtig ist stets das rechtzeitige Behandeln. Sind Rinder schon sichtlich krank, muß man sie aufstallen. Bei fieberhaften Lungenentzündungen dauert die Heilung oft Wochen und erfordert sehr sorgfältige Pflege und Behandlung.

Vorbeugung
Eine belastbare Immunität wird durch das Eingeben von bestrahlten Lungenwurmlarven erzielt. Diese Schluckvakzine wird zweimal verabfolgt, die Rinder müssen dabei mindestens 10 Wochen alt sein und nach der 2. Impfung noch 4 Wochen im Stall gehalten werden.

> Man muß sich darüber klar sein, daß nie alle Lungenwürmer in einem erkrankten Rind abgetötet werden können.

Die zweijährigen Rinder, die eine Infektion durchgemacht haben, stellen also für erstmalig ausgetriebene Jährlingsrinder eine große Gefahr dar. Daher nie mehrere Jahrgänge gemeinsam austreiben und auch im Lauf des Sommers keine jüngeren Tiere nachträglich zu den älteren Tieren lassen.

Im Herbst müssen die Geilstellen auf den Weiden abgemäht werden. Am besten kompostiert man dieses Gras. Sonst können alle Arten von Parasiten ungestört überwintern. Sauberes Trinkwasser auf der Weide ist selbstverständlich ebenfalls wichtig.

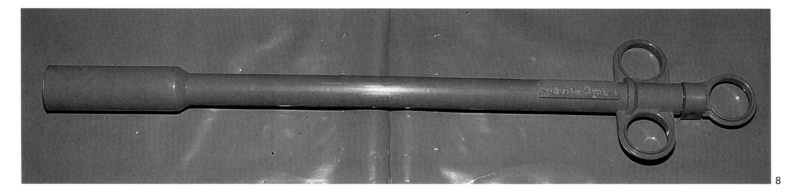

8

7.3 Weideemphysem

Ursachen

Rinder können im Jahr nach einer überstandenen Lungenwurmerkrankung an einem allergischen Lungenödem erkranken. Als **»Fog Fever«** tritt eine derartige lebensbedrohende Atemnot mitunter im Herbst auf nebeligen Weiden auf, wenn die Tiere erneut mit Lungenwurmlarven in Berührung kommen.

Die Allergie wirkt zusammen mit der feuchten Nachtluft und kann auch durch andere Faktoren, wie starken Leberegelbefall, ausgelöst werden.

Krankheitserscheinungen

Doppelseitige Lungenentzündung mit Lungenblähung und in schweren Fällen Flüssigkeitsansammlung führt zu Atemnot mit feinschaumigem Ausfluß aus Nase und Maul (Abb. **1**).

Behandlung

Möglichst umgehende Injektion von Antihistamin, Kortison, Kreislaufmittel und später Antibiotika ist manchmal rasch wirkungsvoll. Wenn nach intensiver Behandlung innerhalb von 4 Stunden keine Besserung eintritt, besteht wenig Hoffnung.

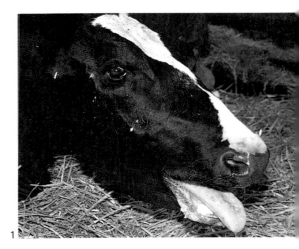

1

8 Krankheiten des Euters

8.1 Akute Euter-entzündung (Mastitis)

Die plötzlich auftretende Entzündung in einem oder mehreren Vierteln durch eine Infektion mit Colikeimen oder Staphylokokken gehört zu den folgenschwersten Katastrophen, die eine Kuh befallen können.

Fast immer ist das Viertel und manchmal auch das Leben der Kuh verloren. Bei der **gangränösen Mastitis,** (Abb. **1**) wie man diese schwere Form der Euterentzündung medizinisch nennt, stößt sich das infizierte Gewebe ab. Dieser Vorgang, bei dem das Viertel buchstäblich abfällt, kann oft eine ganze Weile nach der scheinbaren Genesung eintreten.

Ursachen

1. Auch im Euter gesunder Kühe kommen vereinzelte Krankheitserreger vor. Derartige Keime finden sich in den Mandeln und können auf dem Blutweg in das Euter eingeschwemmt werden. Dort verursachen sie erst dann Krankheitserscheinungen, wenn das Eutergewebe durch äußere Einflüsse geschädigt wird (Abb. **2**).

2. Auf der Haut der Zitzen und des Euters finden sich häufig sehr bösartige Staphylokokken. Sie liegen dort sozusagen

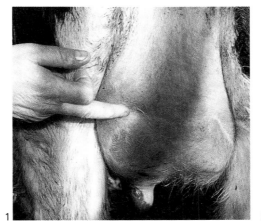

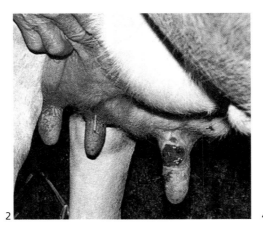

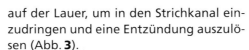

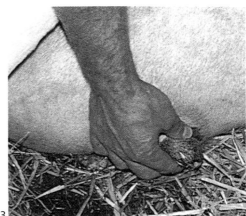

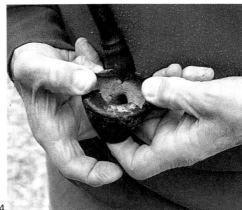

auf der Lauer, um in den Strichkanal einzudringen und eine Entzündung auszulösen (Abb. **3**).

3. Die dritte Infektionsmöglichkeit sind Milchrückstände in den kaum sichtbaren Sprüngen und Haarrissen der Melkbecher

(Abb. **4**). Hier können sich Krankheitskeime lange Zeit halten, ohne Schaden anzurichten. Wenn jedoch die Zitzenöffnung auch nur geringfügig beschädigt wird, ist die Möglichkeit einer Infektion gegeben.

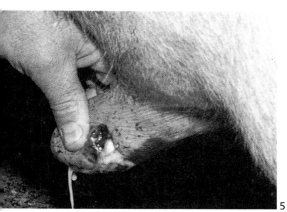

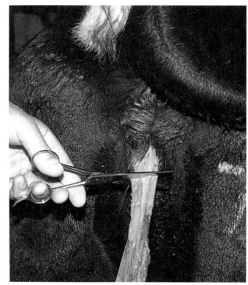

5

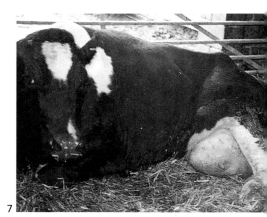

7

6

Auslösung der Entzündung

Es handelt sich wieder um das Zusammentreffen von Krankheitserregern mit einem Zustand herabgesetzter Widerstandskraft. Dieser kann durch Verletzungen an der Zitzenkuppe (Abb. **5**). durch falsche Melktechnik, durch ein grobes Kalb, durch Zugluft oder Abkühlung des Euters gegeben sein.

Gangränöse Euterentzündung entsteht sehr häufig bald nach einer Geburt, vor allem, wenn die Nachgeburt nicht abgeht (Abb. **6**). Die Widerstandskraft der Kuh ist zu diesem kritischen Zeitpunkt, in dem das Eutergewebe besonders beansprucht wird, geschwächt.

Als erstes Anzeichen der Infektion wird die Kuh teilnahmslos und steht ungern auf. Es kann auch zum Festliegen kommen (Abb. **7**), weshalb der Zustand häufig mit Kalbefieber verwechselt wird.

Ohren, Beine und Euter fühlen sich kalt an und es besteht meist Untertemperatur. Das erkrankte Viertel ist teigig geschwollen, man kann mit der Fingerkuppe eine Delle eindrücken (Abb. **8** und **9**). Die Milch enthält oft Blut (Abb. **10**) und sieht dann dadurch bräunlich oder dunkelrot aus. Der Geruch ist verändert; manchmal erinnert er an frischgebackenes Brot. Manche Kühe leiden gleich bei Krankheitsbeginn, manche jedoch erst später, an dunkelwäßrigem Durchfall.

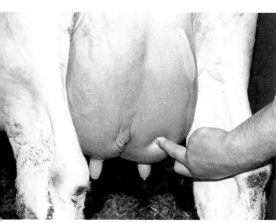

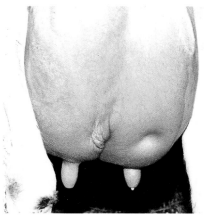

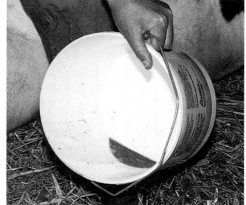

8

9

10

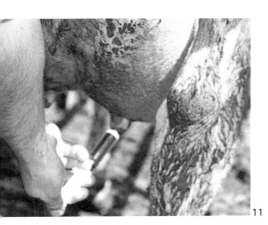

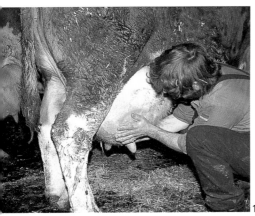

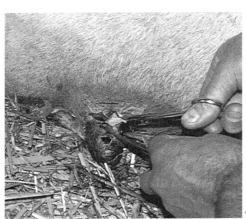

11
12
13

Behandlung

Sie ist überaus eilig, jede Stunde zählt.

Man lasse sich nicht zu einer Notschlachtung verleiten, weil das Fleisch fast nie für den menschlichen Genuß freigegeben werden kann. Wenn jedoch möglichst sofort genügend Antibiotika gespritzt werden und das Euter behandelt wird (Abb. **11**), kann in der Mehrzahl der Fälle das Tier gerettet werden. Stets sollte bei schweren oder häufig auftretenden Euterentzündungen die Milch mittels Resistenztest (= Antibiogramm) untersucht werden, damit die wirkungsvollsten Eutertuben eingesetzt werden können.

Wichtig ist das häufige, gründliche Ausmelken, wobei der Tierarzt entscheiden muß, wie lange die eingeführten Eutertuben wirken müssen, sowie das Einreiben mit einer speziellen Eutersalbe (Abb. **12**). Zweckmäßig ist es, die Kuh 24 Stunden hungern zu lassen.

Die Krankheitserscheinungen entstehen weniger durch die Bakterien selbst, als durch die von ihnen ausgeschiedenen Giftstoffe. Deshalb kommt es 24–36 Stunden nach Krankheitsbeginn meist zu einer Besserung. Nun hat sich das kranke vom gesunden Gewebe abgesetzt (Abb. **13**) und der Blutstrom kann die Giftstoffe (oder Toxine) nicht mehr zu den Organen wie Leber oder Nieren transportieren.

Entgegen der häufig vertretenen Befürchtung geben die meisten der geheilten Kühe wieder Milch, obwohl sie dreistrichig geworden sind. Es lohnt sich also durchaus, akute Euterentzündungen tierärztlich behandeln zu lassen.

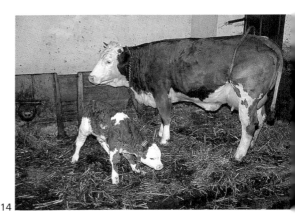

14

Am zweckmäßigsten setzt man Kühe mit nur drei Vierteln zur Aufzucht von Saugkälbern ein (Abb. **14**). Man muß sich aber auch darüber klar sein, daß Kühe nach überstandenen Euterinfektionen noch Krankheitskeime im Euter beherbergen können.

Vorbeugung

Alle in dem Kapitel über die schleichend verlaufende Euterentzündung aufgeführten Maßnahmen hinsichtlich Desinfektion von Euter und Melkmaschinen (Seite 127) sowie deren laufende Kontrolle müssen sorgfältig durchgeführt werden.

Gewarnt sei noch einmal vor der Unsitte, die ersten Milchstrahlen in die Streu zu melken, anstatt in ein Gefäß.

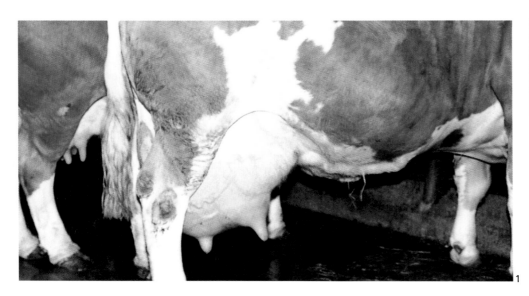

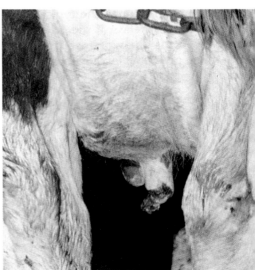

8.2 Holstein'sche Euterseuche (Pyogenesmastitis)

Diese gefährliche Euterinfektion wird auch **Sommermastitis** genannt. Sie befällt vorwiegend trockenstehende Kühe oder trächtige Färsen in den Monaten Juli bis September (Abb. **1**).

Ursache

Es handelt sich bei dem Erreger um *Corynebacterium pyogenes,* das auch in den Mandeln der meisten, sonst gesunden Kühe, nachweisbar ist. Gelegentlich geraten einzelne dieser Keime auf dem Blutweg in das Euter.
Allerdings können sie sich dort nur vermehren, wenn das umliegende Gewebe ziemlich weitgehend geschädigt wird (Abb. **2**). Auch auf Agarplatten in einem tiermedizinischen Labor lassen sich die

Corynebakterien nur mit erheblichen Schwierigkeiten anzüchten.
Wenn trockenstehende Kühe auf Weiden kommen, die von Bäumen oder hohen

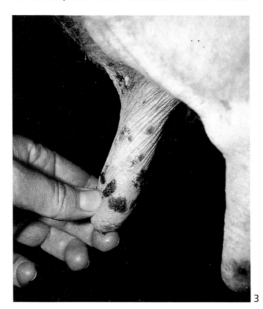

Hecken umgeben sind, werden die Euter in feuchtwarmen Sommern von zahlreichen Fliegen befallen. Bei genauerer Untersuchung kann man deren Stiche als rote Pünktchen im oberen Bereich der Zitze erkennen (Abb. **3**).
Dadurch entstehen oberflächliche Entzündungen, die den allgegenwärtigen *Streptokokken* geeignete Lebensbedingungen bieten. Es kommt zu schleichend verlaufenen Euterentzündungen, der **chronischen Mastitis.**
Falls nun im Euter *Corynebakterien* vorhanden sind, können sie sich jetzt vermehren. Aus einem Exemplar entstehen durch Teilung innerhalb von 24 Stunden bis zu 1 Mio. dieser Krankheitskeime. Ihre giftigen Stoffwechselprodukte – man nennt sie *Toxine* – verursachen die Krankheitserscheinungen.
Im Gewebe des Euters kommt es zu ausgedehnten Einschmelzungsvorgängen von Gewebe (Abb. **4**) und schmerzhaften

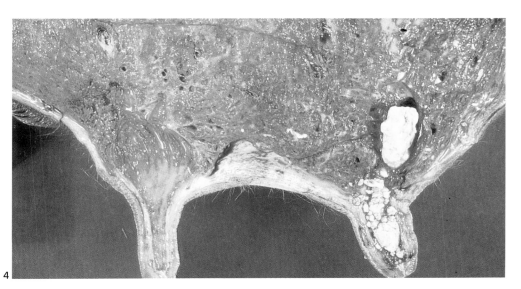

4

Krankheitserscheinungen

Meist einseitige Euterschwellung mit grünlichem, stinkendem Gemelk.

Oft sind die Sprunggelenke heiß und geschwollen. Fieber ist nicht immer vorhanden. Es gibt auch, vor allem bei Färsen, Fälle, die auf der Weide nicht erkannt werden. Erst nach dem Kalben stellt sich dann heraus, daß ein Euterviertel verödet ist.

Behandlung

Injektion geeigneter Medikamente durch den Tierarzt. Ein befallenes Viertel ist nur schwer zu retten, sobald sich der typische Geruch bereits entwickelt hat.

Verhärtungen (Abb. **5**). Gelangen die schädlichen Toxine über das Blut in die Organe und Gelenke, wird die Kuh schwer krank.

Sie frißt nicht mehr, atmet beschleunigt und hat meistens Schwierigkeiten beim Aufstehen, weil die Sprunggelenke entzündet sind.

Zu Beginn der Krankheit fehlt meist das charakteristische Anzeichen, der Geruch der Milch nach verfaultem Blumenkohl (Abb. **6**). Er entsteht erst, wenn sich in dem abgestorbenen Eutergewebe *anaerobe Streptokokken* angesiedelt haben. Sie erzeugen durch Gasbildung den üblen Geruch.

Vor allem bei Kühen, die kurz vor dem Abkalben stehen, lohnt sich zusätzliche Behandlung mit starkwirkenden Eutertuben (Abb. **7**). Notfalls kann die Geburt vorzeitig durch Medikamente eingeleitet werden, damit durch den Milchfluß die Giftstoffe aus dem Euter entfernt werden.

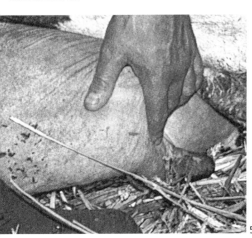

5

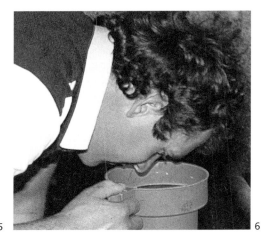

6

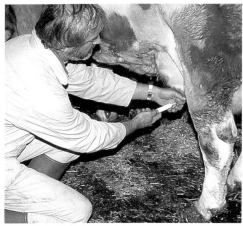

7

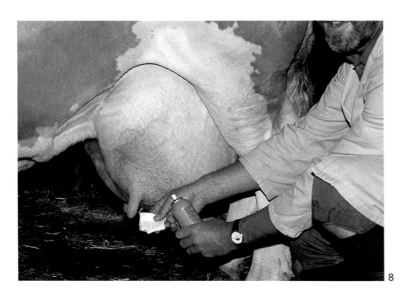

8

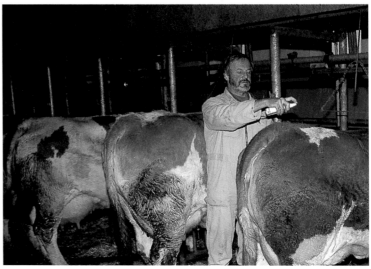

9

Vorbeugung

● In gefährdeten Gebieten sollte man dafür sorgen, daß in den Sommermonaten möglichst wenig Kühe trockenstehen.

● Trockenstehende Kühe mit den Milchkühen zur Melkzeit in den Stall bringen und wenigstens einmal täglich die Euter kontrollieren. Ein Anstrich der Zitzen mit Kollodium schützt wie auch die langwirkenden Fliegensprays vor Stichen (Abb. **8**).
Über mehrere Wochen hält auch die Wirkung von präparierten Ohrmarken an, von denen aus sich das Fliegengift über den Organismus auf die gesamte Hautoberfläche verteilt
Gleiches bewirken auch spezielle Flüssigkeiten, die als »Spot-on« auf den Rücken der Rinder aufgetragen werden und über ca. 4–6 Wochen ihre Wirksamkeit behalten (Abb. **9**). Als biologische Fliegenbekämpfungsmög-

lichkeit im Stall ist schließlich noch der Einsatz der sog. Güllefliege zu nennen, deren Larven die Larven der Stechfliegen fressen und selbst keine Lästlinge sind.

● Am besten sind freiliegende Weiden ohne Strauch- oder Baumbewuchs. Sog. Trockensteller, das sind langwirkende Antibiotika, die etwa 6 Wochen vor einer Infektion mit Streptokokken schützen, ohne deren auslösende Wirkung sich die Corynebakterien nicht entwickeln, können ebenfalls eingesetzt werden.
Jede Vorbeugung mit Antibiotika ist jedoch auf die Dauer bedenklich wegen der möglichen Entwicklung resistenter Erreger.

● Färsen sollten in den Sommermonaten nicht auf zu üppigen Weiden gehalten werden, weil dadurch das Euter sich frühzeitig entwickelt und infektionsgefährdeter ist.

● Das Eutersaugen bei Kälbern und vor allem bei Rindern muß möglichst unterbunden werden (Abb. **10**). Zu wenig Rauhfutter soll einer der Gründe für dieses Saugen sein.

● Vorbeugende Impfungen sind nach dem jetzigen Stand der Wissenschaft von zweifelhaftem Wert.

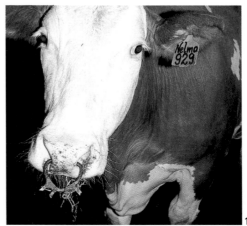

10

8.3 Euterentzündungen ohne erkennbare Krankheits- erscheinungen (Chronische Mastitis)

Schleichend verlaufende Euterentzündungen, auch **subklinische** und **chronische Mastitis** genannt, zeigen sich in erhöhtem Zellgehalt und einer Vermehrung von Bakterien und anderen Krankheitserregern in der Milch. Oft ist jede zweite oder dritte Kuh derart erkrankt und gibt in der Folge 10–20% weniger Milch.

Das erste Anzeichen sind meist Flocken in den ersten Milchstrahlen (Abb. **1**) und ein positiver Schalmtest. Im Laufe der Zeit schwindet in dem erkrankten Viertel das Eutergewebe und es bilden sich derbe Knoten (Abb. **2**).

Ursachen

> Krankheitskeime für Mastitis sind in jedem Stall vorhanden.

Sie finden sich auf dem Stallboden und gelangen von dort an die Zitzen. Die gefährlichen *Staphylokokken* vermehren sich sogar auf der Euterhaut. Sie sind in vielen Betrieben an die Stelle der leicht zu behandelnden *Galtstreptokokken* getreten. Es gibt auch Keime, die sich im Euter selbst befinden und dort auf ihre Chance warten, sich zu vermehren. Das tritt dann ein, wenn das Eutergewebe in irgendeiner Weise geschädigt wird.

Eine häufige Infektionsquelle sind unsaubere Zitzengummis. In den haarfeinen Rissen von nicht mehr einwandfreiem Gummi siedeln sich in eingetrockneten Milchrückständen Krankheitskeime an (Abb. **3**).

Selbstverständlich können auch durch Zukauf von euterkranken Kühen Erreger

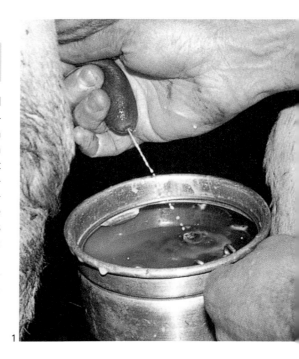

1

eingeschleppt werden. Die Milch neueingestellter Kühe stets untersuchen!

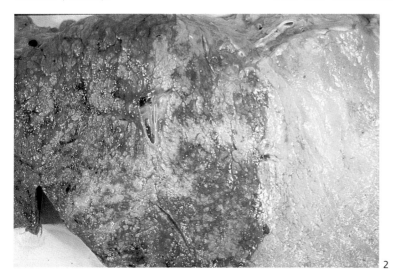

2

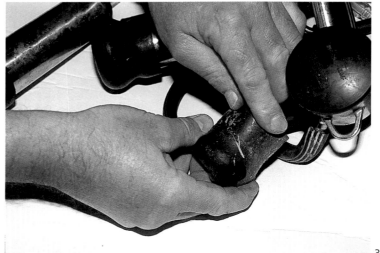

3

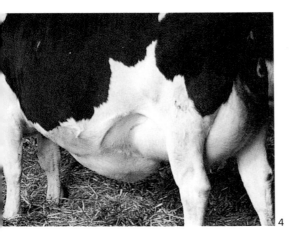

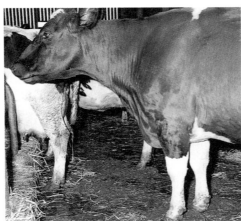

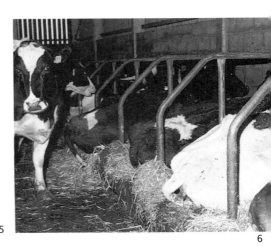

Möglichkeiten der Euterschädigung

Das Eutergewebe kann durch falsche Fütterung, schlechte Stallverhältnisse, mangelhafte Melktechnik und defekte Melkmaschinen geschädigt werden.

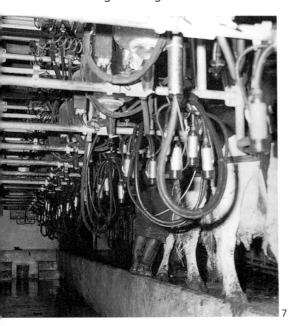

Fütterung

Übergangslose Zufütterung von viel Kraftfutter kurz vor dem Abkalben fördert das an sich normale Geburtsödem. Diese auch *Schlier* oder *Floß* genannte Schwellung kann sich von der Scheide bis zum Bauch erstrecken und bereitet den Boden für Euterentzündungen (Abb. **4**). Die Anlage für ausgeprägte Euterödeme ist erblich; sie können jedoch auch eine Folge von Magnesiummangel sein.

Stallverhältnisse

Das Euter einer Hochleistungskuh soll weich und trocken liegen; bei streuloser Aufstallung kommt es doppelt so oft zu Euterentzündungen wie bei Stroheinstreu. Ein kalter, schmutziger und feuchter Stallboden (Abb. **5**) setzt die Widerstandskraft des Eutergewebes herab. Bei zu enger Aufstallung entstehen Zitzenverletzungen durch Treten (Abb. **6**). Direkter Luftzug infolge zerbrochener Fensterscheiben oder schlecht schließender Türen kann ebenfalls Entzündungen hervorrufen.

Melktechnik

Falscher Einsatz der Melkmaschine ist einer der häufigsten euterschädigenden Faktoren – sei es in einem modernen Melkstand (Abb. **7**), oder bei der traditionellen Eimer- bzw. Rohrmelkanlage in Anbindehaltungen (Abb. **8**).

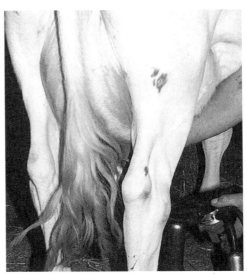

Die Kuh läßt die Milch aufgrund ihr bekannter Melkvorbereitungen oder infolge des Anrüstens einschießen. Dieser Vorgang dauert im allgemeinen etwa eine Minute. Beginnt man zu früh mit dem Melken, z. B. ohne Anrüsten, wird die zarte Schleimhaut der Milchzisterne in den Zitzenkanal gezogen und beschädigt (Abb. **9**).

Die Bereitschaft, gemolken zu werden, d. h. die Milch einschießen zu lassen, dauert nicht länger an, als der Milchvorrat reicht. Im Höchstfall sind das 7 Minuten. Wenn der Milchfluß aufhört, müssen die Zitzenbecher sofort entfernt werden. Das sog. »Blindmelken« ist äußerst schädlich, die Schleimhaut und der Schließmuskel werden beschädigt, Krankheitserreger können einwandern und sich vermehren.

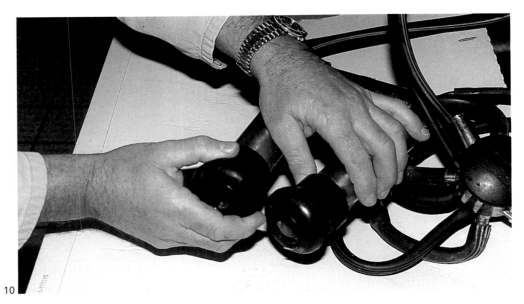

10

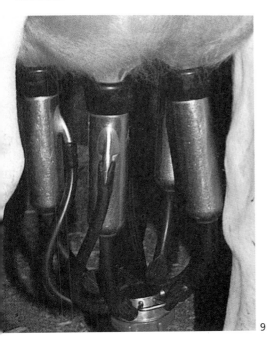

9

Melkmaschinen

Bei Prüfungen der Anlagen funktionierten manchmal bis zu 60% der Maschinen nicht richtig. Vakuumschwankungen sind besonders schädlich. Ist der Unterdruck nicht ausreichend, verzögert sich das Melken; ist er zu hoch, wird die Zitzenöffnung beschädigt. Entzündliche Abschürfungen können auch durch fehlerhaft arbeitende Pulsatoren und abgenutzte Zitzengummis entstehen.

Vorbeugung und Bekämpfung

> Jedes Mastitisproblem muß als Ganzes betrachtet werden und gehört in die Hand von Fachleuten.

Es müssen Milchproben des gesamten Bestandes entnommen und die Situation dann an Ort und Stelle mit dem Tierarzt besprochen werden. Die im folgenden aufgeführten Punkte verdienen dabei besondere Berücksichtigung.

Zitzenbecher: Vor jeder Verwendung sollen die Gummis kontrolliert (Abb. **10**) und, wenn notwendig, erneuert werden, spätestens jedoch nach 6 Monaten.

Melkvakuum: Es sollte konstant etwa 42–50 kPa betragen. Vakuumschwankungen bei Rohrmelkanlagen können zum Rückfluß der Milch und damit zu einer Ansteckungsmöglichkeit von Kuh zu Kuh führen (Rückspray).

Der Druck soll auch beim Wechseln des Melkzeugs konstant bleiben. Alle 3 Monate sollte eine Kontrolle durch eine Fachkraft stattfinden und mindestens einmal jährlich eine ausführliche Überprüfung der Melkanlagen erfolgen.

Pulsfrequenz: Sie sollte 50–60 Takte pro Minute betragen mit 50% bis maximal 80% Sauganteil.

Das Melken: 1 Arbeitskraft sollte allein

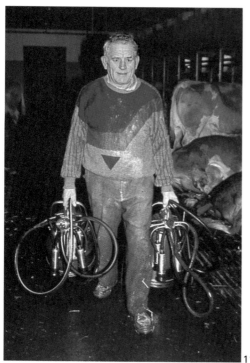

11

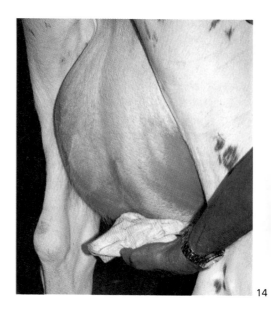

14

maximal 3 Melkzeuge bedienen (Abb. **11**), wenn sie ordnungsgemäß ein Vormelkgefäß benutzt, die Euter reinigt und desinfiziert und die Zitzenbecher zeitgerecht anlegt und abnimmt.

Melkhygiene: Die Euterreinigung sollte feucht erfolgen, nur bei grober Verschmutzung ist Waschen erforderlich (Abb. **12**). Am besten eignen sich Wegwerftücher aus Papier (Abb. **13**), die jeweils nur für 1 Kuh benutzt werden. Benutzt man Wasser und Lappen, sollte mit Papier nachgetrocknet werden (Abb. **14**). Mit warmem Wasser darf man nicht sparen, es muß jeweils nach 10 Kühen erneuert werden.

> Der Gebrauch eines Vormelkgefäßes kann gar nicht oft genug empfohlen werden (Abb. **15**).

Das rechtzeitige Erkennen eines einzelnen kranken Euters ist für die Euter-

gesundheit eines ganzen Bestandes ausschlaggebend.

Sehr empfehlenswert ist in Zweifelsfällen die Anwendung einer der einfachen Tests

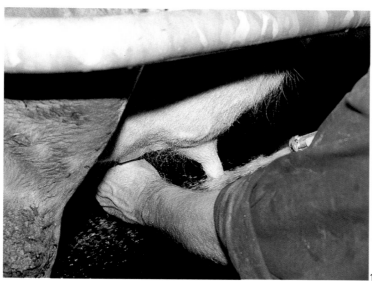

12

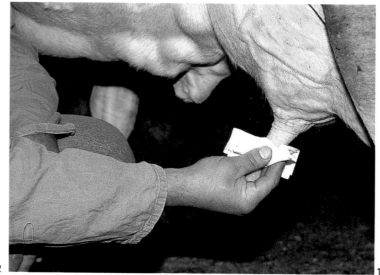

13

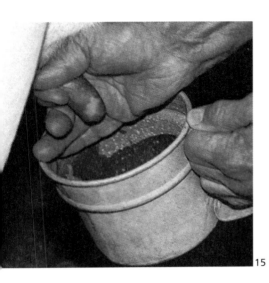

Da die normale Kuh etwa 3–10 Minuten zum Melken in Anspruch nimmt, muß der Melker innerhalb dieser Zeit bereit sein, die Zitzenbecher abzunehmen.

Vor dem Abnehmen der Becher wird das Sammelstück belastet, um die restliche Zisternenmilch gewinnen zu können 15 (Abb. **17**). Das verhindert das Heraufrutschen an den Zitzen und entleert den Strich. Durch einen Kontrollgriff soll sich der Melker überzeugen, ob das Euter ausgemolken ist.

Unmittelbar nach Entfernen des Melkzeugs wird jede Zitze in eine Desinfektionslösung getaucht. Dieses »Dipping«

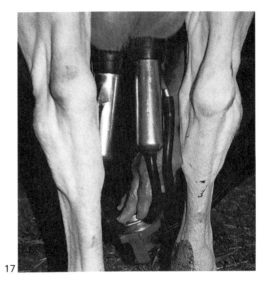

17

zum Erkennen eines erhöhten Zellgehaltes. Die Molkerei oder der Tierarzt kann die Testschale und die dazugehörige Flüssigkeit für den Schalm-Mastitis-Test besorgen (Abb. **16**). Es gibt aber auch Testplättchen zum Schnelltest.

mit dem euterpflegenden *Jodophore* oder einer chlorhaltigen Lösung nimmt nicht viel Zeit in Anspruch und hat sich zur Verhütung von Euterentzündungen sehr bewährt (Abb. **18**).

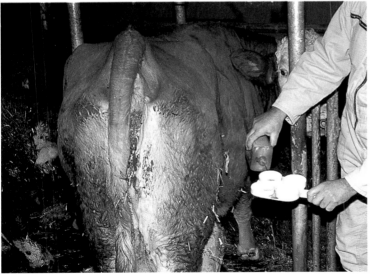

16

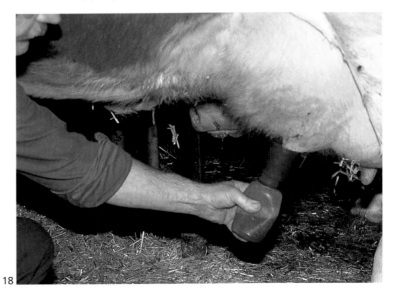

18

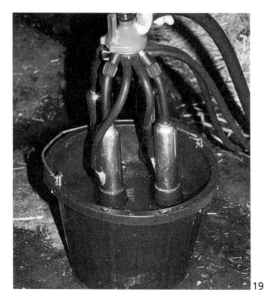

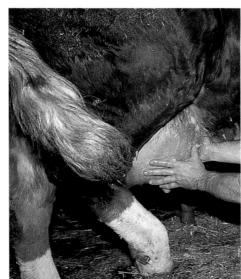

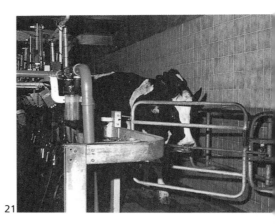

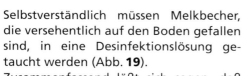

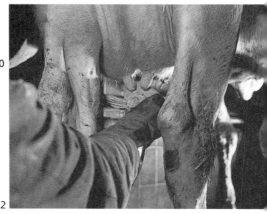

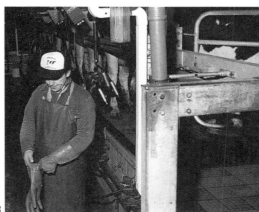

Selbstverständlich müssen Melkbecher, die versehentlich auf den Boden gefallen sind, in eine Desinfektionslösung getaucht werden (Abb. **19**).

Zusammenfassend läßt sich sagen, daß Sauberkeit und das Einhalten der korrekten Melkdauer von ausschlaggebender Bedeutung für die Gesundheit der Euter sind. Es ist eine gute Idee, sich eine Stoppuhr zu borgen und den ganzen Melkvorgang zeitlich genau zu fixieren.

Behandlung

Sie erfolgt durch das Einführen von Eutertuben. Das wahllose herumdoktern, vor allem mit Kombinationspräparaten, ist falsch und züchtet resistente Bakterienstämme. Bei häufig auftretenden Euterentzündungen muß die Art der Erreger und deren Empfindlichkeit gegenüber Medikamenten mittels Resistenzuntersuchung getestet werden. Kühe mit

Verhärtungen im Euter sprechen auf die Behandlung meist nur ungenügend an.

Hier kann sich unter Umständen eine gleichzeitig zu erfolgende äußerliche Behandlung des erkrankten Euters mit Eutersalben (Abb. **20**) bzw. -lotions positiv auf eine schnellere Wiederherstellung auswirken.

Sehr gefährdet sind Bestände, die im Melkstand gemolken werden (Abb. **21**). Dabei sollte die Verwendung von einem eigenen Wegwerftuch für jede Kuh unumgänglich sein (Abb. **22**). Ratsam ist auch das Tragen von Handschuhen für die Melker (Abb. **23**) sowie das Trockenstellen unter Antibiotikaschutz.

8.4 Verschluß des Strichkanals

Jedes Jahr verlieren ungezählte gute Milchkühe durch eine Infektion mit *Nekrosebakterien* an der Zitzenöffnung ein Euterviertel (Abb. **1**). Wenn durch die Entzündung ein Verschluß des Strichkanals eintritt, wird mit Eutertuben, Zitzenräumern oder Melkröhrchen meist so lange herumgemurkst, bis das Viertel sich entzündet hat. Das Endstadium ist dann eine dreistrichige Kuh.

Ursache

Es handelt sich um dasselbe Nekrosebakterium, das als Erreger des *Panaritiums,* also der bösartigen Zwischenklauenentzündung, den meisten Landwirten nur zu gut bekannt ist (Seite 144).

Auslösung der Erkrankung

Der Entzündungserreger hält sich bei vielen Kühen in den Hornspalten zwischen Wand- und Sohlenhorn auf (Abb. **2**). Von dort aus werden die Einstreu und die Triebwege und Weiden infiziert. Dort bleiben die Bakterien günstigenfalls 2 Wochen ansteckungsfähig; im Stall und auf schmutzigen Höfen können es mehrere Wochen werden.

Man muß sich allerdings klarmachen, daß aus den Klauen ständig Nachschub an Erregern kommt.

Krankheitsverlauf

Genau wie bei der Zwischenklauenentzündung können auch im Euter die Bakterien durch eine Verletzung in das Gewebe eindringen. Die häufigste Ursache sind kleinste Abschürfungen durch das unvorsichtige Einführen von Eutertuben. Andere Wunden an den Zitzen entstehen beim Aufstehen oder durch Treten (Abb. **3**). Auch durch nasse, unsaubere Einstreu kann es an den Zitzen Hautrisse geben. Ebenso beschädigen unsachgemäßes Melken (Blindmelken) und nicht einwandfreie Zitzengummis die Zitzenkuppe. Die meisten Verletzungen verursacht jedoch der Mensch durch hastiges, unvorsichtiges Einführen von Eutertuben.

Wenn die Nekrosebakterien in eine Verletzung eingedrungen sind, vermehren sie sich im Gewebe. Ihre Stoffwechselprodukte zerstören die Zellen und es bildet sich im Strichkanal und vor allem an dessen Öffnungen eine harte Schwellung aus abgestorbenem Gewebe. Die Milch kann jetzt nur noch erschwert oder gar nicht mehr ermolken werden.

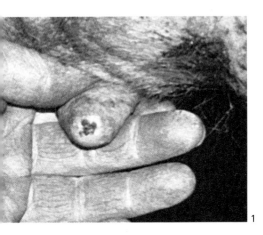

1

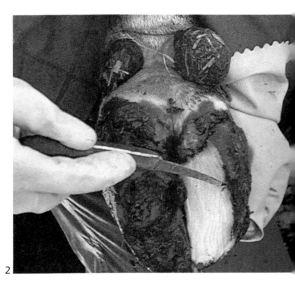

2

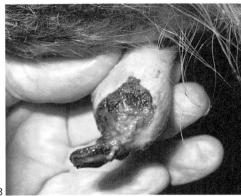

3

Behandlung

Sie könnte ebenso wie beim *Panaritium* durch die Injektion von Sulfonamiden erfolgen. Durch die geringere Durchblutung der Zitzenkuppe kommt das Medikament jedoch zu langsam an die Infektionsstelle.

Die örtliche Behandlung ist deshalb vorzuziehen.

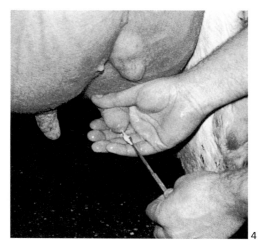

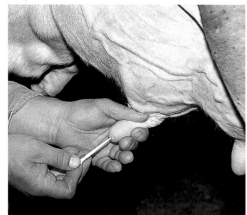

6

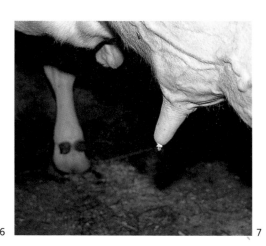

7

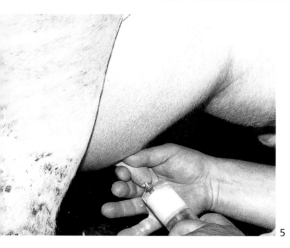

5

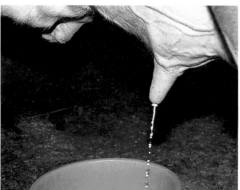

8

Bei einer frischmelkenden Kuh innerhalb der ersten 4 Wochen nach der Geburt empfiehlt sich das Öffnen des Strichkanals durch den Tierarzt (Abb. 4). Anschließend wird 3 Tage lang zweimal täglich eine wirksame Eutersalbe aus der Tube oder mittels einer Spritze eingeführt (Abb. 5). Äußere Verletzungen müssen mit antibiotikahaltigen Wundsalben oder -pudern behandelt werden.

Wenn die Kuh schon vor längerer Zeit gekalbt hat, ist das Einführen einer Zitzenkanüle aus Plastik am zweckmäßigsten (Abb. 6). Dies sollte jedoch unter strengsten hygienischen Bedingungen erfolgen, um nicht zusätzlich eine Euterentzündung zu verursachen. Beim Melken wird das Verschlußkäppchen (Abb. 7) entfernt, so daß die Milch ungehindert herauslaufen kann (Abb. 8).
Die Zitzenkanüle sollte nicht länger als 5 Tage in der Zitze bleiben, da sonst Verhärtungen im Strichkanal entstehen können.
Kühe, die nicht mehr viel Milch geben, stellt man am besten trocken. Vorher wird 3 Tage lang täglich eine hochwirksame Eutertube oder ein über die ganze Trockenperiode wirksamer Trockensteller eingeführt (Abb. 9).
Nach dem neuerlichen Abkalben muß unter Umständen der Strichkanal eröffnet werden. Da inzwischen die Infektion jedoch abgeheilt ist, führt dieser Eingriff dann fast immer zum Erfolg. Vorsicht mit unsterilen Melkröhrchen!

9

Vorbeugung

Sie besteht vor allem in sehr sorgfältigem Einführen von Eutertuben. Unsauberes Vorgehen kann zusätzlich auch gefährliche Infektionen mit Hefepilzen (Mykosen) hervorrufen.

Zuerst wird die Zitzenkuppe mit einem Desinfektionstüchlein oder 80%igem Alkohol abgewischt (Abb. **10**), weil sonst Krankheitskeime in den Zitzenkanal eingeschleppt werden. Man melkt einen Strahl Milch heraus *(nicht auf das Lager!)*, damit die Zitzenöffnung gut sichtbar ist, und drückt die Spitze der Tube langsam mit drehender Bewegung hinein; etwas vorher herausgedrückte Salbe erleichtert das Hineingleiten.

> Niemals Gewalt anwenden, besonders bei Färsen braucht man oft viel Geduld.

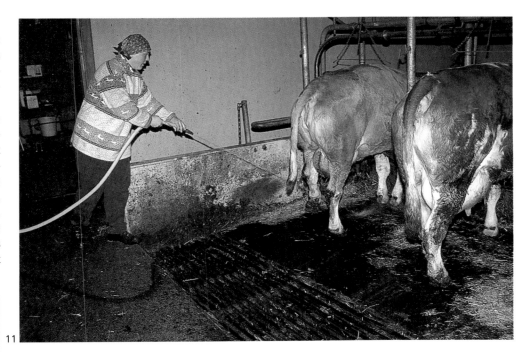

11

Reinlichkeit im Stall, vor allem auf dem Stand oder auf dem Lager bei Laufställen, ist oberstes Gebot. Bei streuarmer Haltung wird täglich mit viel Wasser gereinigt (Abb. **11**) und anschließend dort, wo das Euter liegt, mit Sägespänen eingestreut (Abb. **12**).

Alle Milchviehbestände bedürfen überdies der regelmäßigen Klauenpflege. Mindestens alle 6 Monate müssen die Klauen geschnitten werden, wobei die überschüssige Hornmasse des Tragrandes besonders sorgfältig entfernt werden sollte (Abb. **13**). Näheres zur Klauenpflege Seite 16 und 139.

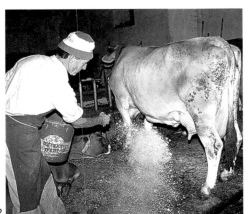

0
12

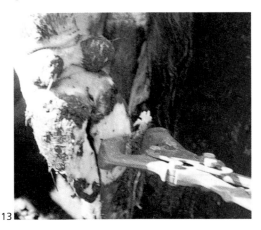

13

8.5 Trockenstellen

In der Zeit vor und in den ersten Wochen nach dem Trockenstellen treten die meisten Euterentzündungen auf.

Das Einführen von speziellen Langzeitantibiotika beim Trockenstellen von Kühen, deren Euter nicht in Ordnung oder gefährdet sind, hat sich deswegen eingebürgert.

Richtiges Trockenstellen 7–8 Wochen vor dem Kalbetermin ist für die Leistungsfähigkeit sehr wichtig. Das Euter muß ohne Krankheitserscheinungen sein, da die speziellen Trockenstelltuben nicht die Behandlung eines merklich entzündeten Euters ersetzen.

Einige Tage vorher entzieht man der Kuh das Kraftfutter. Nach dem Überspringen einer einzelnen Melkzeit wird gut ausgemolken und, unter Beachtung der auf Seite 133 aufgeführten Vorsichtsmaßnahmen, das Trockenstellmittel eingeführt. Die Zitzenöffnung verschließt man mit sauberem Melkfett. Trockenstehende Euter müssen regelmäßig durch Abtasten kontrolliert werden.

Bildet sich ein Euterödem, kann zur Entlastung des Halteapparates und zum Schutz vor Trittverletzungen beim Aufstehen bzw. durch das Nachbartier ein Eutergeschirr angelegt werden.

Bei Verdacht einer entzündlichen Schwellung prüft man das Eutersekret in einer Schalmtest-Schale. Ist es nicht honigähnlich, sondern wäßrig-flockig, muß das betreffende Euterviertel behandelt werden. Nach Möglichkeit sollten auch die Zitzen trockenstehender Kühe täglich einmal »gedippt« werden (Abb. **1**).

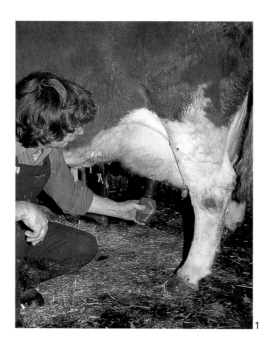

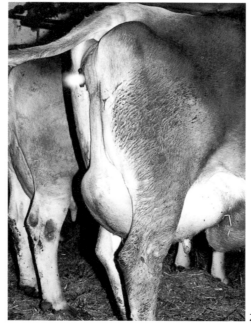

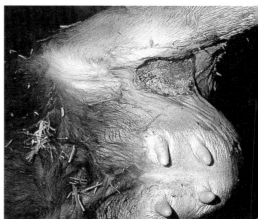

Bei Kühen mit voluminösem Euter, vor allem bei Neigung zum *Euterödem* (Abb. **2**), besonders aber bei nicht regelmäßig kontrollierten großträchtigen Kalbinnen, kann es zu einem *Zwischenschenkelgeschwür* kommen. Es entsteht durch Wundreiben mit anschließender Infektion an dieser kaum beachteten Stelle.

Wer eine gute Nase hat, erkennt am süßlich-faden Geruch schon frühzeitig diese Entzündung, bevor sie so weit fortgeschritten ist (Abb. **3**).

Hier kann nur, wenn überhaupt, mit wochenlanger täglicher Behandlung mit antibiotischen Salben und austrocknenden Mitteln ein Heilungserfolg erzielt werden. Es bleiben jedoch meist Narben und Schrunden, die die Gefahr einer Neuinfektion in sich bergen. Die regelmäßige Kontrolle auch dieses Bereiches ist ein absolutes Muß.

Zum Abschluß noch ein guter Rat: Eine Kuh kann noch so viel Milch geben – wenn sie chronisch euterkrank ist, muß sie weg!

8.6 Fütterung der trockenstehenden Kuh

Der Futterbedarf soll nicht geschätzt, sondern berechnet werden. Häufige Fehler sind plötzlicher Futterentzug beim Trockenstellen, Überversorgung mit Eiweiß durch Herbstzwischenfrüchte wie Raps oder durch stickstoffüberdüngtes Gras und vor allem ein Überangebot leichtverdaulicher Stärke, z. B. gehäckselter Maissilage.

Früher rechnete man für die trockenstehende Kuh zum Erhaltungsfutter den Bedarf für 10 l Milch, heute wird die Fütterung für 6–8 l empfohlen.

Nach der Geburt kann die Kuh mit hoher Milchleistung ihren Energiebedarf nicht aus dem Futter decken (siehe Acetonämie, Seite 55), große Fettdepots werden

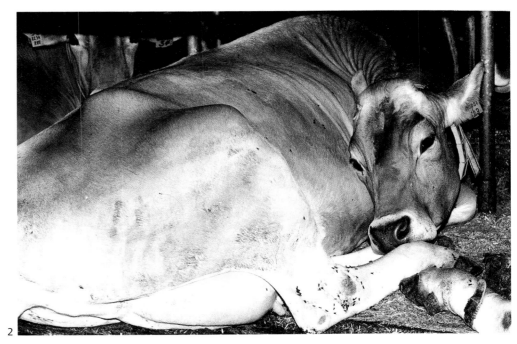

2

dann überstürzt abgebaut. Die Leber von fetten Kühen kann das Fettangebot nicht verarbeiten, sie lagert es ihrerseits ein (Fettleber).

Kommen belastende Faktoren hinzu, wie Verdauungsstörung (Rohfasermangel!) oder Schwergeburt, wird die Funktion der Leber vollends eingeschränkt. Die durch Nachgeburtsverhalten (Abb. **1**) oder Klauenleiden ins Blut abgegebenen Giftstoffe werden nicht mehr abgebaut und die Kuh wird sichtbar krank (Verfettungssyndrom).

Typisch für Leberstörungen sind Teilnahmslosigkeit (Abb. **2**), Ablehnen von Kraftfutter, lehmfarbener, schleimüberzogener Kot, dunkler Harn, Gelbfärbung der Augäpfel (Abb. **3**) und in schweren Fällen Festliegen.

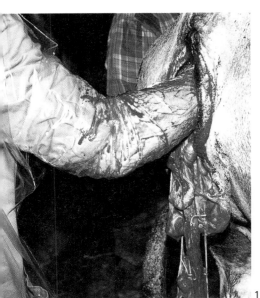

1

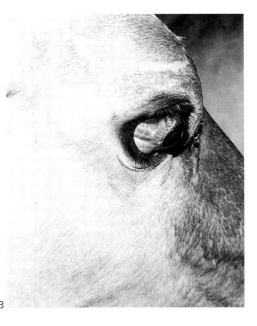

3

9 Krankheiten der Beine und der Klauen

9.1 Allergische Schwellungen der Beine

Ursache

Im Kapitel über Hautallergien (Seite 70) war schon davon die Rede. Schwellungen an den Beinen (Abb. **1**) sind meistens die Folge einer eiweißhaltigen Fütterung, z. B. mit jungem Klee.

Erscheinungen

Die Erscheinungen treten plötzlich auf, die Schwellung ist teigig und schmerzhaft. Aus der Haut sickert eine klare, gelbliche Flüssigkeit. Manche befallenen Tiere zeigen keine Störung des Allgemeinbefindens, andere haben Fieber, fressen nicht mehr und liegen viel.

Jede einseitige und anhaltende Verabreichung bestimmter Nahrungsmittel kann Allergien hervorrufen. Bekanntes Beispiel ist die Schlempemauke (Kartoffelausschlag), die in landwirtschaftlichen Brennereibetrieben bei Verfütterung der Kartoffelschlempe auftritt. Die Mauke äußert sich einerseits in Lahmheiten, andererseits sieht man schorfige, infizierte Krusten in der Fessel- bzw. Carpalbeuge (Abb. **2**).

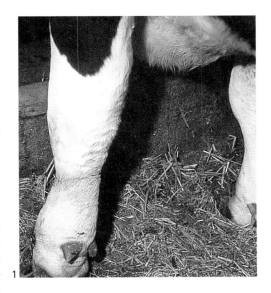

1

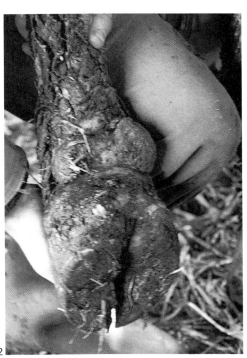

2

Behandlung

Die Behandlung besteht in einer Futterumstellung und Injektionen von Kortison und Antihistamin, die sehr schnell ein Abklingen der Schwellungen bewirken.

Bei der Mauke müssen die Krusten mit warmem Wasser und einem milden Desinfektionsmittel aufgeweicht und entfernt werden. Nach gründlichem Abtrocknen wird die Haut mit einer Sulfonamid-Lebertransalbe oder Vaseline über mehrere Tage hinweg eingerieben. Die Optimierung der Fütterung in Verbindung mit verstärkter Sauberkeit im Stall läßt diese Erscheinungen bald wieder verschwinden.

9.2 Entzündliche Schwellungen der Beine

Ursachen

Sie treten vor allem an der Außenseite der Sprunggelenke auf. In Stallungen mit scharfkantigen Gitterrosten oder zu kurzen Ständen sind diese Entzündungen sehr häufig und führen zu erheblichen Verlusten. Mangelnde Einstreu bewirkt nicht nur Druckschäden (Abb. **1**), sondern auf einem rutschigen Stallboden kommt es beim Aufstehen auch oft zu Stürzen. Äußerlich sichtbare Verletzungen entstehen dabei aber nicht immer. Die Eitererreger sind auf offene Wunden nicht angewiesen, da sie im Tierkörper schon vorhanden sind. Es handelt sich um das bereits im Zusammenhang mit Euterinfektionen erwähnte *Corynebacterium pyogenes* (Seite 122), das aus den Mandeln in die Lymphknoten wandert und von dort in das geschädigte Gewebe eindringt. Druckstellen an den Sprunggelenken können längere Zeit bestehen, ohne daß sich daraus Entzündungen ergeben. Wenn aber die Bakterien die Oberhand gewinnen, kommt es unvermittelt zu schweren Störungen.

Krankheitserscheinungen

Die Außenseite des Sprunggelenks ist heiß und geschwollen. Wenn jetzt der Zustand nicht behandelt wird, breitet sich die Entzündung auf die Innenseite des Gelenks aus (Abb. **2**). In der weiteren Folge wird das Bein bis zum Oberschenkel dick (Abb. **3**) und die Kuh sichtlich schwer krank.

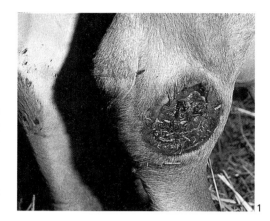

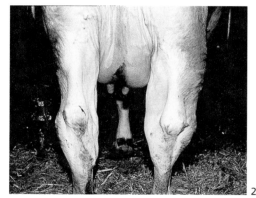

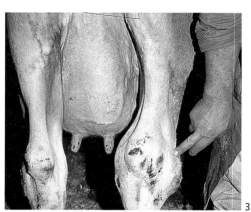

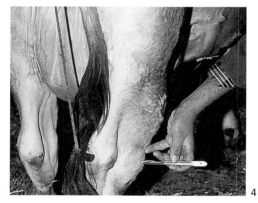

Sie muß sich nicht nur mit der Blutvergiftung und Eiterbildung auseinandersetzen, sondern auch mit den schädlichen Stoffwechselprodukten der Corynebakterien. Überdies führen diese Erreger zum Absterben des befallenen Gewebes und belasten dadurch zusätzlich den Organismus.

Behandlung

Unverzüglich den Tierarzt holen. Sofern der Abszeß reif ist, wird er mit einem Skalpell eröffnet (Abb. **4**). Dicker Eiter quillt aus der Wunde hervor (Abb. **5**).

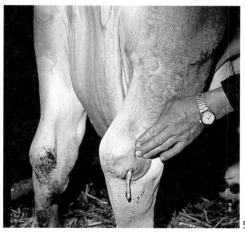

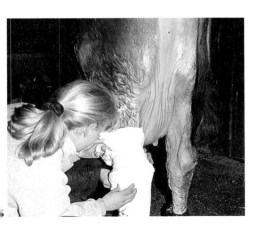

Der Tierhalter muß währenddessen für ein weiches Lager sorgen. Solche Fälle kommen am günstigsten in eine Laufbox mit Matratzenstreu. In jedem Fall ist gute Einstreu und ein ausreichend langer Stand für die Heilung sehr wichtig. Bewährt haben sich warme Packungen oder ein »Priessnitz«-Wickel (Abb. **6**) (Seite 140). Sie fördern die Abzeßbildung, wobei jedoch nicht zu früh gespalten werden darf.

Vorbeugung

Bei wiederholtem Auftreten müssen die Standverhältnisse überprüft werden. Notfalls genügt auf scharfkantigen Gitterrosten eine Gummiplatte oder bei kurzen Ständen eine Verlängerung.

9.3 Klauenentzündungen

Lahmheiten bei Rindern sind zu etwa 80% die Folge von Schäden an den Klauen.

Sobald eine Kuh viel liegt, im Stand die Beine ungleichmäßig belastet (Abb. **1**), und nur ungern zur Seite tritt, sollte man die Klauen untersuchen. Dazu werden sie gereinigt und ausgeschnitten. Unter der Hornsohle liegt die schmerzempfindliche Lederhaut, auch das »Leben« genannt.
Wenn die Klauen nicht ausgeschnitten werden, der Standplatz der Tiere ungeeignet ist oder die Wege steinig sind, entstehen Entzündungen in diesem empfindlichen Gewebe. Besonders häufig ist dies durch das Eintreten kleiner Steinchen der Fall.
Sind beide Hinterfüße oder auch alle vier Beine gleichzeitig befallen, kann es sich um eine **Klauenrehe** handeln. Sie entsteht durch Überanstrengung, meist jedoch als Folge falscher Fütterung und beruht auf allergischen Vorgängen.
Die Tiere sind sichtlich krank, haben starke Schmerzen. Momentane Linderung bringt die Behandlung der Klauen mit eiskaltem Wasser, um die schmerzhafte Schwellung zu mildern. Hier ist die Hilfe eines Tierarztes unbedingt nötig, da sich irreparable Folgeerkrankungen wie Ausschuhen oder Absenken der Klauenbeine innerhalb der Klauen anschließen können (Abb. **2**).
Eine erregerbedingte Entzündung im Ballenbereich, die sog. **Erdbeerkrankheit** oder **Mortellaro**, die ziemlich abge-

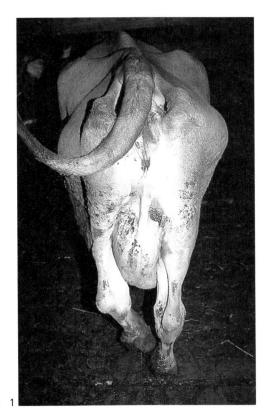

1

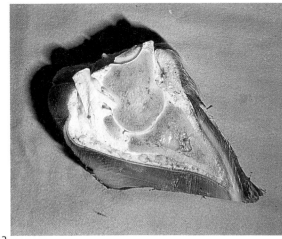

2

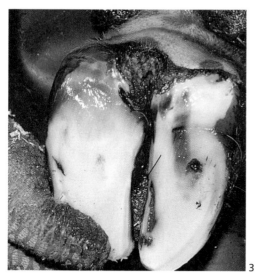

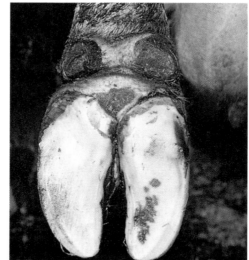

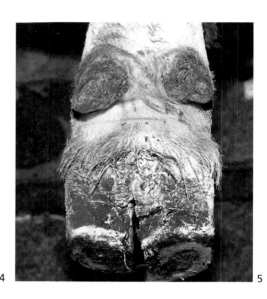

grenzt entweder als Ekzem mit langen stachligen Haaren (Abb. **3**) oder als rot entzündeter Herd (Abb. **4**) erscheint, verursacht ebenfalls Lahmheit und Schmerz. Soweit sollte man es auf keinen Fall kommen lassen (Abb. **5**). Auch hier hilft nur eine intensive örtliche Behandlung und peinliche Hygiene.

Untersuchungsmöglichkeiten

Die erkrankte Klaue läßt sich am einfachsten durch Beklopfen mit einem Hammer (Abb. **6**) oder dem Griff eines Hufmessers erkennen: Die Kuh zuckt dann zusammen. Ehe man das Horn über dem vermutlichen Sitz der Entzündung abträgt, macht man einige Tage täglich zweimal

eine Packung mit warmem Leinsamenbrei oder zerdrückten, gekochten Kartoffeln. Praktisch ist auch ein **»Priessnitz«-Umschlag:** Ein mit Watte gepolsterter Klauenverband wird mit einer Plastikfolie abgedichtet und öfter mit einer Mischung von Brennspiritus und Wasser 1:1 angefeuchtet.

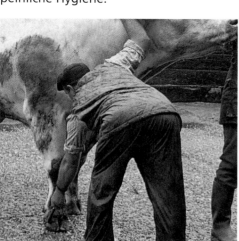

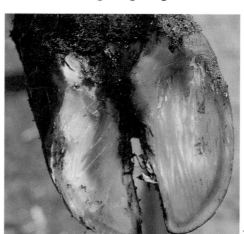

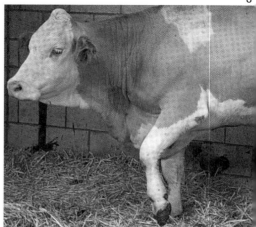

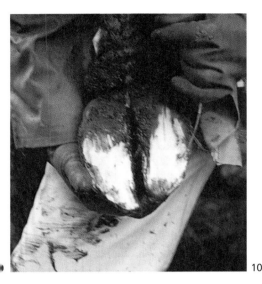
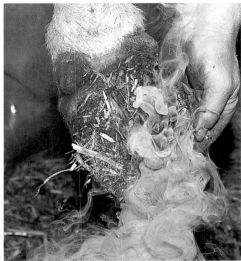
10
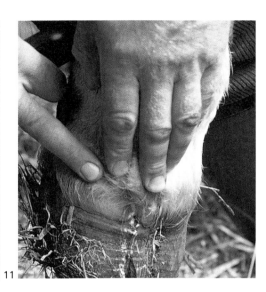
11

Schmerzen durch Druckstellen (Abb. **7**) vergehen durch diese Behandlung nach einigen Tagen, und Klauenabszesse brechen meist nach außen auf. Schmerzen durch Verstauchungen im Bereich des Fußes bessern sich, bei einem Bruch des Klauenbeins (Abb. **8**) bleiben sie dagegen unverändert bestehen.

Behandlung

Das durch die Packung oder den »Priessnitz« aufgeweichte Horn läßt sich leicht schneiden. Mit einem scharfen Klauenmesser wird das Sohlenhorn flach abgetragen, ohne aber die Hornkehlung an der Innenseite der jeweiligen Klaue zur Verhinderung einer Limaxbildung (Seite 147) zu vergessen.
Verdächtige dunkle Stellen schneidet man gründlich aus (Abb. **9**). Ein eingetretener Stein wird umschnitten und dann mit dem Messer herausgehebelt.

Bei den sog. »Steingallen« sickert eine Flüssigkeit heraus. Das Loch im Horn wird mit einer antibiotischen Salbe (Eutertube), einem Wundspray oder Jod (Abb. **10**) behandelt und der Fuß einige Tage mit einem Sack eingebunden. Bei tiefen Hornspalten (Abb. **11**), wenn das Allge-

meinbefinden gestört ist, und bei Fieber holt man den Tierarzt.
Ratsam wäre es, die Schmerzen der Tiere zu lindern und dadurch den Heilungsprozeß zu beschleunigen, indem eine gewisse Zeit eine Gummimatte untergelegt wird (Abb. **12**).

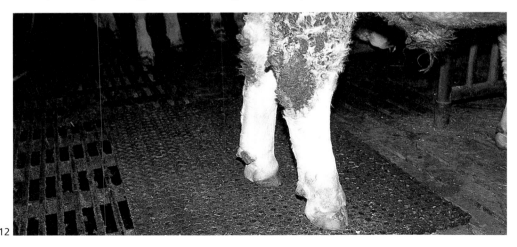
12

9.4 Klaueneiterungen

Ursachen

Sie entstehen durch Nageltritte (Abb. **1**), eingetretene Steine (Abb. **2**) oder andere Verletzungen.

> Bei ungepflegten Klauen können eitererregende Bakterien auch durch Spalten und Risse in die Lederhaut eindringen. (Abb. **3**).

Krankheitserscheinungen

Plötzlich auftretende Lahmheit ohne erkennbare Schwellung am Fuß. Das Tier zuckt manchmal vor Schmerz, wenn mit einem Hammer oder Messergriff auf die erkrankte Klaue geklopft wird.

Behandlung

Abszesse unter dem Sohlenraum sind oft schwierig zu finden. Ist ein Stein oder ein anderer Fremdkörper die Ursache, müssen diese gründlich entfernt werden. Meist tritt danach Wundsekret oder Eiter (Abb. **4**) aus, je nachdem, wie lange der Zustand schon besteht.

Liegt ein noch nicht reifer oder ein sehr tiefliegender Abszeß vor, macht man einige Tage heiße Packungen oder einen »Priessnitz«-Umschlag (Seite 140), ehe man mit dem Klauenmesser das Horn flach abträgt, bis unter einer verfärbten Stelle der Eiter hervorsickert.

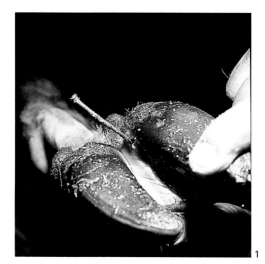

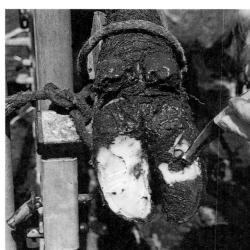

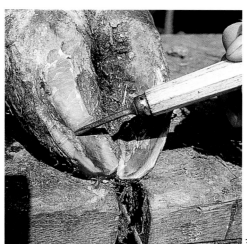

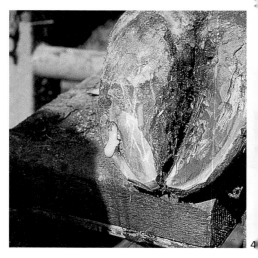

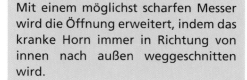

Mit einem möglichst scharfen Messer wird die Öffnung erweitert, indem das kranke Horn immer in Richtung von innen nach außen weggeschnitten wird.

Bei umgekehrter Schnittführung kommt es leicht zu Blutungen.

Die Wunde wird mit Jod, Antibiotikasalbe oder einem hautfreundlichen Desinfektionsmittel versorgt. Ein Verband (Abb. **5**) schützt die Wunde vor einer Verschmutzung und zusätzlichen Infektion. Ein Holzteeranstrich sorgt für diesen Schutz, ohne die für die Wundheilung notwendige Luftdurchlässigkeit zu ver-

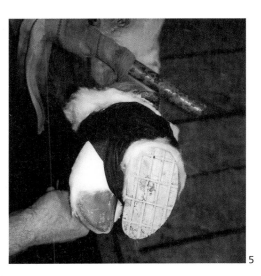

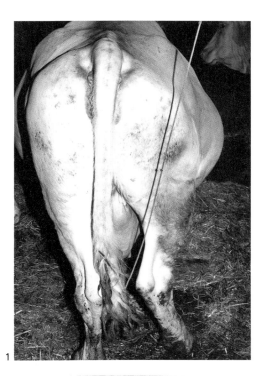

9.5 Rusterholz'sches Sohlengeschwür

Ursache

Diese Klauenerkrankung entsteht durch langwährende übermäßige Belastung der Ballen auf harten oder kantigen Standplätzen. Ungeeignete Gitterroste und harte Standkanten bei Kurzständen sind besonders schädlich für schwere Rinder.

Ist dann noch der Zehenteil der Klaue so lang, oder stehen die Kühe wegen einer der Größe der Tiere nicht angepaßten Standlänge häufig in der Kotrinne oder auf dem Gitterrost, so daß die Last auf dem hinteren Teil des Ballens liegt, wird die Sohlenlederhaut gequetscht. Mit der Zeit führt das zu Geschwüren, die mit Horn überdeckt oder offen sein können.

Krankheitserscheinungen

Typisch ist die Stellung mit schräg abgewinkelten (Abb. **1**), oder bei beiderseitigem Befall, mit nach hinten gestreckten Hinterfüßen (Abb. **2**). Das Tier versucht dadurch, den geschwollenen Ballen zu entlasten.

Oft wird der Zustand mit der echten »Krämpfigkeit« verwechselt, bei der das krampfhafte Nach-Hinten-Strecken der Beine nicht durch Klauenschmerzen verursacht wird.

hindern. Notfalls ist ein Holzklötzchen (Kothurn) zur Entlastung der kranken Klaue notwendig (Abb. **6**).

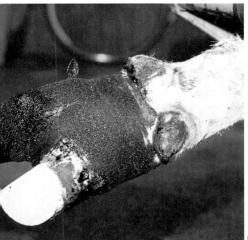

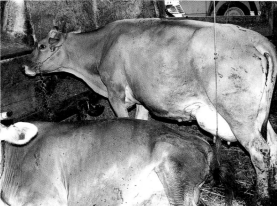

1

2

5

6

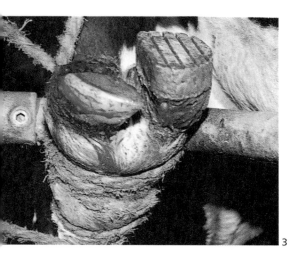

Behandlung

Zunächst wird die Klaue ausgeschnitten und die Spitze gekürzt. Fortgeschrittene Fälle mit offenen Stellen in der Sohle sollte der Tierarzt behandeln. Er wird die gesunde Klaue durch ein mit dem schnellhärtenden Kunstharz »Technovit« befestigtem Holzklötzchen hochstellen, um die kranke Klaue zu entlasten (Abb. **3**). Vernachlässigte Sohlengeschwüre führen durch die ständigen Schmerzen zu Abmagerung und Milchverlust und letzten Endes zu Phlegmonen und Gelenkinfektionen.

Vorbeugende Maßnahmen

Hierzu siehe Seite 16 ff. und 146.

9.6 Zwischenklauennekrose (Panaritium)

Diese Infektion im Bereich des Spaltes zwischen den Klauen heißt volkstümlich auch »Igel«.

Ursache

Es handelt sich um Nekrosebakterien, die sich in den Hornspalten der Klauen sehr lange halten können (Abb. **1**), (siehe auch bei Ursachen des Zitzenverschlusses, Seite 131). Im Lauf der Erkrankung entstehen auch Mischinfektionen.

> Die eigentliche Ursache der Erkrankung ist jedoch in den meisten Fällen in ständiger Nässe zu suchen.

Schlammige Triebwege, Höfe und Tränkeplätze, feuchte und modrige Einstreu im Zusammenhang mit scharfkantigen Steinen bieten der Infektion ideale Bedingungen.

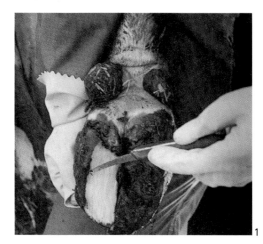

1

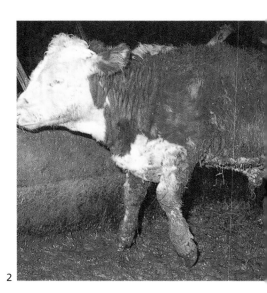

2

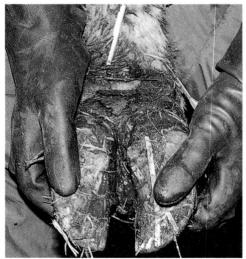

3

Krankheitsverlauf

Die Infektion kann nur zum Ausbruch kommen, wenn durch einen Riß, eine andere kleine Wunde oder Abschürfung die Haut zwischen den Klauen oder am Ballen verletzt wird (Abb. **2**). Oft entstehen

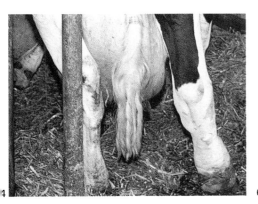

4

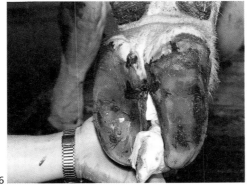

6

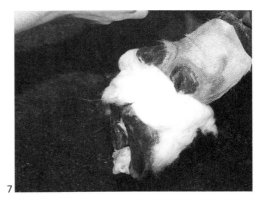

7

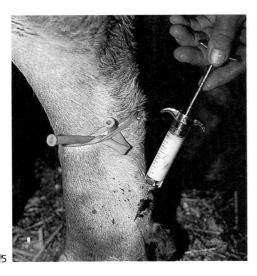

5

Behandlung

Bei sofortiger Injektionsbehandlung mit Sulfonamiden (Abb. **5**), Antibiotika oder Medikamenten der Homöopathie (z.B. Spinnengift) tritt die Heilung oft überraschend schnell ein.

Wenn man den Zeitpunkt für eine Behandlung mittels Injektion verpaßt hat und bereits Veränderungen am Kronensaum aufgetreten sind, muß ein Salbenverband angelegt werden. Zunächst wäscht man die Klauen mit warmem Seifenwasser. Dann trocknet man den Fuß und bestreicht Klauenspalt und Kronensaum mit Jod.

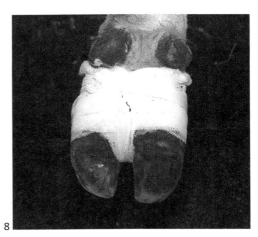

8

Eine antibiotikahaltige Wundsalbe wird auf ein Läppchen gestrichen und in den Klauenspalt gelegt, den man noch mit einem Tupfer auspolstert (Abb. **6**). Es schließt sich eine Lage Watte um die Fessel an (Abb. **7**), um ein Einschnüren des Verbandes zu verhindern. Eine Mullbinde wird in Achtertouren um die Klauen gewickelt, die Afterklauen müssen frei bleiben (Abb. **8**). Zum Schluß tränkt man den Verband mit Holzteer. Bei feuchten oder schmutzigen Stallungen schützt ein Verband mit Isolierband besser (Abb. **9**).

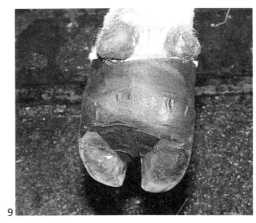

9

solche Schäden durch eingetretene Steinchen, Holzsplitter, Glasscherben oder Gegenstände aus Metall.

Die Krankheit beginnt mit Lahmheit und Schwellung im Klauenspalt. Unter dem Bild der »Klauenfäule« kommt es zu schmierigen Belägen (Abb. **3**) und einem charakteristischen Fäulnisgeruch. In verschleppten Fällen können die Gelenke und Sehnenscheiden ergriffen werden (Abb. **4**).

Vorbeugung

Da die Bakterien nicht ausgerottet werden können, sollten zunächst die Möglichkeiten einer Klauenverletzung ausgeschaltet werden.

Als erstes geht man die Triebwege und Weiden ab und beseitigt spitze Steine, Stöcke, Glasscherben und sonstige Fremdkörper. Das ist durchaus keine unlösbare Aufgabe. Drei Personen, die nebeneinander gehen, können in 1–2 Tagen eine große Fläche absuchen. Die beste Zeit für diese Aktion ist das Frühjahr oder der Herbst.

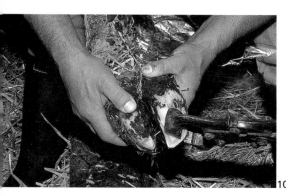

10

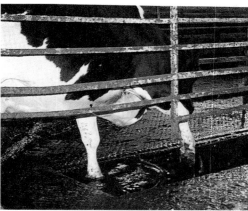

11

Als nächstes werden alle besonders schlammigen und steinigen Stellen um die Tränken, die Weidegatter und auf dem Hof trockengelegt oder betoniert. Wenn man diese Arbeiten in Eigenregie ausführt, sind die Kosten tragbar.

Besonders wichtig aber ist die Anschaffung einer wirklich brauchbaren Klauenzange oder einer Flex, mit denen man im Frühjahr vor dem Weideaustrieb die Klauen schneidet (Abb. **10**).

Mit dem Abzwicken der Klauenspitzen ist es nicht getan. Die Klauensohle muß mit dem Stoß- und dem Rinnmesser so bearbeitet werden, daß das Klauengewölbe herausgearbeitet wird (Abb. **11**). Nur wenn das Gewicht auf dem Tragrand und nicht auf der Sohle liegt, werden Druckstellen und Verletzungen vermieden. In Doppelsohlen (Abb. **12**) und brüchigem, zerklüftetem Horn halten und vermehren sich die Erreger.

> Durch eine regelmäßige Klauenpflege lassen sich die meisten Fälle von Panaritium vermeiden.

Einmal in der Woche treibt man die Kühe durch ein Fußbad (Abb.**13**), das mit einer 3%igen Lösung von Kupfersulfat oder 10%igen Lösung von Formalin gefüllt ist. Bewährt hat sich auch das tägliche Durchtreiben durch eine 3%ige Formalinlösung.

Anschließend sollten die Tiere nach Möglichkeit etwa 1 Stunde auf einer trockenen Hoffläche bleiben, damit die Klauen abtrocknen. Auf diese Weise werden nicht nur die Bakterien bekämpft, sondern auch die Haut in den Klauen gefestigt.

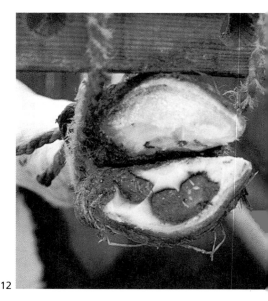

12

13

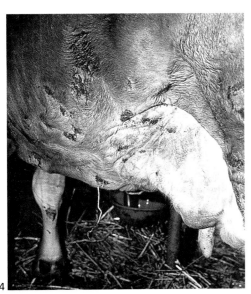

4

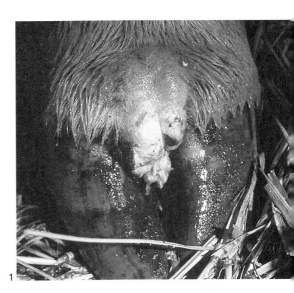

9.7 Zwischenklauen-wulst (Limax)

Bei manchen Rindern entwickelt sich mit den Jahren ein Wulst zwischen den Klauen, der unter den Bezeichnungen **Limax** oder **Schnecke** bekannt ist (Abb. **1**).

Ursache
Sie liegt in einer angeborenen Spreizstellung der Klauen, die sich bei schmutziger Einstreu und mangelhafter Klauenpflege besonders ungünstig auswirkt. Tiere mit ausgesprochenen Spreizklauen sollten von der Zucht ausgeschlossen werden.

1

Noch einfacher – aber sehr wirkungsvoll – ist das Durchtreiben der Herde durch aufgestreuten gelöschten Kalk. Auch dadurch wird die Haut zwischen den Klauen genügend trocken und fest erhalten. Die mit Kalk bestreute Fläche sollte so gelegen sein, daß jede Kuh mindestens einmal am Tag darüber gehen muß.

Im Anbindestall streut man täglich auf den Stand Superphosphat oder Branntkalk (Vorsicht vor Verätzungen!) (Abb. **14**), die mit dem Dung wieder entfernt werden.

Einseitige Fütterung, vor allem mit Schlempe oder Rübenblattsilage, und Mangel an Vitamin A oder Zink fördern die Bereitschaft für Zwischenklaueninfektionen.

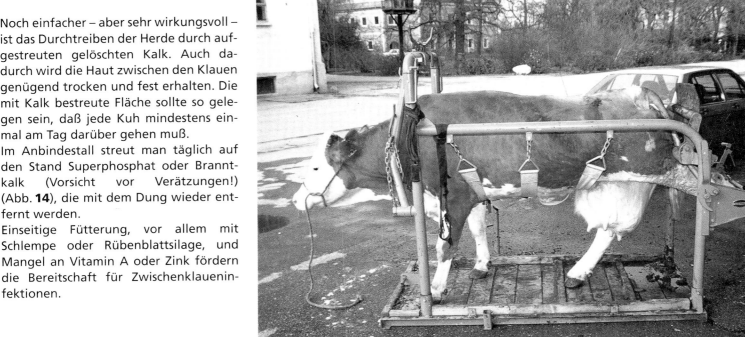

2

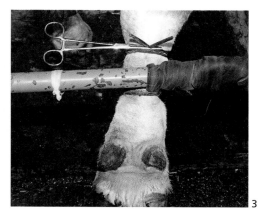

3

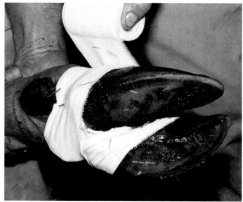

6

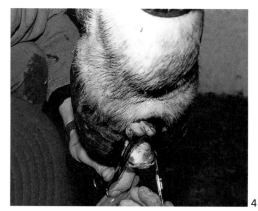

4

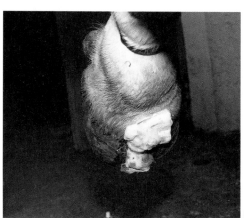

5

9.8 Amputation der Klaue

Vernachlässigte Klaueninfektionen (Seite 139 ff.) können zu einem Einbruch von Eiter in das Klauengelenk und einer Miterkrankung der Sehnen und des Knochens führen.

Krankheitserscheinungen
Starke Schwellung besonders im Bereich der Krone bzw. Fessel (Abb. **1**), die Kuh ist

Krankheitserscheinungen
Diese an sich gutartige Wucherung kann bei stärkerer Ausprägung jedoch infolge von oberflächlicher Entzündung mit der Gefahr einer Abszessbildung zu Schmerzen und Lahmheit führen.

Behandlung
Eine Behandlung ist meist nur durch eine Operation möglich. Hierfür ist ein Klauenpflegestand zur sicheren Fixierung des Tieres von großem Vorteil (Abb. **2**). Vor Beginn der eigentlichen Operation muß durch eine örtliche Betäubung der Schmerz ausgeschaltet werden. Daß hier vorher desinfiziert werden muß, versteht sich von selbst.
Zur Verhinderung starker Blutungen wird das Bein abgebunden (Abb. **3**). Mit Skalpell und Pinzette wird der Wulst dann entfernt (Abb. **4**). Desinfektion und Tamponade der Wunde schließen sich an (Abb. **5**). Schließlich wird ein Verband angelegt (Abb. **10**).

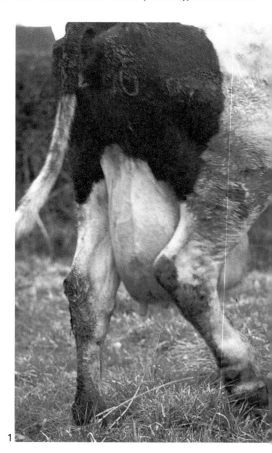

1

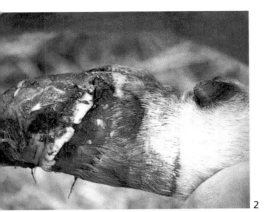

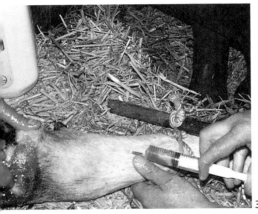

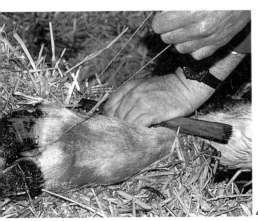

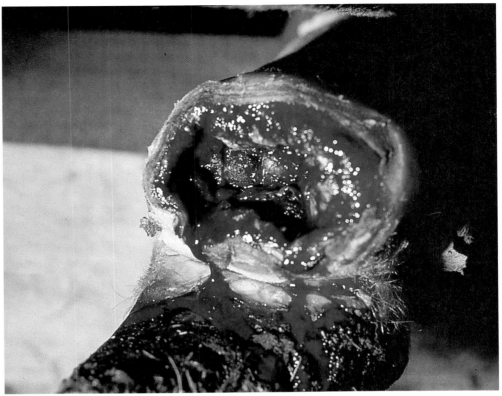

gegen Berührung und vor allem Abbiegen der Klaue überaus schmerzempfindlich. Der schmerzende Fuß wird nicht belastet, das Tier liegt oft flach ausgestreckt. Die häufig von der Sohle ausgehende, nicht rechtzeitig behandelte Infektion bricht nach einiger Zeit am Kronrand auf (Abb. **2**).

Beschleunigte Atmung, Appetitmangel und Fieber sind Anzeichen für eine Allgemeininfektion, also eine Blutvergiftung.

Behandlung

Sie ist Sache des Tierarztes. Wenn das Gelenk ergriffen ist, hilft im allgemeinen nur operatives Eingreifen. Bei Schäden am Knochen ist die Amputation der Klaue meist unumgänglich. Die Operation ist nicht schwierig und bei guten Kühen durchaus wirtschaftlich.

> Voraussetzung für den Erfolg der Operation ist der einwandfreie Zustand der anderen Klauen!

Die Klaue wird bei der betäubten (Abb. **3**), liegenden Kuh mit der Drahtsäge abgesetzt (Abb. **4**) und alle noch vorhandenen eitrigen und nekrotischen Gewebsteile ausgekratzt (Abb. **5**). Die

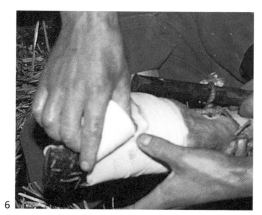

6

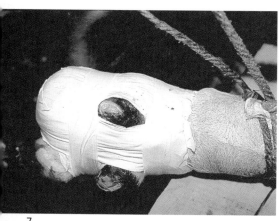

7

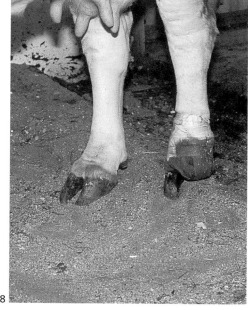

8

Wundhöhle wird mit Antibiotika ausge-
füllt und ein fester Verband gemacht
(Abb. **6, 7**), der mindestens einmal
wöchentlich gewechselt wird und etwa 5
Wochen drauf bleibt.
Schon vorher wird der Fuß meist wieder
belastet (Abb. **8**). An dem operierten
Klauenstumpf bildet sich eine Hornkap-
pe, die als Krüppelklaue durchaus auch
den späteren Weidegang des Patienten
erlaubt (Abb. **9**).

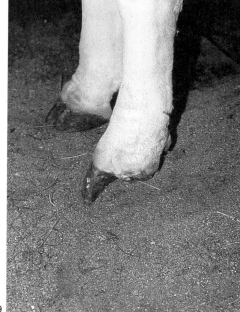

9

10 Krankheiten durch Vergiftungen

10.1 Nitrat- und Nitrit-Vergiftung

Ursache

Bei nicht sachgemäßer Düngung, Gewinnung, Lagerung, Behandlung und Verfütterung bestimmter Frühjahrs- und Herbstzwischenfrüchte – z. B. Raps, Markstammkohl und Stoppelrüben – kann es im Pansen zu einer starken Anreicherung von Nitrat bzw. Nitrit kommen.
Bei nicht wiederkäuergerechter Fütterung mit der dadurch bedingten Schädigung der Pansenflora kommt es zu einem verminderten Abbau von Ammoniak, das die Pansenbakterien zur Eiweißproduktion benötigen.

Krankheitserscheinungen

Nitrate üben ihre Giftwirkung durch Reizung des Magen-Darm-Traktes und des Harnapparates aus, was sich in Durchfällen, Koliken und häufigem Harnabsatz äußert. Der Harn ist in seiner Zusammensetzung verändert, was man mit Hilfe eines Teststreifens feststellen kann (Abb. **1**). Die in ihrer Giftwirkung noch stärkeren **Nitrite** gelangen in die Blutbahn und verursachen Symptome wie Unruhe, keuchende Atmung, blauverfärbte Schleimhäute (Abb. **2**), Stöhnen, Zähneknirschen, Zittern, Niederstürzen, krampfartige Bewegungen bis hin zur Bewußtlosigkeit und zum Tod durch Ersticken.

Behandlung

Schwer erkrankte Tiere sind kaum zu retten. Sofortige intravenöse Gabe des Gegenmittels Methylenblau zusammen mit Kreislauf- und Abführmitteln sowie reichliches Tränken muß unter Umständen öfter erfolgen, bis sich die Zustände im Pansen verbessern.

Vorbeugung

Vorsicht beim Umgang mit salpeterhaltigem Kunstdünger. Gedüngte Wiesen erst nach ausgiebigem Regen nützen. Zwischenfrüchte möglichst zweimal am Tag mähen, nicht häckseln und nicht im gefrorenem Zustand ernten. Die tägliche Frischfuttermenge von Zwischenfrüchten soll – langsam ansteigend – keinesfalls 40 kg pro Tag überschreiten, wobei kranke, hochträchtige und frischlaktierende Tiere deutlich weniger bekommen sollen. Kohlenhydratreiches und rohfaserhaltiges Futter reichhaltig zum Ausgleich beifüttern und auf ausreichende Mineralstoff- und Vitamingaben achten.

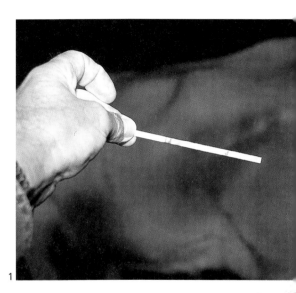

1

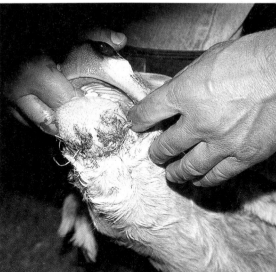

2

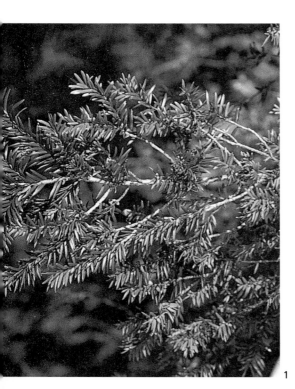

1

10.2 Eibenvergiftung

Für Rinder sind Eiben die gefährlichsten Giftpflanzen überhaupt.

Der Verfasser fand 20 tote Rinder unter einem solchen Busch (Abb. **1**) liegend, nur einige Stunden, nachdem die Tiere dorthin getrieben worden waren.
Es gibt praktisch keine Behandlungsmöglichkeit, der Tod tritt unter Anzeichen der Erregung meist ganz plötzlich ein. Eiben in Hecken oder an Triebwegen müssen deshalb eingezäunt werden.

10.3 Vergiftung mit Adlerfarn

Adlerfarn kann jahrelang auf einer Weide stehen, ohne feststellbare Schäden zu verursachen. Plötzlich wird diese Pflanze jedoch vom Vieh in größeren Mengen aufgenommen und verursacht Vergiftungserscheinungen bis hin zu Todesfällen. Meist geschieht dies im Frühjahr, wenn die Farntriebe jung und saftig sind (Abb. **1**).
Erste Hinweise auf eine Vergiftung ergibt die Harnuntersuchung mit Hilfe eines Katheters und eines Teststreifens (Abb. **2**).

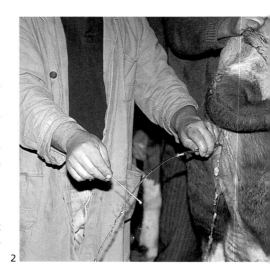

2

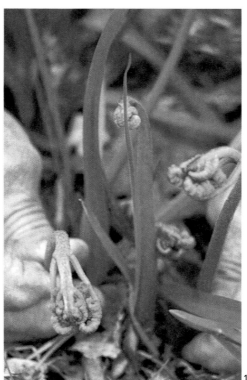

1

Krankheitserscheinungen

Die akute Vergiftung äußert sich vor allem in blutigem Durchfall. Dabei entsteht Fieber (40–41° C) und manchmal eine Schwellung im Kehlgang.
Aus dem Maul und den Nasenlöchern kann ein blutiger Ausfluß rinnen, der aus zahlreichen kleinen Blutungsherden kommt, die aber auch am ganzen Körper auftreten. Besonders betroffen sind Därme, Lunge und seltener die oberflächlichen Schleimhäute. Das führt dann zu Nasenbluten bei oft blutarmen Schleimhäuten der Nüstern (Abb. **3**).
In die blutenden Gewebe wandern Bakterien ein, die zusätzliche Infektionen verursachen. Dadurch können noch lange nach der Aufnahme des Farnes Schäden und Verluste entstehen.
Bei der chronischen Vergiftung, die sich im Lauf von Jahren entwickelt, kommt es zu blutigem Harn (Abb. **4**). Diese als **»Stallrot«** bezeichnete Krankheit kann auch während des Weidegangs auftreten.

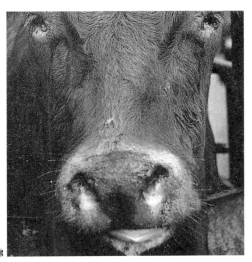

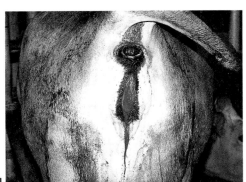

Im Unterschied zum **»Weiderot«**, der durch Zecken übertragenen *Piroplasmose*, setzt sich bei Farnvergiftung das Blut des Harns am Boden eines Gefäßes ab. Bei Pirplasmose bleibt der Harn nach dem Stehenlassen rot.

Behandlung

Der Organismus wird mit hohen Dosen von Antibiotika gegen zusätzliche Infektionen abgeschirmt. Durch Injektionen von DL-Batyl-Alkohol lassen sich bis zu einem gewissen Maß die Schäden verhindern, die durch das Farngift selbst auftreten.
Die Wirkung der Vitamine B und K ist umstritten. Sie sollten jedoch auf jeden Fall gleichzeitig mit den Antibiotika gespritzt werden. In chronischen Fällen können zusammenziehende Blasenspülungen die Heilung fördern. Auch Eiseninjektionen können versucht werden.

Vorbeugung

Beseitigen des Adlerfarns auf den Weiden. Wiederholtes Abmähen, zusammen mit ständigem Beweiden der Fläche, hält die Pflanzen so in Schach, daß sie keine Gefahr mehr darstellen.

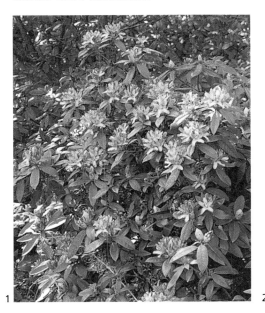

1

10.4 Vergiftung mit Rhododendron

Das Laub dieses Strauches (Abb. **1**) übt auf Rinder selbst dann eine starke Anziehungskraft aus, wenn reichlich gute Weide vorhanden ist.

Krankheitserscheinungen

Das hervorstechende Merkmal einer Rhododendronvergiftung ist Erbrechen. Es kann Tage und selbst Wochen anhalten, je nachdem, wie viele Blätter aufgenommen worden sind. In schweren Fällen sind die Tiere teilweise oder vollständig gelähmt (Abb. **2**).

Behandlung

Der Tierarzt wird vermutlich Beruhigungsmittel und krampflösende Medikamente einspritzen, um das zwanghafte Erbrechen zu lindern. Den begleitenden Leberschaden bekämpft man mit einem hochkonzentrierten Vitamin-B-Komplex. Anhand regelmäßiger Blut- und Harnuntersuchungen kann der Tierarzt den Verlauf der Heilung verfolgen.

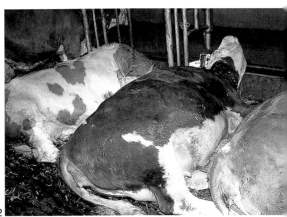

2

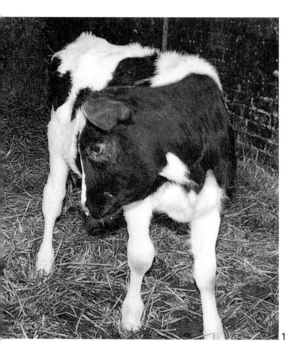

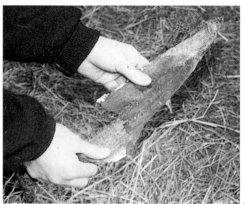

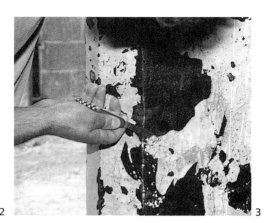

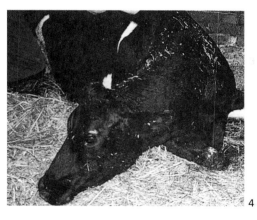

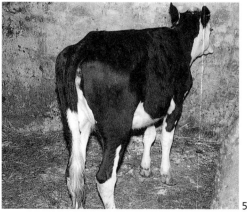

10.5 Bleivergiftung

Sie war früher eine der häufigsten Vergiftungen und trat vor allem bei Kälbern (Abb. **1**) auf. Da schon die Aufnahme geringer Mengen gefährlich ist, wird die Ursache von Todesfällen durch Blei oft nicht erkannt.

Ursache

Auch heute noch kommen mit Menninge oder Bleiweiß gestrichene Gegenstände oder auch Farbreste in die Reichweite von Tieren. Wenn beispielsweise eine alte, bleihaltige Farbe abzublättern beginnt, kann es in Stallungen plötzlich zu Vergiftungen kommen, in denen vorher jahrelang Kälber ohne Schäden gehalten worden sind.

Manchmal ist mit Farbe imprägnierte Dachpappe die Ursache von Vergiftungen (Abb. **2**). Sie wird mitunter zum Ausflicken undichter Stellen, z. B. des Daches, verwendet und gelangt dann in die Kälberboxen. Auch Dachpappe von alten Hühnerställen bleibt oft genug liegen. Gefährlich sind auch gestrichene Metallteile (Abb. **3**), deren Schutzanstrich abblättert. Nicht vergessen darf man die Möglichkeit der Vergiftung durch Bleirohre an Tränken oder durch abgelassenes, mit Benzin vermischtes Altöl.

Krankheitserscheinungen

Schwere Vergiftungen können sehr schnell zum Tod führen. Nur der aufgewühlte Erdboden läßt auf den Todeskampf schließen. Wenn man die Tiere noch lebend antrifft, besteht Ähnlichkeit der Symptome mit akuten Fällen von Weidetetanie (Abb. **4**).
Bei langsamerem Verlauf wird keine Nahrung mehr aufgenommen und Beine und Ohren werden eiskalt. Es kommt zu Benommenheit (Abb. **5**), planlosem Umherwandern und Drängen nach vorne bis zu

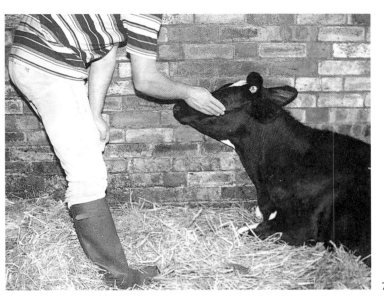
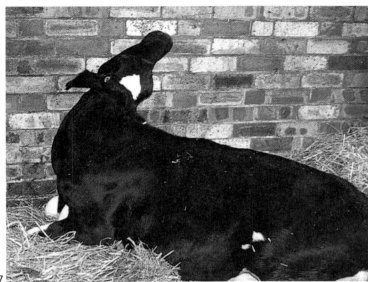
7

schwersten Aufregungszuständen. Die Rinder speicheln, was zu Verwechslungen mit Tollwut führen kann, und knirschen mit den Zähnen.

Charakteristisch ist jedoch der Verlust des Sehvermögens (Abb. **6**). Die Erblindung kann monatelang oder Jahre anhalten. Vor dem Tode treten meist auch noch Krämpfe auf (Abb. **7**).

Typisch für eine chronische Bleivergiftung ist der sog. Bleisaum, der am Zahnfleisch unmittelbar bei den Zähnen zu erkennen ist.

Behandlung

Als erste Hilfe kann man Magnesiumsulfat mit der Flasche eingeben (Abb. **8**). Ein Kalb bekommt 2 Teelöffel in Wasser gelöst dreimal täglich, eine Kuh kann bis zu 200 g bekommen. Man darf sich jedoch nicht allzuviel von dieser Behandlung erwarten. Wirkungsvoller ist das

Chelat Calciumversenat, das der Tierarzt in einem Vergiftungsfall auch den leicht erkrankten Rindern spritzen sollte.

Das Blei schädigt jedoch in jedem Fall Leber und Nieren, und die Patienten brauchen sehr lange, um sich zu erholen. Blindheit allein ist allerdings kein Grund für eine Schlachtung; ein derartiges Tier findet sich bald erstaunlich gut zurecht.

Verhütung

Sie beruht auf dem Abbrennen aller alten Farbreste auf den Eisenteilen, zu denen Rinder gelangen können (Abb. **9**), und dem Anstrich mit einer Farbe, die kein Blei enthält. Alte Schuttplätze müssen eingezäunt werden und Rinder dürfen nie auf Weiden bleiben, wenn dort Masten oder ähnliches gestrichen werden. Im Anschluß an solche Arbeiten muß auch der kleinste Farbrest entfernt werden.

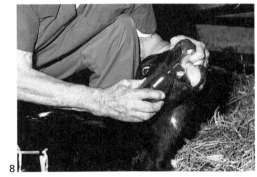
8

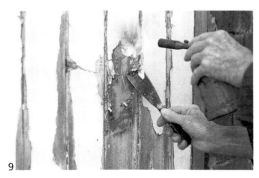
9

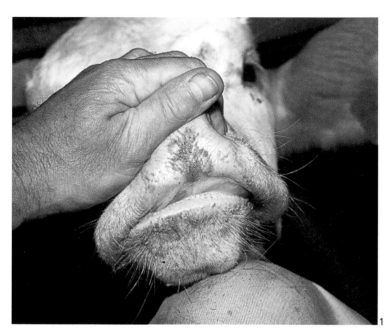

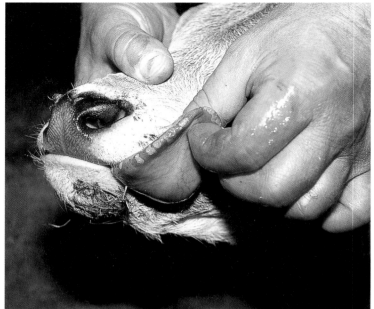

10.6 Vergiftung durch Holzschutzmittel

Eine recht häufige, aber oft nicht erkannte Vergiftung wird durch Imprägnierungsmittel verursacht, wie sie früher für Holz, Dachpappe und ähnliches verwendet wurden. Vor allem nicht geschützte Telegrafenmasten sind gefährlich.

Bei der akuten Form der Vergiftung kommt es zu Verätzungen im Maul (Abb. **1**) und an der Zunge (Abb. **2**) sowie einer bösartigen Magen-Darm-Entzündung. Bei Kälbern tritt bei der chronischen Form durch die Störung des Vitamin-A-Stoffwechsels eine übermäßige Verhornung der Haut, verbunden mit Haarausfall (Abb. **3**) ein.

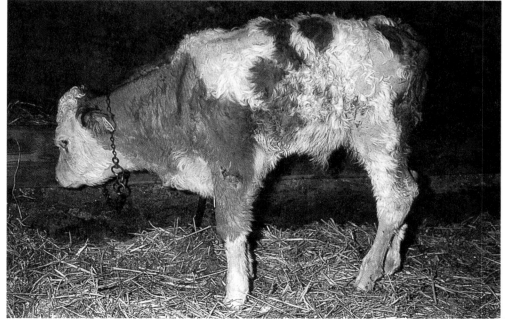

11 Unfälle mit Elektrizität

11.1 Blitzschlag

Er kommt verhältnismäßig häufig vor. Fast nach jedem Gewitter werden solche Fälle gemeldet. Die vom Blitz erschlagenen Tiere liegen entweder unter einem Baum, am Zaun oder auf freiem Feld (Abb. **1**).

Krankheitserscheinungen
Falls der Tod nicht sofort eingetreten ist, was meistens der Fall ist, zeigen sich Lähmungserscheinungen. »Blitzfiguren« als stern- oder streifenförmige Versengung der Haare und Hautrötung können bei sorgfältiger Untersuchung am Hals, Widerrist, Kruppe oder Beinen gefunden werden.
Das muß jedoch nicht der Fall sein, und in den meisten Fällen wird der Tierarzt den Befund erst nach einer Zerlegung (nicht auf dem Hof) bestätigen können.

Zerlegungsbefund
Blutfülle und kleinste Blutungen in den Lungen, häufig geronnene Blutstränge in der Luftröhre und den Bronchien. Das Herz ist zusammengezogen und in den Kammern fast immer blutleer. Das Blut ist im Gegensatz zu den Angaben mancher Fachbücher geronnen. Wenn die Eröffnung des Tierkörpers allerdings bald nach dem Tod durchgeführt wird, ist das Blut nur teilweise geronnen und auch ein oder zwei Tage später nie so fest wie bei einer anderen Todesart.
Manchmal stecken Grasbüschel im Maul, am Verdauungsapparat sind keine Veränderungen festzustellen. Vom Blitz erschlagene Rinder sind in den ersten Stunden nach dem Tod nicht gebläht.
Entsprechend den Blitzfiguren auf der Haut finden sich unter der Haut deutliche Veränderungen und Blutungen. Diese Gewebeschäden durchdringen das Bindegewebe bis tief in die Muskulatur und gelegentlich sind sie sogar bis in den Brust- oder Bauchraum zu verfolgen.
Es ist also innerhalb der ersten 24 Stunden nach einem Blitzschlag verhältnismäßig einfach, die Todesursache eindeutig festzustellen.

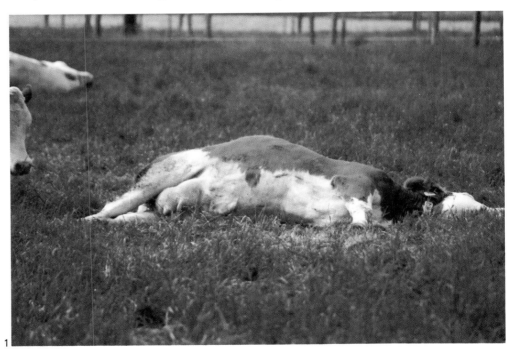

1

11.2 Stromschlag

In über vierzig Praxisjahren hatte ich mehrfach Gelegenheit, die Folgen von schadhaften elektrischen Anlagen in Kuhställen zu sehen.

So wurde ich eines Morgens um 6 Uhr früh zu einem Bestand von 60 Milchkühen gerufen. Drei von ihnen lagen tot im Stall (Abb. 1), während die meisten anderen brüllend herumsprangen oder taumelten. Es war kein schöner Anblick.

Ursachen

Mängel an der elektrischen Installation. Schuld sind häufig defekte Schalter (Abb. 2) oder freiliegende elektrische Leitungen.

Besonders in Stallungen mit Freßgittern aus Metall besteht bei nicht ausreichender Erdung die Gefahr eines Stromschlages.

Behandlung

Geschockte Tiere sollten Antihistamin-Injektionen bekommen.

Zerlegungsbefund

Ähnlich wie bei Blitzschlag, nur sind die Schäden auf und unter der Haut nicht so ausgeprägt.

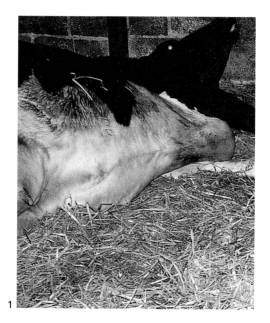

1

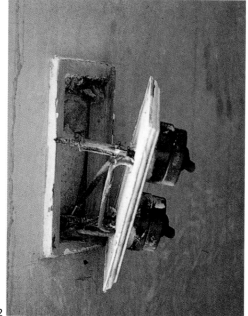

2

12 Das Kalben der Kuh

12.1 Die normale Geburt

Seit geraumer Zeit setzen wir uns sowohl bei Kollegen wie auch in Kreisen der Landwirtschaft für ein klareres Verständnis der Geburtsvorgänge beim Rind ein.

> Eigentlich muß man darüber erstaunt sein, daß in unserer aufgeklärten Zeit noch immer Kälber wie Flaschenkorken herausgezerrt werden.

Wer sich die Zeit nimmt, über die Verhältnisse bei den Wildtieren nachzudenken, wird erkennen, wie dumm diese Hau-Ruck-Methoden sind. Selbstverständlich ist die Natur nicht unfehlbar und es gibt Geburten, bei denen der Mensch helfend eingreifen muß. Sie treten aber sehr viel seltener auf, als man meint.
Wir stehen nicht an, zu behaupten, daß die überwältigende Mehrheit aller Kühe und Färsen von allein kalben könnten, wenn man ihnen die Gelegenheit dazu geben würde. Selbstverständlich ist dies nur der Fall, wenn das Kalb richtig liegt. Es ist also unbedingt wichtig, sich vor dem Versuch einer Geburtshilfe Rechenschaft über den normalen Geburtsablauf zu geben (Abb. **1**).

> Zuerst erfolgt das Stadium der Eröffnung und dann das der Austreibung.

Eröffnungsstadium

Vor allem Färsen zeigen während der ganzen Dauer des ersten Stadiums Anzeichen von Unbehagen und leichten Schmerzen. Dessenungeachtet verhalten sie sich sonst normal, fressen und saufen wie gewöhnlich. Ihre Aufmerksamkeit für die Umgebung ist also unverändert. Genauso ist es auch beim Menschen. Frauen im Eröffnungsstadium lassen sich nicht viel anmerken. Höchstens, daß sie lieber sitzen oder liegen wollen – im Gegensatz zur Kuh, die in der ersten Phase stehen bleibt.

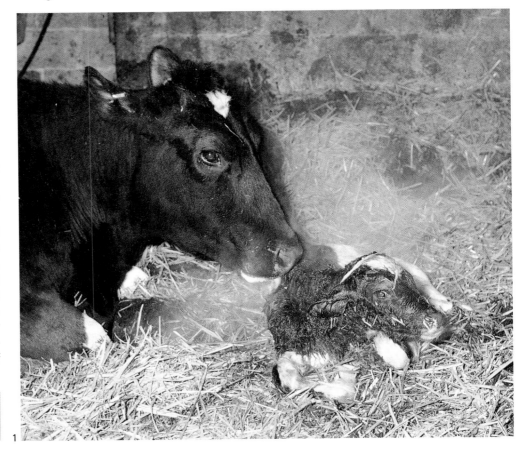

1

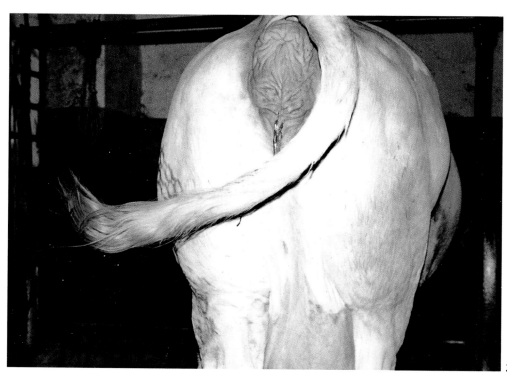

Die frühesten Anzeichen der nahenden Geburt sind im allgemeinen ärgerliches Schwanzpeitschen (Abb. **2**) und ein Drang nach vorne. Das Tier geht dabei im Uhrzeigersinn, oder auch entgegengesetzt, unter häufiger Richtungsänderung im Kreis (Abb. **3**).

Angebundene Kühe oder Färsen treten im Stand hin und her und schauen öfter nach rückwärts. Gelegentlich schlagen sie mit dem Hinterfuß nach dem Bauch als ein Zeichen für die von den **Wehen** verursachten Schmerzen.

Diese Muskelanspannungen in der Gebärmutter, auch Tragsack oder lateinisch *Uterus* genannt, treten zu Anfang alle 4–5 Minuten auf und halten je 3–5 Sekunden an.

Abb. **4** zeigt dies an einem Modell. Durch die Wehen wird die Gebärmutter zusammengedrückt und die Wasser- oder Fruchtblase mit dem Kalb darin gegen den Muttermund gepreßt (Abb. **5**). Dies

2

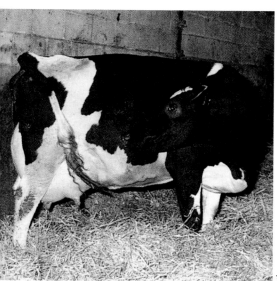

3

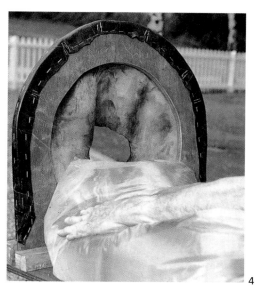

4

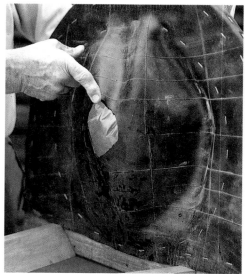

5

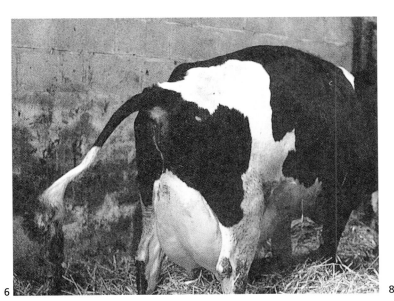

6

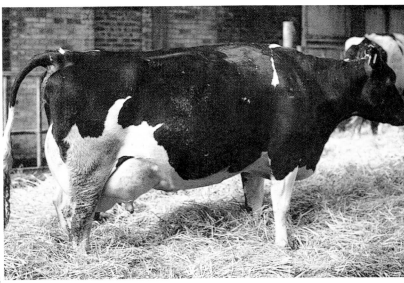

8

ist ein wichtiger Vorgang, durch den diese enge Öffnung erweitert wird.

Im Lauf der Eröffnungsphase werden die Wehen stärker und das Tier beginnt jetzt, sichtbar zu pressen (Abb. **6**). Die Bauchpresse setzt zunächst in Abständen von 3–4 Minuten ein und hält nur sekundenlang an. Trotzdem kann die Kuh 5–10 Sekunden mit gekrümmten Schwanz stehen bleiben. Parallel zur Bauchpresse werden die Anspannungen der Gebärmutter laufend stärker und häufiger und der Muttermund wird weiter (Abb. **7**).

Die meisten Tiere sind jedoch auch jetzt in ihrem Verhalten noch unverändert (Abb. **8**). Nur an der schnelleren Atmung, etwa zweimal so schnell wie normal, und einem Muskelzittern in der Halsgegend kann man in diesem Stadium die Anstrengung der Geburt erkennen.

Gegen Ende der Eröffnungszeit werden die Wehen immer häufiger und sind von mehrfach aufeinanderfolgendem Pressen begleitet (Abb. **9**). Dabei steht der Patient immer noch oder geht im Kreis. Während der letzten Stunde dieser Phase erfolgen die Wehen im Abstand von 90 Sekunden bis zu 3 Minuten mit jeweils bis zu einem Dutzend sichtbarer Bauchpressen.

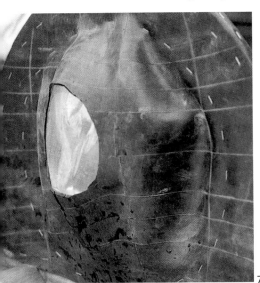

7

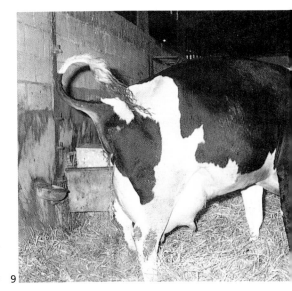

9

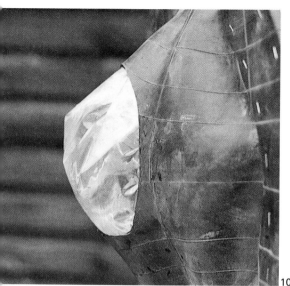

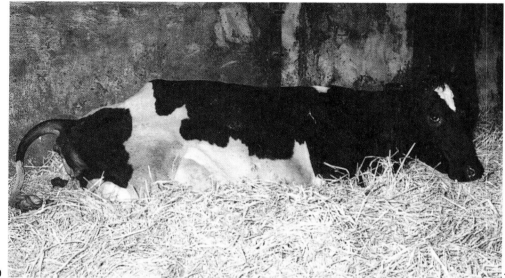

10

12

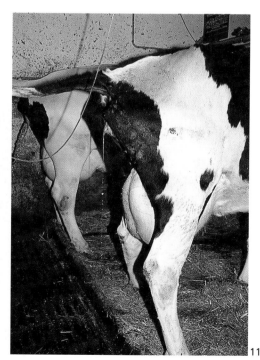

Innerhalb der Kuh hat sich der Muttermund inzwischen zu dreiviertel seiner Möglichkeit erweitert und durch die Öffnung wölbt sich die Fruchtblase wie ein Ballon vor (Abb. **10**). Bis zu diesem Zeitpunkt hängt die Eröffnung ausschließlich vom Druck der Fruchtblase ab.

Zusammen mit den gegen Ende der Eröffnungszeit sehr kräftigen Wehen gehen Kot und Harn in großer Menge ab (Abb. **11**). So schafft sich die Natur auf einfache Weise möglichst viel Platz.

Als Abschluß des ersten Teils der Geburt legt sich die Kuh meistens auf Grund der immer stärkeren Wehen hin (Abb. **12**). Das Stadium der Eröffnung dauert im Durchschnitt 2–3 Stunden bei der Kuh und bis zu 6 Stunden bei einer Erstkalbenden.

Die Eröffnungszeit kann jedoch auch wesentlich länger anhalten. Dies ist nicht besonders erstaunlich, wenn man an die

ganz normale Eröffnungszeit von bis zu 20 Stunden bei Frauen denkt. Die Färse auf den Abbildungen brauchte bis zum Austreibungsstadium genau 5 Stunden. In diesem Stadium ragen die Füße des

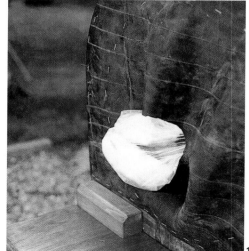

11

13

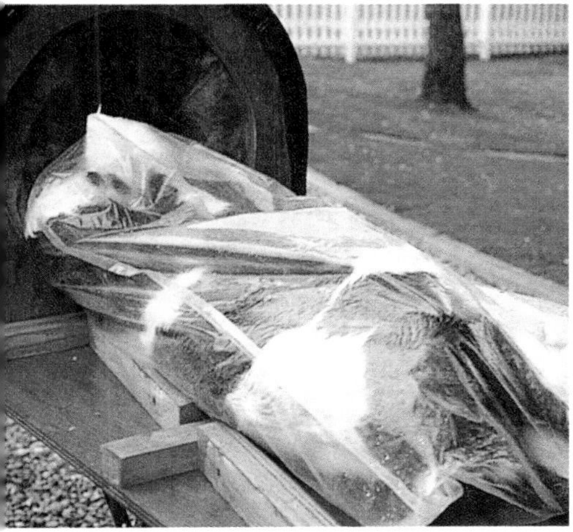

14

Kalbes innerhalb der Fruchtwasserblase bereits durch den Muttermund in den Scheidenraum (Abb. **13**). Sie liegen dabei seitlich, das heißt, zu diesem Zeitpunkt liegt das Kalb normalerweise auf seiner linken Seite und sein Kopf berührt dabei mit der linken Backe den Boden der Gebärmutter (Abb. **14**).

Austreibung

Die zukünftige Mutter beginnt jetzt mit dem Stadium der Austreibung. Man erkennt es am Verhalten des Tieres, es achtet nicht mehr auf seine Umgebung, sondern konzentriert sich auf das **Pressen** (Abb. **15**). Auch hier gleichen Kühe in ihrem Benehmen Frauen, die in diesem Stadium nicht mehr ansprechbar sind.

Bei der fotografierten Färse schwankten die Pausen zwischen den Preßwehen zwischen $1^{1}/_{2}$ bis $2^{1}/_{2}$ und sogar bis zu $3^{1}/_{2}$ Minuten, die Wehen selbst waren sehr kräftig.

Unter dem Druck der Bauchpresse und dem Zusammenziehen der Muskeln der Gebärmutter wird im Austreibungsstadium das Kalb entgegengesetzt zum Uhrzeigersinn hochgedreht, bis es mit dem Rücken nach oben liegt. Die Kälberstirn wird jetzt bei jeder Wehe gegen den Muttermund gedrückt (Abb. **16**), und diese zeitweilig aussetzende Schubkraft bewirkt dessen weitere Eröffnung.

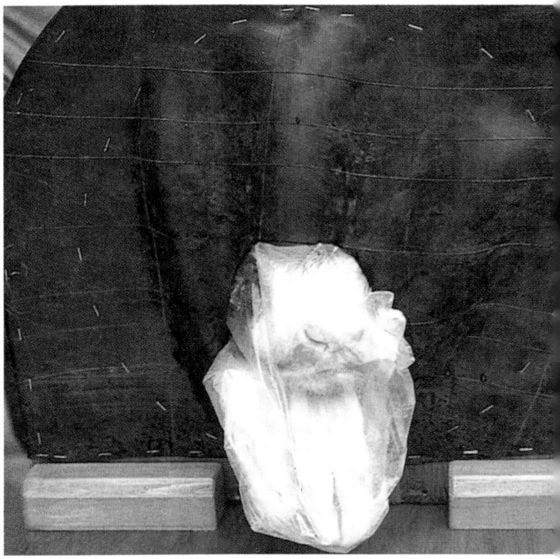

16

Wenn jetzt der Kopf wie ein Keil durch den Muttermund schiebt, kann die Fruchtblase reißen. Normalerweise platzt sie jedoch erst, wenn die Füße schon von außen zu sehen sind (Abb. **17**). Nun be-

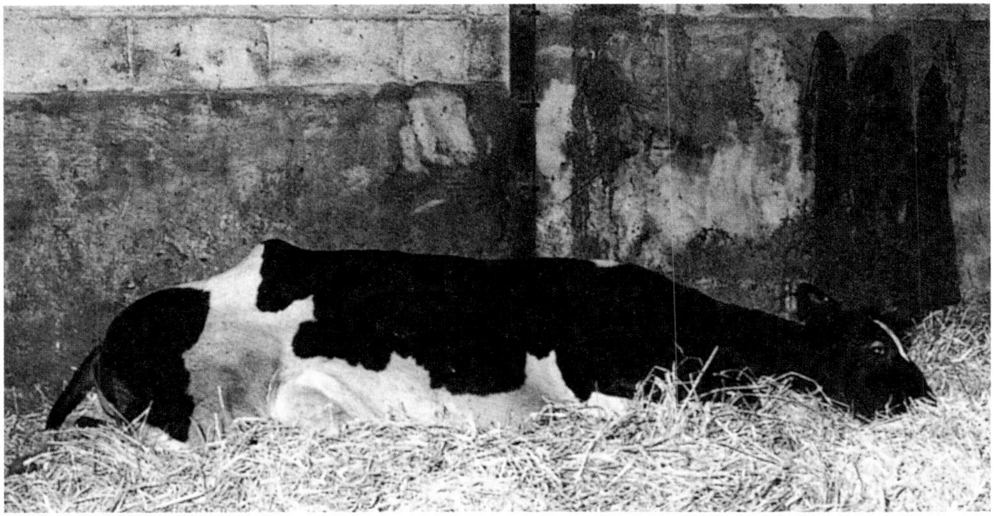

15

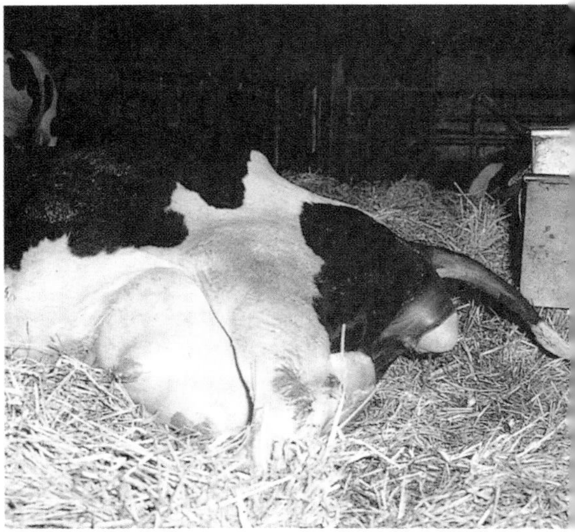

17

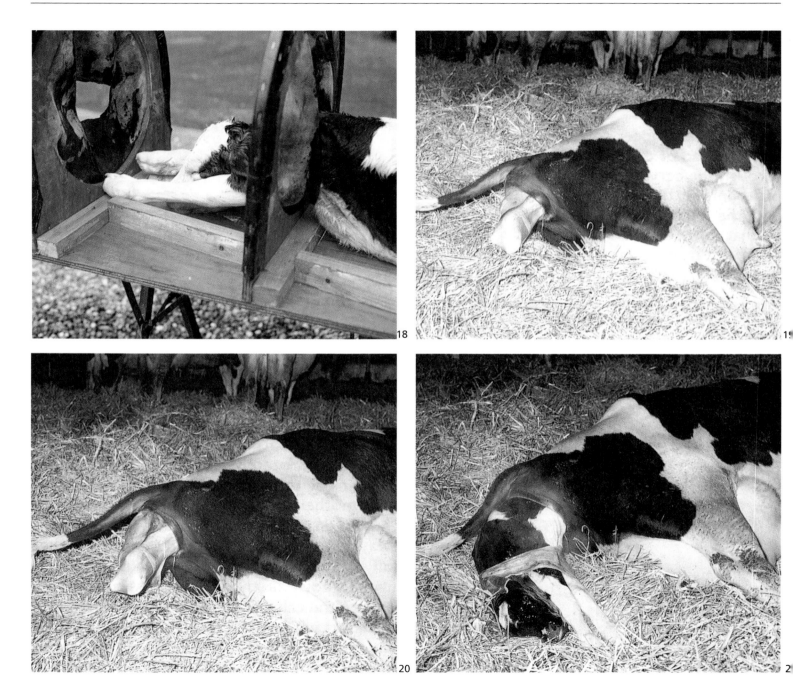

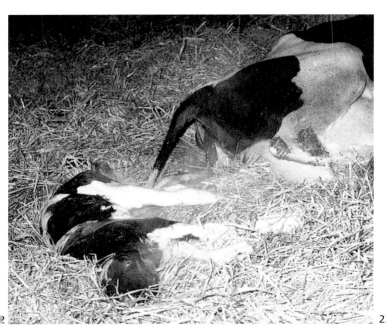

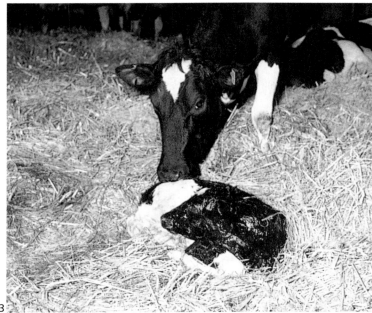

findet sich der Kopf im Scheidenraum. Im allgemeinen ist dieser Zustand nach 7–8 Gruppen von Preßwehen erreicht, etwa eine halbe Stunde nach Beginn des Austreibungsstadiums.

Im ganzen sind dazu in dieser Phase 30–40 Wehen von je einer halben bis einer ganzen Minute notwendig. Für ein großes Kalb kann jedoch eine Färse wesentlich länger brauchen.

Die Abb. **18** zeigt Füße und Kopf des Kalbes, wie sie nun in der Scheide liegen sollten, bevor von außen etwas zu erkennen ist. Sobald die Klauen zu sehen sind, preßt die Kuh oder Färse in Abständen von 15 Sekunden bis zu 1¹/₂ Minuten.

Nach 30–40 solcher Preßwehen erscheint die Nase des Kalbes oberhalb der Fesselgelenke (Abb. **19**). Danach tritt öfter eine Wehenpause von einigen Minuten ein. In

dieser Zeit weitet sich der äußere Scheidenring, und die Gebärende sammelt Kräfte für die letzte Etappe. Auch hier besteht eine Ähnlichkeit zur Geburt beim Menschen.

Nach weiteren 50–60 Wehen mit Pausen bis zu 1¹/₂ Minuten dazwischen werden die Augen sichtbar (Abb. **20**). Aber auch hier sei betont, daß bei Färsen der Fortgang sehr viel langsamer sein kann.

Bis zum Durchtritt des Kopfes sind etwa 50 weitere Preßwehen erforderlich. Die Pausen dazwischen sind jetzt merklich kürzer, von 15 Sekunden bis zu einer Minute, und die Preßwehen erreichen ihre größte Gewalt.

Sobald der Kopf frei ist, genügen meist ein halbes Dutzend kräftiger Wehen und das Kalb ist halb draußen (Abb. **21**). Während die Brust des Kalbes hervortritt,

kommen gewöhnlich größere Mengen von Schleim aus Maul und Nasenlöchern des Kalbes. Das ist wichtig, denn dadurch werden seine Atemwege frei.

Nach einer letzten kurzen Anstrengung liegt das Kalb hinter der Mutter (Abb. **22**). In 99 von 100 Fällen ist es gesund und munter, allerdings nur, wenn der natürliche Ablauf nicht gestört worden ist.

Bei Färsen dauert das Austreibungsstadium durchschnittlich 3–6, bei der Kuh 2–4 Stunden. Bei einem großen Kalb sind aber 12 Stunden und mehr nichts Außergewöhnliches.

Das Kalb ist da

Nach einer normalen Geburt steht die Mutter innerhalb von 2–3 Minuten auf und leckt ihr Kalb mit Hingabe (Abb. **23**).

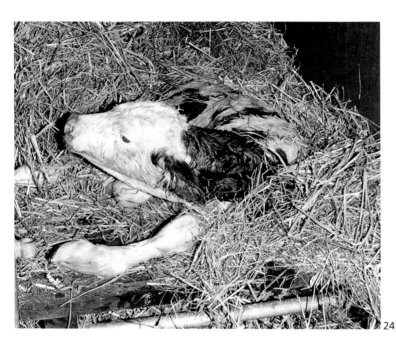

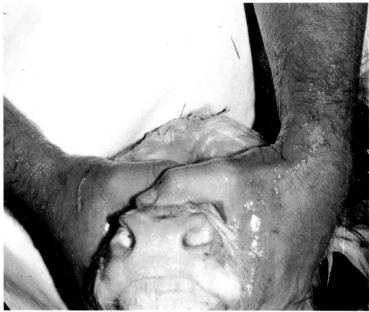

Bei weitem am besten ist es, wenn das Kalb mindestens innerhalb der ersten 48 Stunden mit der Kuh in einer Laufbox zusammen bleiben kann. Das Lecken der Kuh fördert den Blutkreislauf des Kalbes und kann durch Trockenreiben nur unvollkommen ersetzt werden.

Hat man keine Laufbox, oder in Problembeständen, bringt man das Kalb sofort in eine saubere Einzelbox und läßt es nicht von der Kuh belecken (Abb. **24**). Das Kalb muß trockengerieben werden, der Nabel wird in Jod eingetaucht.

Der Schleim soll keinesfalls mit der Hand aus dem Kälbermaul entfernt werden, man überträgt auf diese Weise Infektionen. Nach dem Aufheben des Kalbes streicht man den Schleim durch Drücken auf den Nasenrücken heraus (Abb. **25**).

Die ungeheure Wichtigkeit der **Biest-milch** (Kolostralmilch) für das Kalb braucht heutzutage nicht mehr besonders betont zu werden; sie enthält einen zunächst abführenden Bestandteil und lebenswichtige Schutzstoffe. Man muß sich jedoch klarmachen, daß diese ganz speziellen Immunkörper nur in den ersten 24 Stunden vom Kalb aufgenommen werden können. In diesem Zeitraum sollte es in den von der Natur vorgesehenen kurzen Abständen möglichst viel von der Biestmilch aufnehmen, mindestens jedoch 1,5–2,5 Liter in den ersten 4 Stunden.

Wenig, aber oft, heißt die Devise.

Eine neugekaufte Färse oder Kuh braucht 6 Wochen, um in einem neuen Stall Immunkörper aus den stalleigenen Erregern zu bilden. Kann diese Zeit nicht eingehalten werden, gibt es für das Kalb keinen ausreichenden Schutz über die Milch.

Man friert deshalb möglichst im Herbst Biestmilch älterer Kühe auf Vorrat ein. Bei Bedarf wird die tiefgefrorene Biestmilch in einem Wasserbad auf 37°C erwärmt.

In Beständen, in denen die Kälber sehr durchfallgefährdet sind, bekommen sie, vor allem im Frühjahr, unmittelbar nach der Geburt ein hochkonzentriertes wasserlösliches Vitamin A über das Maul verabreicht und gegebenenfalls Medikamente zur Stärkung der Abwehrkräfte. (Seite 273).

Nach 10–15 Minuten rappelt sich das Kalb hoch (Abb. **26**), innerhalb der ersten halben Stunde hat es die Zitzen gefunden (Abb. **27**).

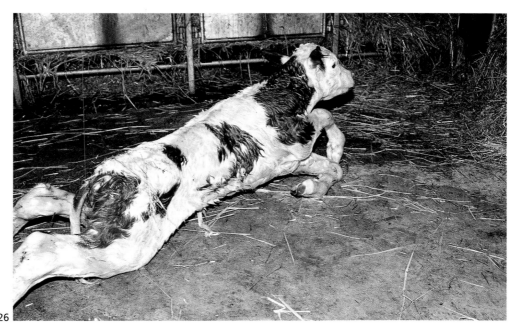

26

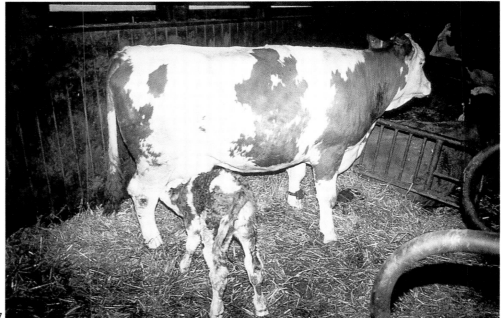

27

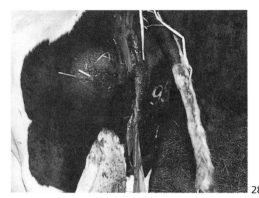

Als letzter Akt der Geburt erfolgt das Austreiben der **Nachgeburt** (Abb. **28**). Sie sollte innerhalb von 1–2 Stunden abgegangen sein; durch die Erschöpfung nach einer schweren Geburt kann sich dieser Vorgang jedoch um mehrere Stunden verzögern. Bei der Färse auf den Abbildungen ging die Nachgeburt nach 1 Stunde und 10 Minuten ab.

> Wenn sich eine Kuh nach 12 Stunden noch nicht »sauber gemacht« hat, sollte man den Tierarzt verständigen (Seite 220).

Zum Schluß noch ein Tip, wie man eine bevorstehende Geburt erkennen kann. Jedes Tier hat seine eigene Temperaturkurve, die gegen Ende der Trächtigkeit vor allem abends ansteigt. Zwei bis höchstens 24 Stunden vor der Geburt fällt die Temperatur um etwa ein halbes Grad ab. Wer also das Tier in der letzten Woche der Trächtigkeit morgens und abends mißt und die Temperatur aufschreibt, erkennt am Temperaturabfall die bevorstehende Geburt und kann bis dahin ruhig schlafen.

12.1.1 Gefahren durch vorzeitiges Eingreifen

Wer das vorhergehende Kapitel mit der nötigen Sorgfalt gelesen hat, wird erkannt haben, wie falsch ein verfrühter Eingriff für den natürlichen Ablauf der Geburt ist.

Zunächst einmal besteht die Gefahr, daß die Fruchtblase vorzeitig eröffnet wird (Abb. **1**). Ohne diesen elastischen Keil erweitert sich der Muttermund nur unvollständig.

Wenn dann, wie das früher oft der Fall war, das Kalb mit Gewalt herausgezogen wird, kann es zu Verletzungen, Notschlachtungen oder späterer Unfruchtbarkeit der Kuh kommen. Zudem hat sich herausgestellt, daß jeder Eingriff in den Geburtsablauf die Rückbildung der Gebärmutter verzögert und die Zwischenkalbezeit verlängert.

Der **Muttermund,** lateinisch *Zervix,* besteht aus einem Muskelring. Normalerweise ist diese Pforte zur Gebärmutter fest geschlossen, nur während der Brunst öffnet sich ein schmaler Durchgang für den Samen.

Bei der Geburt bewirken einerseits hormonelle Einflüsse, andererseits der Druck der Fruchtblase und des Kopfes gegen den Muttermund dessen größtmögliche Erweiterung.

Wenn aber der Kopf des Kalbes durch

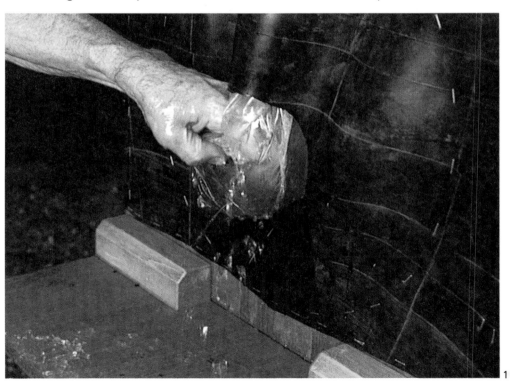

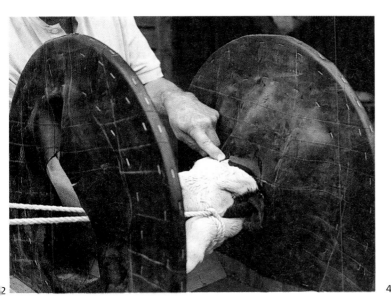

2

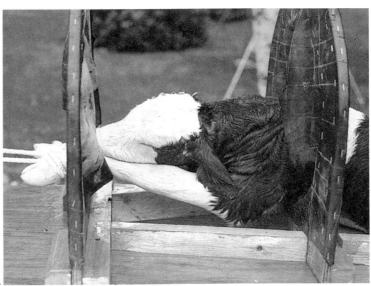

4

frühzeitiges Ziehen in diesen Muskelring eingekeilt wird, kommt es zur Verkrampfung. Der Muttermund erweitert sich dann nicht mehr elastisch, sondern reißt durch die Gewaltanwendung ein (Abb. 2). Um das Kalb in einem solchen Fall ohne Gefahr für das Muttertier herauszuholen, muß dann ein Kaiserschnitt (Seite 210) durchgeführt werden. Sofern das Kalb bereits tot ist, kann auch eine Embryotomie (Seite 214), also eine Zerteilung und Extraktion der Teilstücke erfolgen.

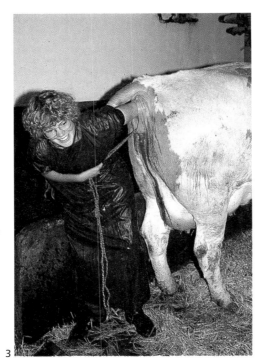

3

Besonders gefährlich ist es, an den Kälberfüßen zu ziehen, wenn der Kopf noch nicht durch den Ring des Muttermundes hindurch ist (Abb. 3). Das führt zum Zurückstauchen des Halses; der Kopf wird eingekeilt und reißt mit der Stirn den Muttermund ein.

Auch wenn die Füße schon aus der Scheide ausgetreten sind, der Kopf aber noch im Scheidenraum steckt, darf nicht einfach nur an den Füßen gezogen werden. Abb. 4 zeigt mit Hilfe einer Gummimanschette, wie unter Umständen die Stirn des Kalbes gegen das Dach des Scheiden-

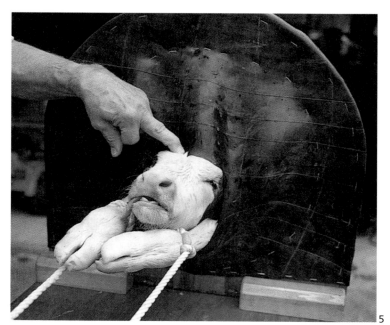

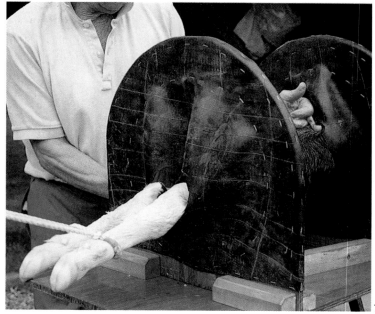

5

7

raumes anstehen kann. Erfolgt jetzt ein kräftiger Zug an den Füßen, muß das Scheidengewebe einreißen (Abb. **5**). Entweder man wartet, bis sich Muttermund und Scheide gedehnt haben und der Kopf von selber durchtritt, oder aber man muß den Kopf ebenfalls anseilen und nach unten ziehen (Seite 192).

Besser ist es auf jeden Fall, der Färse oder Kuh Zeit zu gönnen, damit sie das Kalb aus eigener Kraft zur Welt bringen kann (Abb. **6**).

Die Voraussetzung dafür ist selbstverständlich eine **normale Lage**; der Kopf liegt dabei auf beiden Vorderbeinen oder aber die Hinterbeine kommen mit den Klauen nach oben (Seite 171).

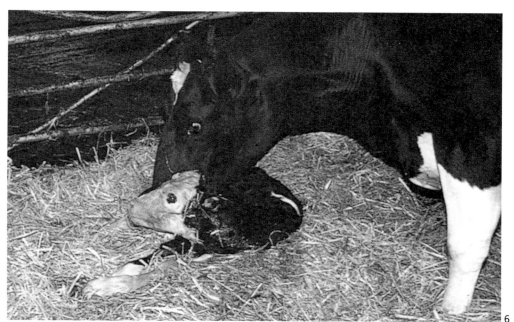

6

Wenn die Geburt entsprechend der Schilderung im vorhergehenden Kapitel abläuft, kann ohne Bedenken gewartet werden. Solange auch nur kleine Fortschritte gemacht werden, braucht man sich keine Sorgen zu machen. Auch das Leben des Kalbes ist durch verfrühtes Herausziehen gefährdeter, als wenn es von selber kommt.

Solange das Kalb noch in der Kuh ist, wird es durch den Nabel mit Sauerstoff versorgt. Erst wenn die **Nabelschnur** reißt, setzt die Lungenatmung ein. Die Nabelschnur reißt jedoch zumindest bei der **Vorderendlage**, also, wenn die Vorderfüße zuerst kommen, fast immer erst dann, wenn der Kopf schon außerhalb der Scheide ist. Jetzt müssen auch die Fruchthüllen aufreißen, damit das Kalb atmen kann.

Gefährlich wird die Sache aber, wenn durch einen anhaltenden Zug längere Zeit der Nabelstrang gegen den knöchernen Beckenring abgedrückt wird. Die Wehen dagegen drücken den Blutstrom immer nur zeitweise ab, in den Pausen dazwischen erhält das Kalb ausreichend Sauerstoff.

Bei der **Hinterendlage,** wenn also die Hinterbeine zuerst kommen, kann man zunächst ebenfalls ohne Bedenken abwarten. Das ist auch notwendig, weil sich hierbei ohne den wichtigen Druck des Kopfes der Muttermund meist erst zur Hälfte eröffnet hat, wenn die Füße sichtbar sind (Abb. **7**).

Zu diesem Zeitpunkt steht das Schwanzende des Kalbes gegen den Muttermund; die Gefahr des Zerreißens ist in diesem Augenblick besonders groß. Was man in diesem Fall tun muß, steht auf Seite 196.

12.1.2 Wann und wie man untersuchen soll

Bei jeder wesentlichen Abweichung von dem geschilderten Geburtsablauf muß man damit rechnen, daß etwas nicht in Ordnung ist. Die Sachlage sollte dann durch eine vorsichtige Untersuchung geklärt werden.

Verdächtig ist eine Eröffnungszeit länger als 3 Stunden bei der Kuh und 8 Stunden bei der Färse. Wenn ein Tier länger unruhig ist, nach dem Bauch schlägt und dabei nicht preßt, könnte eine **Gebärmutterverdrehung** vorliegen (Seite 187). Zieht sich vor allem bei älteren Kühen die Eröffnungsperiode ohne deutliche Zeichen von Unruhe, aber auch ohne Pressen, länger als 12 Stunden hin, liegt vermutlich ein schleichend verlaufender Fall von **Calciummangel** vor (Seite 183).

Dauert das Stadium der Austreibung, also starkes Pressen, bei der Kuh länger als 2 Stunden und bei der Färse 4 Stunden, ohne daß sich die Füße des Kalbes in der Scheide zeigen, muß man mit einer **falschen Lage, Zwillingen** oder einem **zu großen Kalb** rechnen.

Eine Untersuchung ist auch angezeigt, wenn eine Stunde nach dem Blasensprung, also dem Abfließen des Fruchtwassers, noch nichts von dem Kalb zu sehen ist. Ferner ist jede Blutung verdächtig und das Austreten von Nachgeburtsteilen. Zur Untersuchung wird zunächst die Umgebung der Scheide der Kuh von einer Hilfsperson gründlich mit Wasser abgespült und anschließend mit Seife gewaschen (Abb. **1**). Der Schwanz wird dabei zur Seite weggezogen.

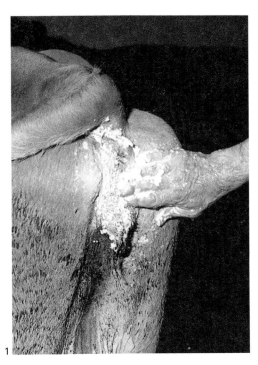

1

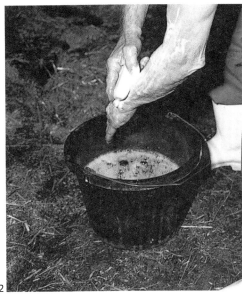

2

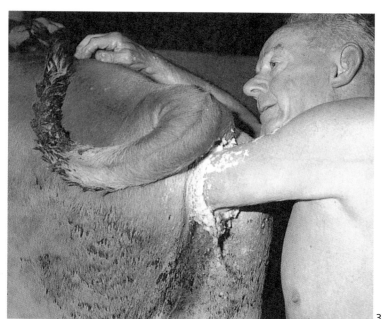

3

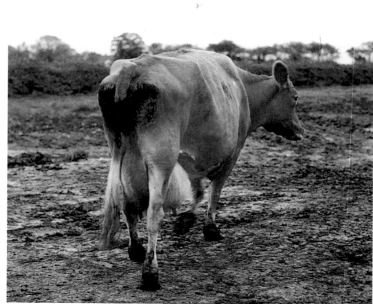

4

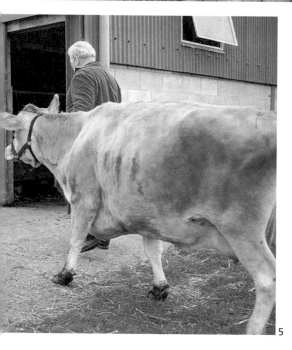

5

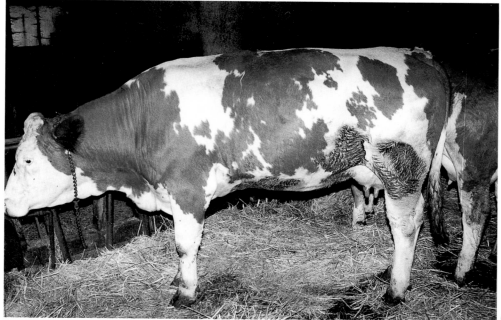

6

Der Untersucher selbst wäscht sich ebenfalls gründlich mit warmem Wasser und Seife, taucht die Hände in eine milde Desinfektionslösung (z. B. Valvanol) und seift sich zum Schluß die Hand noch einmal ein (Abb. **2**).

Nachlässigkeit in diesem Punkt kann sich durch eine Infektion mit weitreichenden Folgeschäden bis hin zum Tod bitter rächen.

Man führt die flache Hand vorsichtig in den Scheidenspalt ein, ohne die Fruchtblase zu zerreißen (Abb. **3**). Auch die Schleimblase läßt man besser in Ruhe; wenn eine Geburtshilfe nötig wird, ist jeder Tropfen Flüssigkeit als Gleitmittel von Nutzen.

Im Scheidenraum fühlt man nun entweder zwei Vorderfüße mit der Nase des Kalbes im Muttermund oder die zwei Hinterfüße (Seite 171). In beiden Fällen ist die Lage normal und die weitere Entwicklung kann in Ruhe abgewartet werden. Man muß sich allerdings überzeugen, daß es sich nicht etwa um Zwillinge handelt.

Liegt das Kalb normal, kann die Färse oder Kuh entweder wieder auf die Weide gehen (Abb. **4**), oder man bringt sie in eine Abkalbebox (Abb. **5**). Ist eine solche nicht verfügbar, muß man wenigstens eine Nachbarkuh abhängen (Abb. **6**), damit genügend Platz für die Geburt da ist.

> Eine kalbende Kuh muß sich ausstrecken können, ohne daß die Gefahr besteht, von der Nachbarin getreten zu werden.

Die Kuh wird sorgfältig mit einem Strick zwischen den Kettengliedern so an-

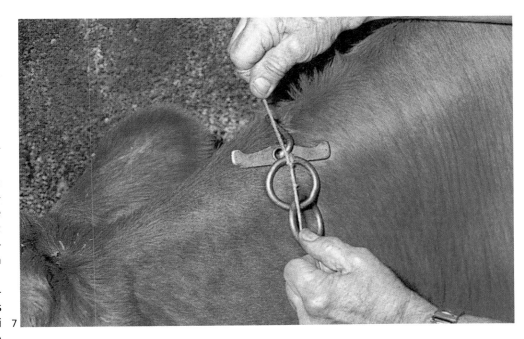

7

gehängt, daß der Strick im Notfall abreißt (Abb. **7**). Seitdem sich diese Methode weitgehend durchgesetzt hat, sind Todesfälle bei Kettenanbindung durch Erdrosseln sehr viel seltener geworden. Der Strick darf dabei selbstverständlich nicht zu dick sein.

Man räumt die Streu auf die Seite und streut eine Lage Sand auf den Boden (Abb. **8**). Erst darüber kommt die Einstreu. Die dickste Lage Stroh nutzt nichts, wenn der Boden darunter rutschig ist. Die meisten Beckenbrüche, Muskelrisse oder gezerrte Hüftgelenke sind die Folge eines Ausrutschers beim Kalben.

Rutschen die Hinterbeine unter dem Körper weg, kann eine Nervenlähmung ent-

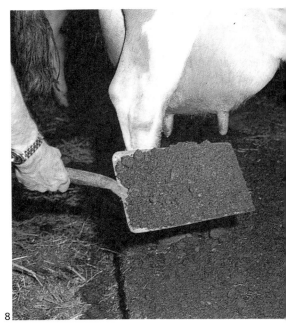

8

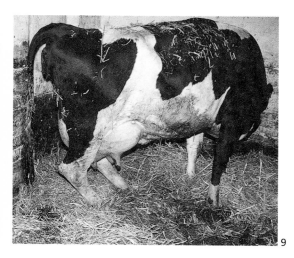

stehen mit unnatürlich abgewinkeltem Sprunggelenk und Überköten in der Fessel (Abb. **9**). Zur Heilung braucht dieser Zustand monatelang oder er endet sogar mit einer Notschlachtung.

Das Beste ist natürlich eine Abkalbebox (Abb. **10**), in der das Tier sich frei bewegen kann. Sie sollte aber vorher gründlich gereinigt sein. Auch hier kommt auf den Boden zunächst eine Lage Sand und dann die Einstreu.

Wenn das Kalb richtig liegt, kann die werdende Mutter über Nacht oder vom Morgen bis zum späten Nachmittag sich selbst überlassen bleiben.

12.1.3 Grundsätzliches zur Geburtshilfe

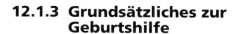

Einstreu und das Fesseln der Füße

Ein rutschfester Boden ist für eine Geburt unabdingbare Voraussetzung.

Selbst wenn die Färse oder Kuh zu Beginn ruhig liegt, kann sie doch plötzlich aufspringen und dann den Halt verlieren. Kommt sie dadurch erst einmal mit gespreizten Hinterbeinen zum Liegen, ist die Katastrophe oft schon da. Am gefährdetsten sind die schweren Rassen, vor allem die Färsen der Schwarzbunten und des Fleckviehs.

Nachdem man Sand unter die Füße gestreut hat, und zwar in der ganzen Länge des Tieres, kommt eine reichliche Lage Einstreu. Dann werden bei Färsen die Hinterfüße zusammengebunden (Abb. **1**). Auch für Kühe, die schlecht stehen kön-

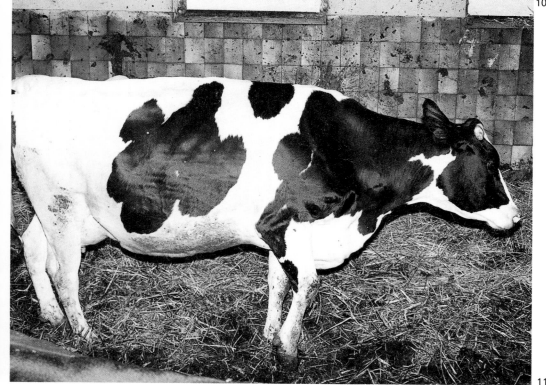

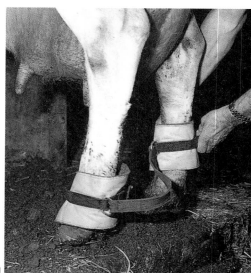

9

10

11

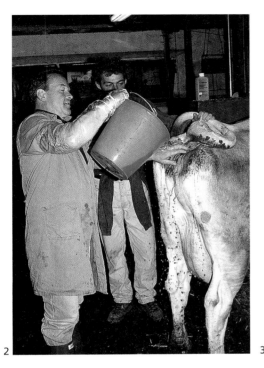

2

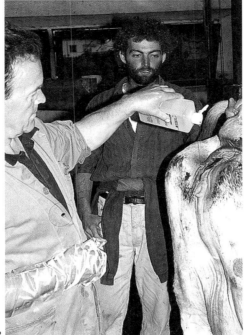

3

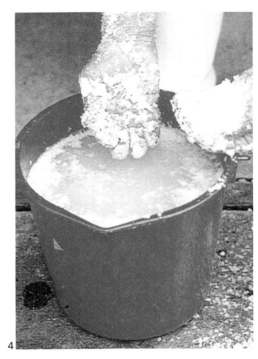

4

nen, eignet sich diese Methode. Den Rest Sand gibt man zum Schluß noch unter die Hinterfüße.

Jetzt kann das Tier nicht mehr ausrutschen und sich verletzen. Mit diesen Fesseln ist eine Färse auch keineswegs behindert, sie kann damit aufstehen und notfalls auch herumgehen.

Gleitmittel

Nach einer gründlichen Reinigung der Geburtswege (Abb. **2**) müssen diese anschließend gleitfähig gemacht werden.

Die schleimige Amnionsflüssigkeit, der Inhalt der Schleim- oder Fußblase, ist oft schon abgeflossen. Als Ersatz werden Schweinefett, Paraffin- oder Speiseöl und käufliche Gleitmittel (Abb. **3**) verwendet. Sehr gut ist richtig gekochter Leinsamenschleim. Der braucht aber seine Zeit und ist oft nicht vorhanden. Eine schnelle und ausgezeichnete Methode ist das Auflösen von reichlich Seifenflocken *(kein Waschpulver!)* in warmem Wasser (Abb. **4**).

Diese Mischung hat sich bei ungezählten Geburtshilfen bewährt. Ein gutes Gleitmittel ist bei schwierigen Fällen unerläßlich, man kann da wirklich sagen »Wer gut schmiert, der gut fährt« (Abb. **5**).

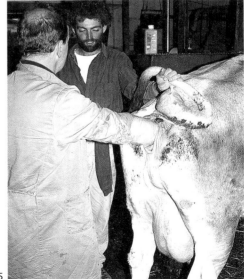

5

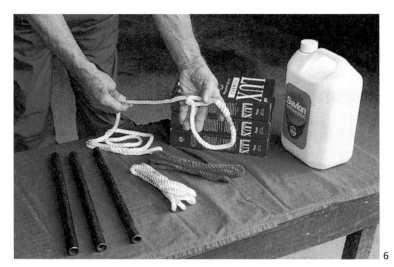

6

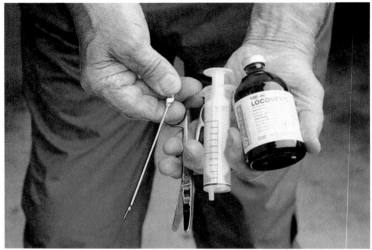

7

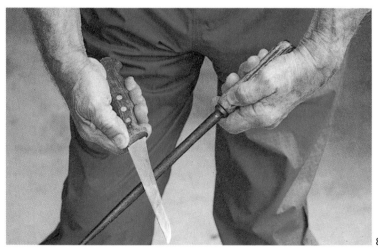

8

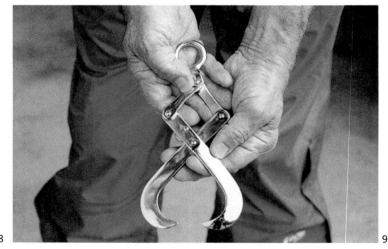

9

Hilfsmittel

In jede Stallapotheke gehören neben einem reizlosen Desinfektionsmittel 3 Geburtsstricke aus Perlon mit Schlaufen an den Enden oder Geburtsketten, 3 Griffe aus Metall oder Holz zum Ziehen und ein Vorrat an Seifenflocken bzw. Gleitmittel (Abb. **6**).

Eine lange Injektionsnadel und die Spritze werden zum Einspritzen eines Betäubungsmittels in den Rückenmarkskanal gebraucht, wenn die Kuh zu sehr preßt oder »ausgedrückt« hat (Abb. **7**).

In die Notausstattung des Tierarztes gehört außerdem ein scharfes Schlachtmesser (Abb. **8**). Es dient einerseits in Notfällen zum Abstechen der Kuh, besonders aber zum Abschneiden von Kopf oder Vorderteil eines hoffnungslos eingekeilten Kalbes, bei dem der Rest in der Kuh zerstückelt werden muß (Seite 214).

Den selbstschließenden Schöttlerhaken (Abb. **9**) benötigt der Tierarzt zum Hervorziehen von Teilen des toten Kalbes aus

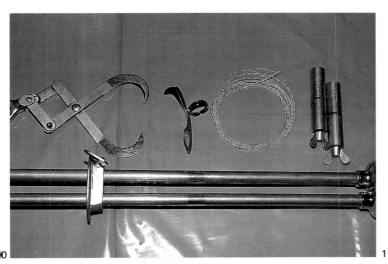

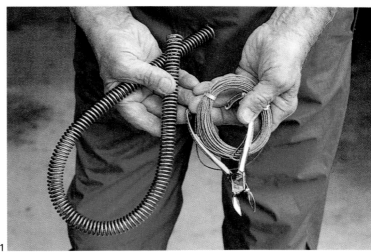

11

der Tiefe der Gebärmutter. Vorher muß es mit dem Embryotom (Abb. **10**) oder den Schutzspiralen und einer Drahtsäge innerhalb der Kuh zerstückelt werden (Abb. **11**).

Die Abb. **12** zeigt alles Notwendige, um auch die schwierigste Geburtshilfe zu bewältigen. Augenhaken, komplizierte Instrumente oder etwa ein Flaschenzug sind nicht dabei, können aber von Fall zu Fall eine große Hilfe sein, wenn eine nicht sehr kräftige Person einen ruhigen Zug ausüben soll.

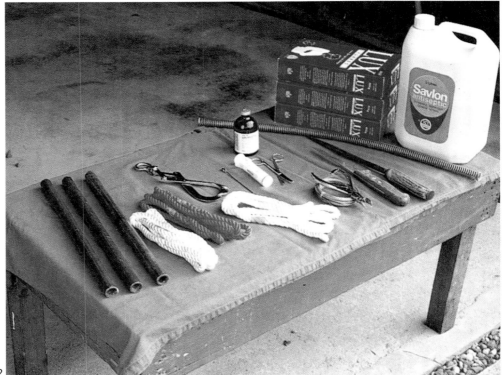

12

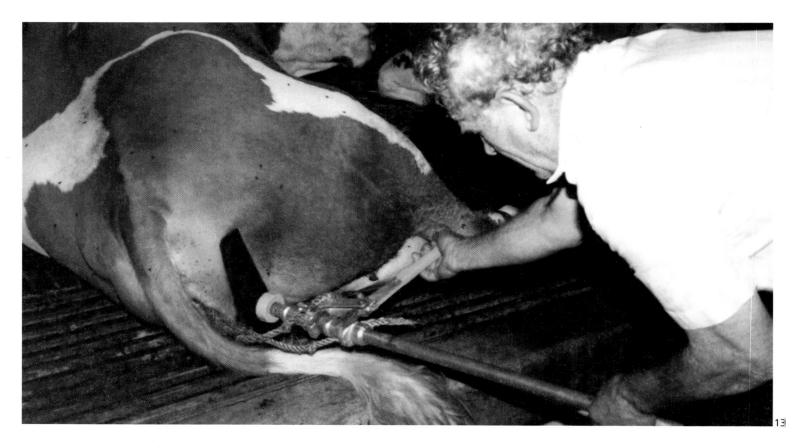

13

Noch etwas leichter in der Anwendung ist der sog. Geburtshelfer, der, gegen die Kuh gestützt, mit Hilfe einer Ratsche die angebundenen Beine Stück für Stück heranzieht (Abb. **13**).

Voraussetzung für die Benutzung dieser Hilfsvorrichtungen ist allerdings die strikte Einhaltung der in den folgenden Kapiteln gegebenen Anweisungen.

Anschlaufen der Füße und Befestigung des Stricks am Griff

Ehe man in die Kuh faßt, wäscht man sie rings um die Scheide gründlich mit Wasser und Seife und benützt ein reizloses Desinfektionsmittel.

Dieser Punkt ist so wichtig, daß er, genauso wie das gründliche Waschen der Hände und Arme, immer wieder betont werden muß.

Geburtsstricke kocht man am besten nach jeder Benutzung aus und weicht sie vor der Wiederverwendung in einer Lösung eines reizlosen Desinfektionsmittels ein, damit sie geschmeidig werden.

Man zieht den Geburtsstrick durch die Schlaufe, streift die entstandene Schlinge über die Klaue (Abb. **14**) und schiebt sie dann bis über das Fesselgelenk (Abb. **15**). Sitzt die Schlinge darunter, kann sie abrutschen und die Klaue dabei abziehen (»ausschuhen«).

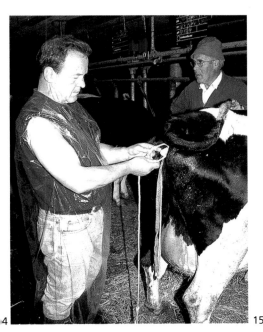

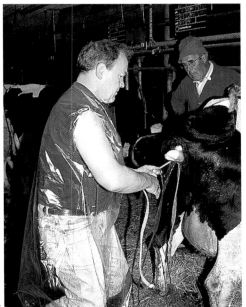

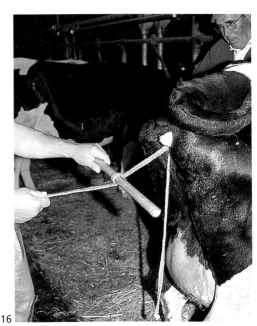

14

15

16

Die Befestigung des Stricks am Griff, also der Holz- oder Metallstange, ist aus den Abb. **16–18** ersichtlich. Diese Methode hat den Vorteil, daß der Strick sicher hält, aber dennoch leicht wieder gelöst werden kann.

Wenn es an das eigentliche Ziehen geht, sollten die Stricke kurz sein. Man hat neben der stärkeren Zugkraft durch Gegenstützen an der Kuh auch die bessere Möglichkeit für eine Korrektur der Zugkräfte.

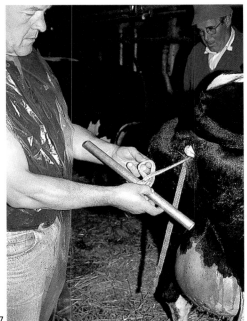

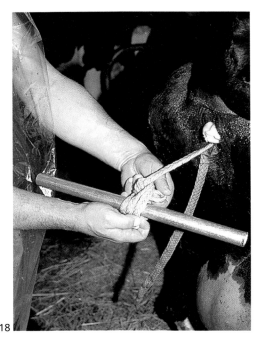

17

18

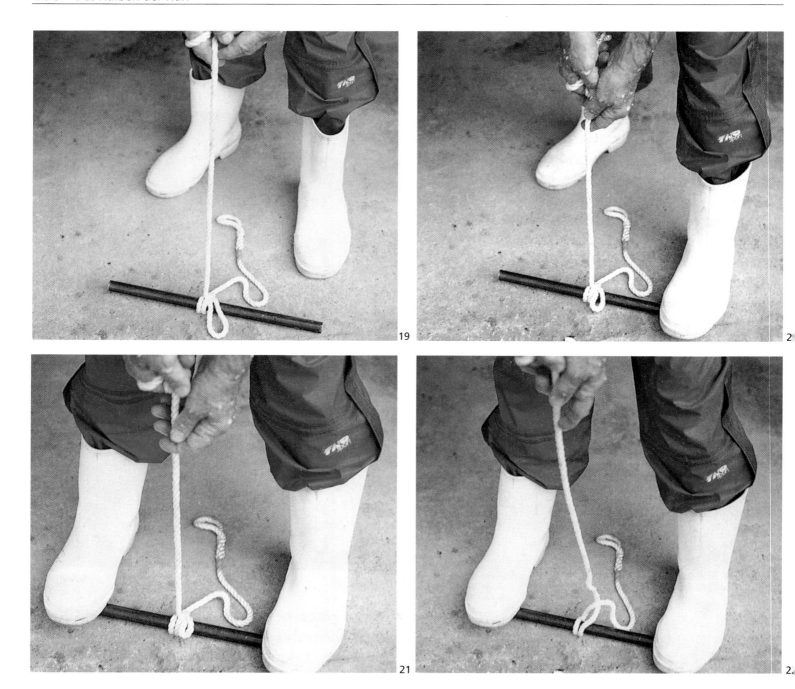

19

2

21

2,

Lösen des Strickes

Auch wenn mit Maß und Vernunft gezogen wird, sitzen die Knoten der Stricke oft sehr fest (Abb. **19**). Wenn nicht für jede Geburtshilfe ein Paar neue Perlonstricke gekauft werden soll, tut man gut daran, sie nicht nur nach der beschriebenen Methode zu befestigen, sondern auch so zu lösen wie es auf den Abb. **20–23** gezeigt wird.

Der Trick dabei ist ganz einfach. Man stellt sich auf den Stock und zieht an dem Strickende, das nicht am Kalb befestigt war. War der Knoten sehr fest angezogen ist, wickelt man sich zum besseren Anfassen ein Handtuch um das Strickende.

Nie die Stricke an den Stöcken lassen, sondern immer getrennt aufbewahren!

Technik des Ziehens

Hierbei wird unglaublich viel falsch gemacht. Man muß sich immer vorstellen, daß ein Mensch, der durch ein enges Loch schlüpfen will, sich nicht mit beiden Schultern zugleich durchzwängt.

Wenn an beiden Fußstricken gleichzeitig angezogen wird, ist das Kalb in der Schulter- oder Beckenpartie viel breiter, als wenn jeweils nur eine Schulter etwas schräg durch die Enge des mütterlichen Beckens tritt. Jeweils nur an einem Fuß ziehen. Erst wenn die Schultern heraus sind, darf an beiden Füßen gleichzeitig gezogen werden.

Wie wichtig es ist, den Kopf gleichfalls anzuseilen oder kurz vor dem Austreten aus der Scheide zumindest mit der Hand gegen den Damm abzustützen, wurde bereits erörtert (Seite 170).

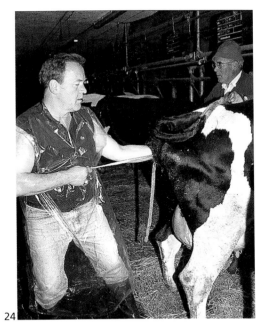

24

Es muß immer gleichzeitig mit den Wehen gezogen werden; der früher übliche anhaltende Zug ist absolut falsch.

Ein stetiger Zug schnürt den Nabelstrang zu lange ab und unterbindet den lebenswichtigen Blutstrom, der das Kalb mit Sauerstoff versorgt. Eine Ausnahme bilden nur gewisse Lageberichtigungen (Abb. **24**), bei denen das Kalb jedoch noch hinter dem Muttermund in der Kuh liegt.

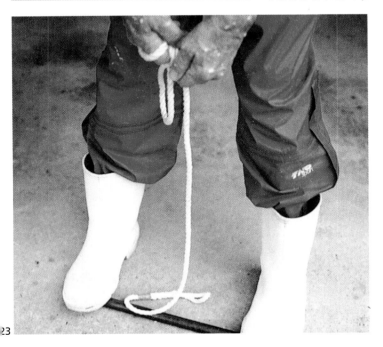

23

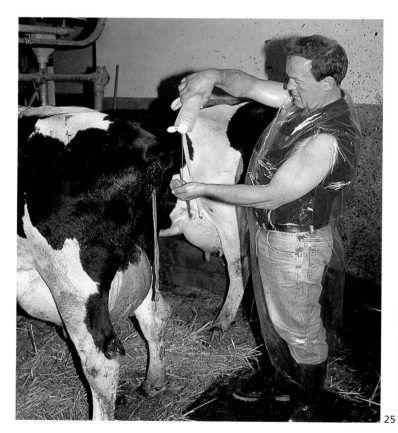

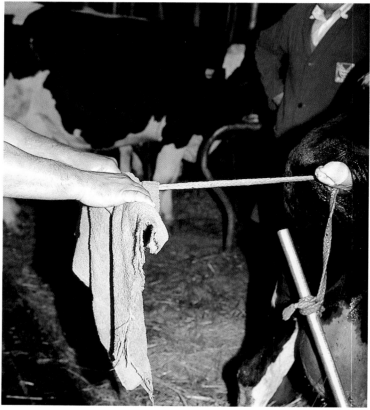

25

26

Ein besonderes Problem bildet das Ziehen bei einer unruhigen Färse, die sich nicht hinlegen will. Grundsätzlich ist jede Untersuchung (Abb. **25**) und das Anlegen der Stricke sowie eine eventuelle Lageberichtigung sehr viel einfacher bei einem stehenden Tier durchzuführen. Beim Ziehen sollte die Kuh oder Färse liegen.

Wenn je ein Mann rechts und links mit einem Sack die Kuh unter dem Bauch anhebt und gleichzeitig am Kalb gezogen wird, legt sie sich hin. Notfalls schnürt man das Tier nieder (Seite 188). Nachstehend wird gezeigt, wie ein Mann wirkungsvoll bei einer Geburt im Stehen ziehen kann.

Man umwickelt dazu den Griffstock mit einem Tuch (Abb. **26**) und nimmt ihn erst hinter das eine (Abb. **27**) und dann hinter das andere Bein. Der Strick geht jetzt zwischen den Beinen durch und der Stock liegt hinten gegen die Oberschenkel. Mit den Händen stützt man sich gegen die Kuh und kann sich auf diese Weise mit dem ganzen Gewicht gegen den Stock stemmen.

Durch das Abstützen mit nur einem Arm und Schrägziehen kann man die Richtung des Zuges ändern (Abb.**28**). Grundsätzlich soll zu Anfang in der Verlängerung des Kuhrückens und dann nach unten, in Richtung auf das Euter, gezogen werden. Im einzelnen muß der Zug der Lage angepaßt werden, das Kalb muß sich sozusagen herauswinden.

Nie einen sturen, gleichmäßigen Zug ausüben! Dadurch verkrampft sich der Muttermund und überdies kann der Nabel abgedrückt werden. Immer nur ziehen, wenn die Kuh preßt.

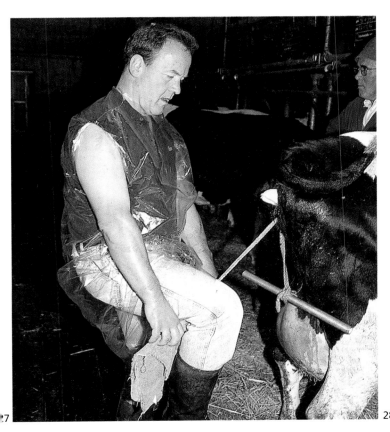
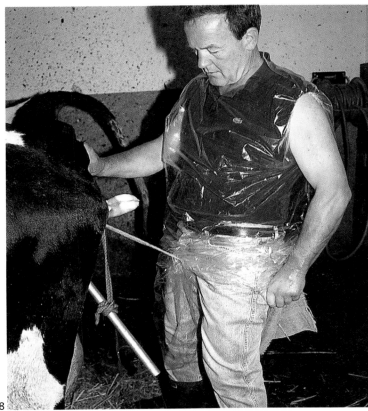

Besonders soll vor dem Einsatz mehrerer Personen zum Ziehen gewarnt werden. Es besteht dann die Gefahr unkontrollierten Anruckens; der Zug muß sich sozusagen einschleichen und sofort abgebrochen werden, wenn die Kuh nicht mehr preßt. Geduld ist vonnöten, das Kalb soll zumindest bis hinter die Schultern nur zentimeterweise kommen.

Ganz besonders gilt das Gesagte für das Arbeiten mit mechanischen Geburtshelfern oder dem Flaschenzug. Nie mehr Zug ausüben, als der Kraft von höchstens zwei Männern entspricht. Die besonde-ren Verhältnisse bei der Hinterendlage werden noch besprochen.

Mangelnde Wehen

Kühe ab dem dritten oder vierten Kalb leiden manchmal an Wehenschwäche. Solche Tiere bereiten sich durch das Einbrechen der Beckenbänder und das Einschießen der Milch normal auf die Geburt vor. Diese kommt jedoch im Eröffnungsstadium zum Stillstand und nach 12–16 Stunden treten noch immer keine kräftigen Preßwehen auf.

Gewöhnlich handelt es sich in diesen Fäl-len um Calciummangel, also eine Form des Kalbefiebers, die noch nicht zum Festliegen geführt hat. Es ist sehr wichtig, diesen Zustand rechtzeitig zu erkennen, weil bei solchen Kühen die Gefahr eines nachfolgenden Gebärmuttervorfalls besonders groß ist (Seite 226).

Man untersucht Kühe, die nicht richtig pressen, mit besonderer Vorsicht.

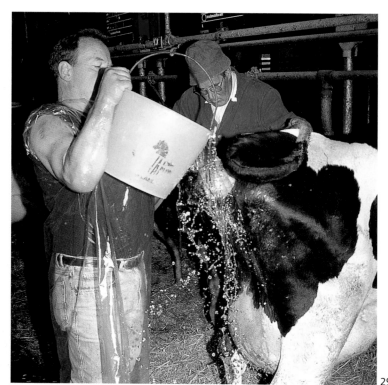

29

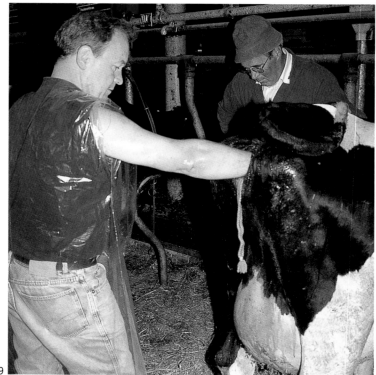

30

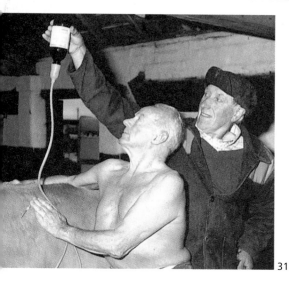

31

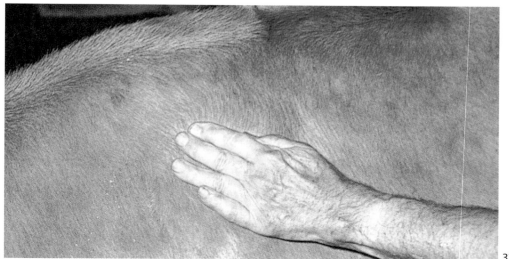

32

Nach dem Waschen der Kuh (Abb. **29**) führt man die möglichst gleitfähig gemachte Hand in die Scheide ein (Abb. **30**). Finden sich dort schräg verlaufende Falten und ist der Muttermund nicht fühlbar, handelt es sich um eine Gebärmutterverdrehung (Seite 187).

Kann man jedoch durch den Muttermund fassen und in der Gebärmutter durch die Wand die Wasserblase, den Kopf und die Vorderfüße ertasten, liegt mit ziemlicher Sicherheit Calciummangel vor.

Die Kuh braucht jetzt *vom Tierarzt* eine Injektion von Calciumglukonat. Es ist dies eine Calciumverbindung, die entweder in eine Vene infundiert, oder unter die Haut gespritzt werden kann. Mit einem Infusionsschlauch wird auf der Abb. **31** das Medikament eine Handbreit vor dem Schulterblatt an mehreren Stellen eingebracht. Bei dieser Form der Calciuminjektion kommt es zu örtlichen Schwellungen. Wichtig ist das gute Verreiben des Medikamentes (Abb. **32**), es wirkt dann schneller und hinterläßt keine bleibenden Erhebungen.

Die Wirkung des unter die Haut gespritzten Calciums tritt etwa nach 20 Minuten ein. Die Kuh bekommt dann Wehen und wird von selber kalben, vor allem, wenn bei der Untersuchung die Wasserblase nicht zerrissen worden ist.

Wenn das Kalb herausgezogen wird, kann es sehr leicht zum Gebärmuttervorfall kommen, weil Calciummangel die natürliche Spannung der Muskulatur im Muttermund verringert.

12.2 Probleme mit der Geburt

12.2.1 Verhüten von Schwergeburten

Durch die richtige Auswahl des Bullen lassen sich übergroße Kälber weitgehend vermeiden. Das gilt vor allem für Erstkalbende, die keinesfalls zu früh gedeckt werden dürfen. Kommt eine Trächtigkeit versehentlich zu früh, kann man sie bis zum 4. Monat durch eine Hormoninjektion gefahrlos abbrechen.

> Vor einem nicht fachgerechten Abdrücken des Gelbkörpers im Eierstock muß ausdrücklich gewarnt werden. Neben der Gefahr des inneren Verblutens können auch irreparable Schäden am Eierstock entstehen.

Während des Trockenstehens soll neben dem Erhaltungsfutter nur für 3–5 kg Milch gefüttert werden, denn zu fette Tiere kalben schwer. Wird der Geburtstermin erheblich überzogen, sollte der Tierarzt die Geburt einleiten, weil das Kalb im letzten Abschnitt der Trächtigkeit schnell zunimmt. Bei Geburten nach medikamentöser Einleitung kommt es allerdings häufiger zum Zurückbleiben der Nachgeburt.

12.2.2 Eihautwassersucht

Das ist eine krankhafte Ansammlung von Flüssigkeit in den Fruchthüllen.

Krankheitserscheinungen

Der Umfang der Kuh ist größer, als es dem Stadium der Trächtigkeit entspricht. Man meint, sie würde Zwillinge bekommen (Abb. **1**). Gegen Ende der Trächtig-

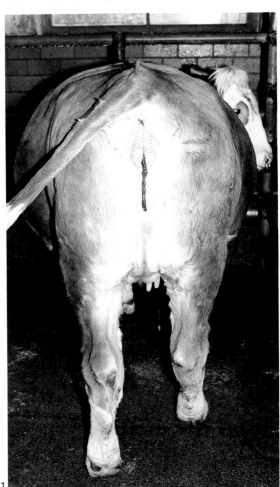

1

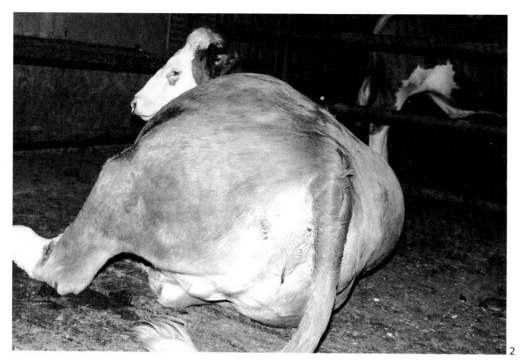

2

keit ist die Gebärmutter so vergrößert, daß die Kuh nur mit Mühe hochkommt (Abb. **2**). Sie frißt schlecht, stöhnt beim Liegen und hat kalte Ohren und Füße.

Behandlung

Es ist wichtig, diesen Zustand rechtzeitig zu erkennen, denn dann kann die Kuh noch geschlachtet und das Fleisch u. U. verwertet werden. Die andere Möglichkeit ist die Einleitung einer Frühgeburt durch Spritzen und die Eröffnung der Fruchtblase.

Den normalen Abkalbetermin sollte man nicht abwarten. Wegen der zu großen Belastung des Muttertieres sprechen tierschützerische und ökonomische Gründe dagegen. Bis zu 150 Liter Flüssigkeitsmenge in der Gebärmutter können zum Kreislaufzusammenbruch führen. Auch eine Notschlachtung ist in diesem Stadium sinnlos, da das Fleisch wegen Wässrigkeit nicht mehr als tauglich beurteilt werden kann. Schließlich ist auch das Kalb häufig mißgebildet und nicht lebensfähig (Abb. **3**).

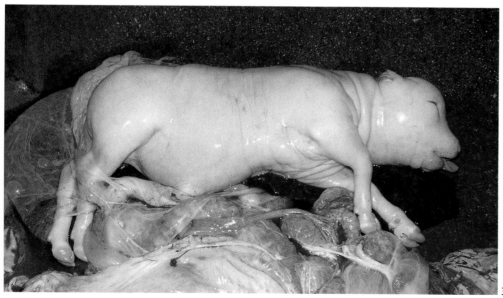

3

12.2.3 Gebärmutter-
verdrehung

Gelegentlich kommt es gegen Ende der Trächtigkeit zu einer Drehung der Gebärmutter um ihre eigene Achse. Das Kalb liegt in der Gebärmutter wie in einem Sack, der an den Mutterbändern frei in der Bauchhöhle hängt.

Durch besonders kräftige Bewegungen des Kalbes oder durch längeres Verharren auf den Vorderknien beim Aufstehen der Kuh kann nun dieser Sack eine Drehung vollführen.

Abb. **1** zeigt die normale Lage vor der Geburt.

Abb. **2** symbolisiert eine Verdrehung um 180°. Auch Gebärmutterverdrehungen über 360°, also mindestens einmal um die Achse, sind möglich.

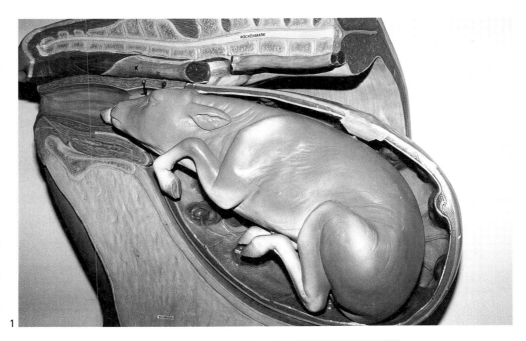

1

Krankheitserscheinungen
Am Ende einer normalen Tragezeit bereitet sich die Kuh auf die Geburt vor, die Beckenbänder fallen ein und das Euter

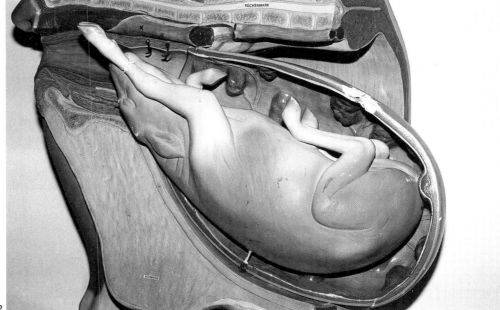

2

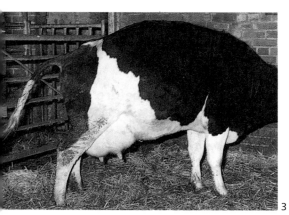

3

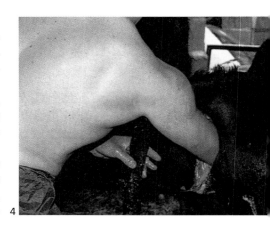

Behandlung

Der Tierarzt kann versuchen, bei der stehenden Kuh die meist in Uhrzeigerrichtung verlaufende Drehung mit der eingeführten Hand aufzudrehen (Abb. **4**).

Stehen genügend Leute zur Verfügung, kann man die Kuh drehen. Man wälzt sie dabei in Richtung der Gebärmutterdrehung.

Zunächst wird die Kuh nach der Methode von Reuff niedergeschnürt. Man legt ein Heuseil um die Hörner oder um den Hals. In letzterem Fall muß die Schlinge mit ei-

4

füllt sich. Es kommt auch zu Wehen, die Kuh legt sich jedoch nicht hin (Abb. **3**), um so wie in der Austreibungsphase richtig zu pressen. Dagegen ist sie meist sehr unruhig, sieht sich um und vor allem schlägt sie fast immer mit den Hinterfüßen gegen den Bauch.

Diese Erscheinungen halten an, ohne daß die Geburt Fortschritte macht. Nach 1–2 Tagen frißt die Kuh nicht mehr und bekommt kalte Ohren, Hörner und Füße.

Vor allem bei Kühen sollte man deshalb nicht zögern, eine Untersuchung in der Scheide vorzunehmen, wenn nach etwa 3 Stunden das Eröffnungsstadium noch nicht in das Stadium der Austreibung mit ausgeprägten Preßwehen übergegangen ist.

In der Scheide fühlt man bei einer Gebärmutterverdrehung keine Teile des Kalbes, und den Muttermund erst hinter schräg verlaufenden Falten. Manchmal ist der Muttermund überhaupt nicht zu fühlen. Jetzt muß man den Tierarzt *sofort* anrufen, denn durch eine Verzögerung wird die Wand der Gebärmutter sulzig und reißt leicht.

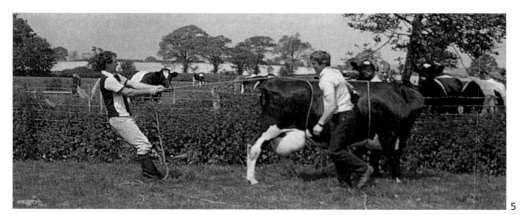

5

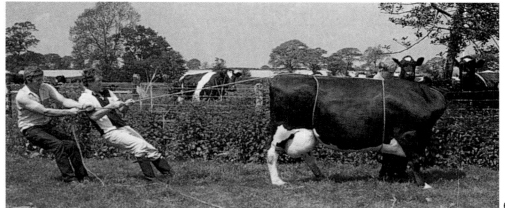

6

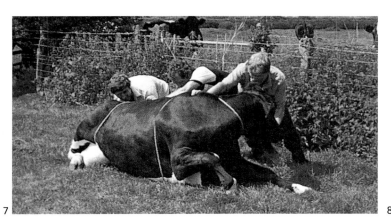

7

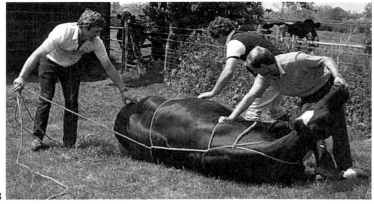

8

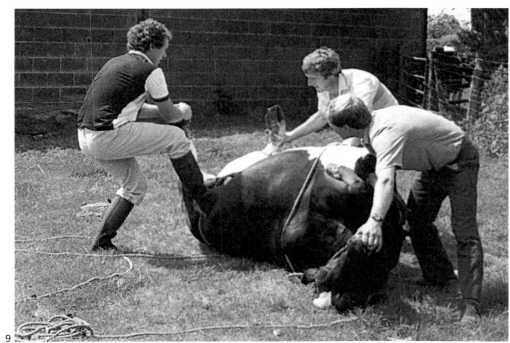

9

nem Knoten festgelegt sein, damit sie nicht drosselt. Dann wird das Seil hinter den Schultern und vor dem Euter um die Kuh geschlungen (Abb. **5**). Der Strick muß dabei über dem Rücken verlaufen. Am Strickende ziehen jetzt zwei Männer (Abb. **6**), und zwar nicht ruckweise, sondern mit allmählich zunehmender Kraft. Ein Mann bleibt am Kopf. Wenn die Kuh zu Boden geht (Abb. **7**), legt man sie auf die Seite (Abb. **8**). Der Zug am Seil muß

dabei aufrechterhalten werden, bis die Beine locker mit Stricken zusammengebunden sind.
Der Tierarzt geht jetzt mit einer sauberen und gleitfähig gemachten Hand in die

Scheide und versucht, einen Fuß des Kalbes zu ergreifen. Geht das nicht, wird die Kuh ohne Einführen der Hand in Richtung der Verdrehung über den Rücken gewälzt (Abb. **9**).

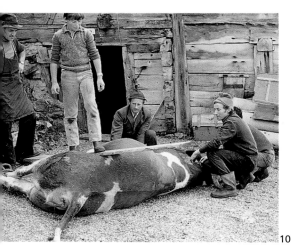

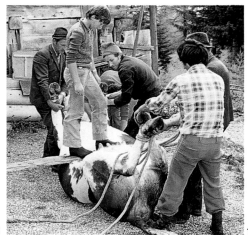

10

11

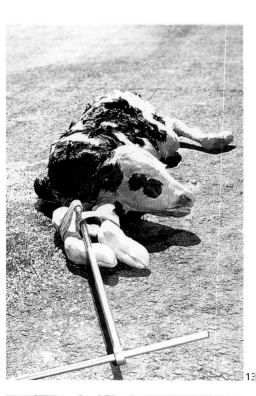

13

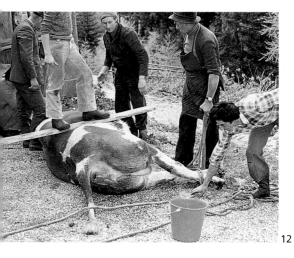

12

Hier bewährt sich die Benutzung eines Brettes oder einer Leiter: Quer über den Körper gelegt, übt man beim Wälzen einen Druck auf den Bauch und das darin liegende Kalb aus, das sich gegebenenfalls dadurch nicht mitdrehen kann (Abb. **10–12**). Manchmal muß dieses Manöver wiederholt werden. In den meisten Fällen kann man eine Verdrehung auf diese Weise berichtigen.

Es soll hier noch eine Methode beschrieben werden, die das Wälzen der Kuh ersparen kann. Die Voraussetzung ist, daß man mit der Hand durch den Muttermund des stehenden Tieres fassen kann. Mit etwas Geduld und viel Gleitmittel ist das jedoch meist der Fall. In Vorderendlage müssen Nacken oder Schulter des Kalbes erreichbar sein, in Hinterendlage Oberschenkel oder Hüften. Die Lageberichtigung wird erleichtert, wenn die Kuh hinten hochgestellt wird.

Aufgrund der besseren Hebelverhältnisse geht der Geburtshelfer bei einer Rechtsdrehung mit dem linken, bei einer Links-

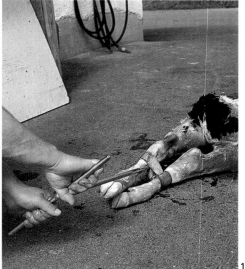

14

drehung mit dem rechten Arm in die Geburtswege ein und legt seine Hand an einen der oben genannten Körperteile des Kalbes.

Nach zwei bis drei kurzen wippenden Bewegungen versucht er das Kalb mitsamt Gebärmutter in die Gegenrichtung zu drehen. Unterstützen kann ihn dabei ein Helfer durch gezielten Druck auf die untere bzw. seitliche Bauchwand.

Auch mit Hilfe einer Torsionsgabel bzw. eines Torsionshakens nach KALCHSCHMIDT läßt sich eine Gebärmutterverdrehung sowohl in Vorderendlage (Abb. **13**) als auch in Hinterendlage (Abb. **14**) bei behutsamer Anwendung öffnen.

Ein Abwarten nach der Berichtigung wird in den meisten Fällen erforderlich sein. Zieht man das Kalb anschließend sofort heraus, ist größte Vorsicht am Platz. Kann die Drehung nicht berichtigt werden, muß ein Kaiserschnitt, wie ab Seite 210 ff. beschrieben, durchgeführt werden.

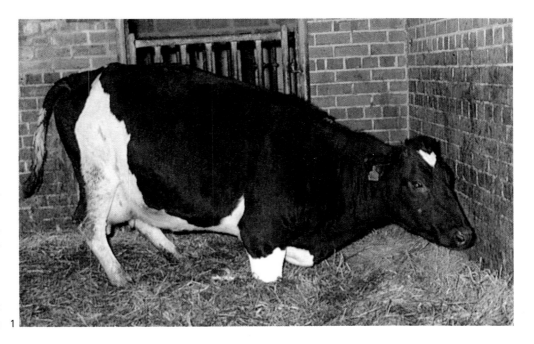

1

12.2.4 Geburtshilfe bei normaler und fehlerhafter Lage des Kalbes

Nachdem die Untersuchung ergeben hat, daß das Kalb normal liegt, kann man ohne Sorge noch 8–12 Stunden warten. Normal bedeutet, daß entweder 2 Vorderfüße von demselben Kalb und der dazu-

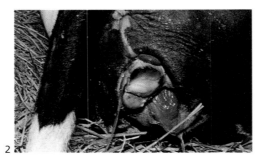

2

gehörige Kopf oder 2 Hinterfüße zu fühlen sind.

Hinterbeine erkennt man an den nach oben gerichteten Klauen und vor allem am Sprunggelenk. Ob das Kalb lebt, kann man am Zucken feststellen, wenn man zwischen die Klauen oder in die Nase faßt.

> Handelt es sich um Zwillinge, soll man nicht mit einer Hilfeleistung warten. Durch eine langandauernde Geburt ist vor allem das zweite Kalb sehr gefährdet.

Man bringt also bei normaler Lage das Muttertier in einen abgeschiedenen Stallbereich (Abb. **1**) oder sorgt im Stand für Platz und rutschfestes Lager und wartet ab (Abb. **2**).

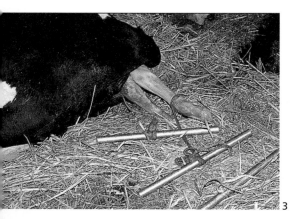

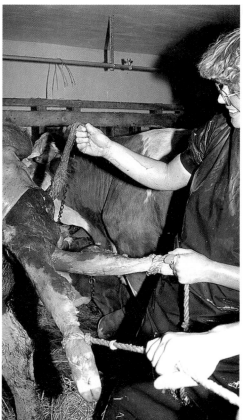

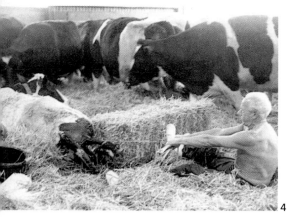

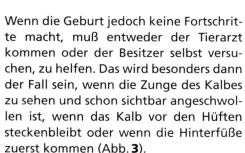

12.2.4.1 Steckenbleiben des Kopfes in der Scheide

Wenn bei einer Färse Klauen und Nase des Kalbes 3 Stunden oder noch länger im Scheidenspalt zu sehen sind, ohne daß die Geburt Fortschritte macht, schwellen die Zunge und der Kopf des Kalbes meist merklich an (Abb. **1**).

Auf keinen Fall darf bei einer Hilfe ausschließlich an den Füßen gezogen werden, weil dadurch der Kopf gegen das obere Scheidengewölbe gestaucht wird.

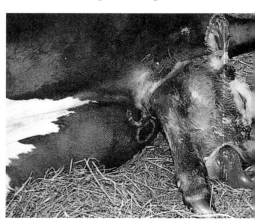

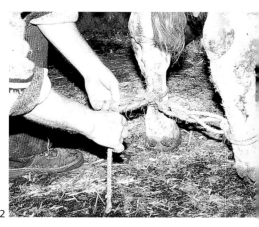

Wenn die Geburt jedoch keine Fortschritte macht, muß entweder der Tierarzt kommen oder der Besitzer selbst versuchen, zu helfen. Das wird besonders dann der Fall sein, wenn die Zunge des Kalbes zu sehen und schon sichtbar angeschwollen ist, wenn das Kalb vor den Hüften steckenbleibt oder wenn die Hinterfüße zuerst kommen (Abb. **3**).

Bei keiner Form von Geburtshilfen darf man sich zu einem rohen Kraftakt hinreißen lassen.

Es hat sich immer wieder gezeigt, daß ein Mann – auch allein – mit viel Geduld und viel Leinsamenschleim oder Seifenflocken das größte Kalb herausholen kann (Abb. **4**).

Auch bei Frühgeburten soll man sehr vorsichtig ziehen, nur bei bereits in Fäulnis übergegangenen, aufgetriebenen toten Kälbern darf man etwas mehr Gewalt anwenden. In einem solchen Fall muß jedoch immer der Tierarzt oder die Tierärztin geholt werden, um Geburtsverletzungen zu verhindern (Abb. **5**).

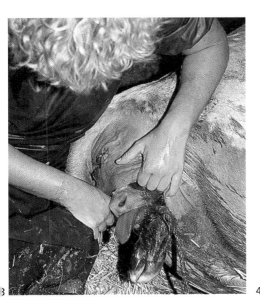

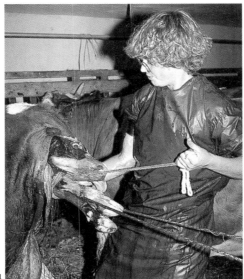

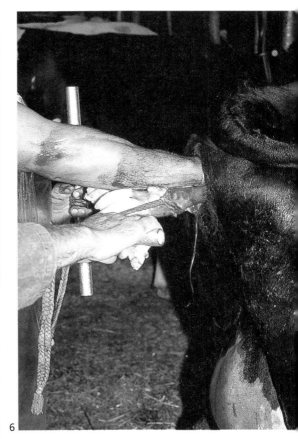

Er muß unbedingt angeseilt und in der Richtung nach unten gezogen werden.

Um Verletzungen durch Ausrutschen bzw. Ausgrätschen zu verhindern, wird der Boden rutschfest gemacht und an die Beine werden Fesseln angelegt (Abb. **2**). Wenn nötig, wird die Kuh am Kopf fixiert, um ein Verrutschen bzw. Aufstehen

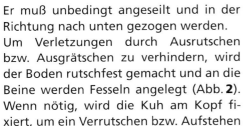

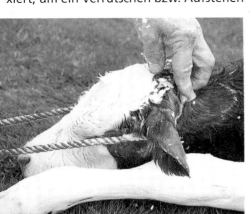

in einem unpassenden Moment zu unterbinden.

Nach gründlichem Waschen der Scheidengegend und der Hände und Arme, wird der Kopf des Kalbes mit Gleitmittel schlüpfrig gemacht (Abb. **3**).

Man nimmt nun einen in eine Desinfektionslösung getauchten Kopfstrick und streift ihn als Schlinge über den Kopf (Abb. **4**). Wenn der Kopf bereits weit vorne in der Scheide liegt, kann man auch ohne Knoten an den beiden Strickenden ziehen (Abb. **5**).

Manchmal hängt das Kalb etwas verdreht im Beckenraum. Unter Ausnützung der Wehenpausen wird das Kalb zurückgeschoben und unter leichtem Zug in die richtige Stellung gebracht (Abb. **6**).

Der Kopfstrick wird an einem dritten Zuggriff befestigt, und wenn die Kuh preßt *(und nur, wenn die Kuh preßt!)* in der Richtung nach unten gezogen. Ein

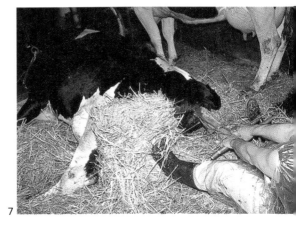

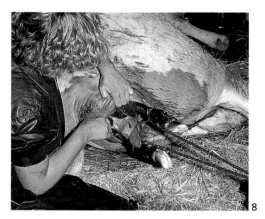

8

festes Strohbund zwischen Kuh und den Füßen des Ziehenden erleichtert die Arbeit wesentlich (Abb. **7**).

Wenn eine zweite Person zur Verfügung steht, ist es gut, mit der Hand die Scheidenhaut über die Kälberstirn zurückzustreifen. Dieser Dammschutz verhindert das Einreißen nach oben (Abb. **8**).

Bei sehr engem äußeren Scheidenring kann es notwendig sein, mit einem Rasiermesser den straff gespannten Scheidenrand seitlich in der Mitte zwischen After und dem unteren Scheidenwinkel einzuschneiden. Auf diese Weise wird der gefährliche Scheidenriß nach oben oder unten vermieden. Da ein solcher Einschnitt anschließend vom Tierarzt genäht werden muß, sollte er nur im äußersten Notfall von einem Laien vorgenommen werden.

> Abwechselnd mit dem Kopfstrick wird an je einem Fußstrick gezogen. Nie an beiden Füßen gleichzeitig ziehen! Nachdem der Kopf heraus ist, wird erst die eine und dann die andere Schulter hervorgezogen.

12.2.4.2 Steckenbleiben im Becken

Bei keiner Form der Geburtshilfe ist die richtige Technik des Ziehens so wichtig, wie dann, wenn das Kalb mit seinem Becken im knöchernen Beckenring der Mutter steckengeblieben ist (Abb. **1**). Hier wird dann meist mit Kraftentfaltung angezogen und der Erfolg sind oft ein totes Kalb und eine Kuh mit Beckenbruch.

Wenn die Kuh sich noch auftreiben läßt, soll sie aufstehen, und man wartet, bis sie sich wieder auf die andere Seite legt. Steht die Kuh nicht auf, dreht man sie über den Rücken auf die andere Seite (Abb. **2**). Anschließend läßt man sie 5 Minuten in Ruhe und dann zieht ein Mann, wenn die Kuh preßt. Durch diese einfache Methode läßt sich die Hälfte aller derartigen Geburtsstockungen zu einem guten Ende bringen.

Hat das Umdrehen der Kuh nichts geholfen, werden die Vorderbeine des Kalbes so eng wie möglich zusammengebunden. Dann wird ein Stock zwischen die Beine gesteckt und soweit wie möglich nach oben gedrückt. An den Fußstricken wird jetzt abwechselnd über Kreuz angezogen, wenn die Kuh preßt. Gleichzeitig wird mit dem Stock das Kalb erst in der einen oder aber in der anderen Richtung etwas um seine eigene Achse gedreht (Abb.**3**). Dieses Prinzip ist bei jeder Geburtshilfe zu berücksichtigen. Das Kalb soll nicht breitseits mit seinem Becken durchtreten, sondern sozusagen herausgeschraubt werden.

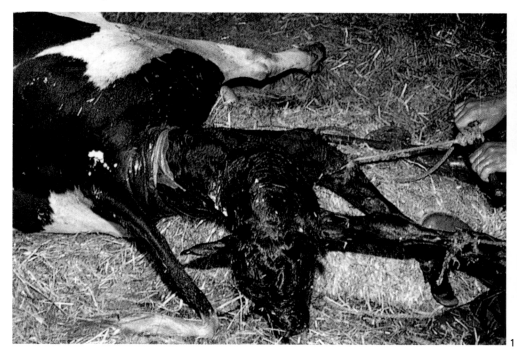

1

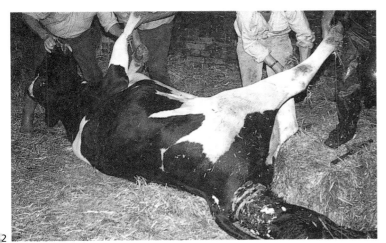

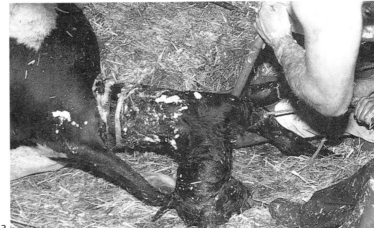

2

3

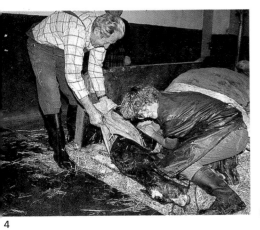

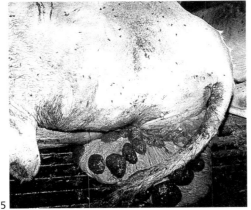

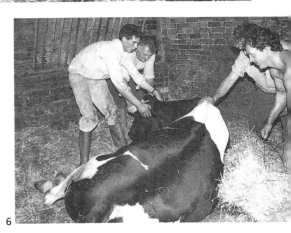

4

5

6

Wenn also ein schweres Kalb bis zur Hälfte aus der Scheide heraus ist, werden die Zugstricke über Kreuz gezogen. Ein Mann unterstützt diese Drehbewegung, indem er das Kalb an den Schultern zu drehen versucht.

Ist das Kalb steckengeblieben, kann man auch einen Sack so dicht wie möglich an der Scheide unter den Körper des Kalbes legen. Ein Mann zieht nun quer zur Längsrichtung an dem Sack (Abb. **4**). Auf diese Weise rutscht das Kalb manchmal über den Rand des knöchernen Beckens der Mutter.

Nach demselben Prinzip kann man auch mit der Schulter den Bauch des Kalbes nach oben drücken, während an den Füßen gezogen wird. Gleichzeitig versucht man dabei, das Kalb an den Füßen erst in einer und dann in der anderen Richtung zu drehen.

Wenn das Kalb auf diese strapaziöse Weise geboren wurde, besteht eine erhöhte Gefahr des Ausdrückens der Gebärmutter (Abb. **5**). Die Kuh wird deshalb vorsorglich in Brustlage gebracht (Abb. **6**).

Wenn aber alles nichts hilft, muß der Tierarzt geholt werden. Er wird das Kalb vermutlich zerstückeln müssen (siehe Seite 214).

12.2.4.3 Die Hinterendlage

Wenn die Hinterfüße zuerst kommen, besteht immer die Befürchtung, daß das Kalb erstickt, weil es bereits zu atmen beginnt, ehe der Kopf im Freien ist. Tatsächlich setzt die Lungentätigkeit erst ein, wenn die Nabelschnur abgetrennt ist. Das ist aber fast immer erst dann der Fall, wenn das Hinterteil des Kalbes bereits aus der Scheide ausgetreten ist.
Die nachfolgenden Bilder sollen zeigen, wie ein Kalb bei einer Hinterendlage herausgeholt werden kann.
Kommen die Hinterfüße zuerst, sind die Wehen meist deutlich schwächer als bei der Vorderendlage. Es ist nach dem Platzen der Fruchtblase kein Gegendruck vorhanden, wie ihn der Kopf gegen das Scheidendach ausübt.
Bei der normalen Hinterendlage stehen die Klauen nach oben (Abb. **1**). Um ganz sicher zu gehen, faßt man jedoch in die Scheide, um die Sprunggelenke und vielleicht auch den Schwanz fühlen zu können (Abb. **2**). In diesem Zustand kann man die Färse oder Kuh noch einige Stunden sich selbst überlassen (Abb. **3**). Auch wenn sie nur mäßig preßt, wird sich doch der Muttermund noch mehr erweitern.
Auf die Gefahr vorzeitigen Ziehens wurde bereits auf Seite 168 hingewiesen. Ist das Kalb sehr groß und der Muttermund erst wenig erweitert, kann der Tierarzt durch die Injektion eines Entspannungsmittels die Situation verbessern. Er sollte jedoch gerufen werden, *ehe* vergebliche Auszugsversuche gemacht worden sind.
Zum Ziehen werden die Füße über dem Fesselgelenk angeseilt und die Geburtsstricke an Griffstöcken befestigt (Abb. **4**).

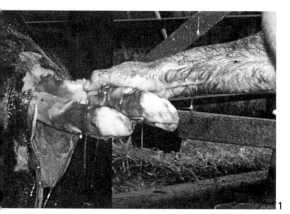

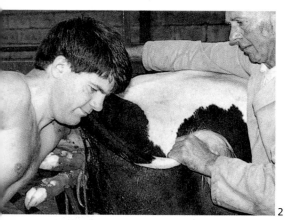

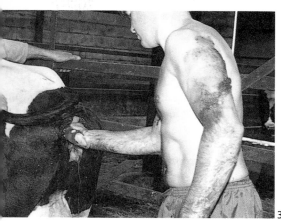

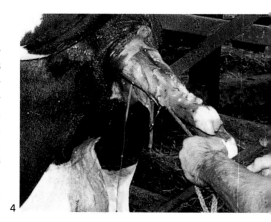

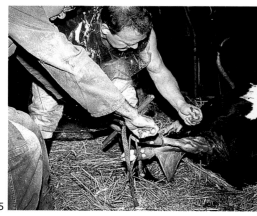

Auch wenn nur ein Mann zieht, wirft sich die Kuh dabei oft hin (Abb. **5**). Dann sofort loslassen, damit das Tier nicht mit gespreizten Beinen hinfällt. Bei einer Färse können vorsorglich, wie auf Seite 63 angegeben, die Füße zusammengebunden werden.

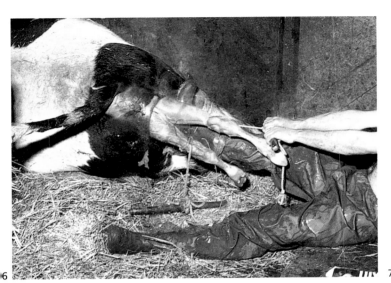

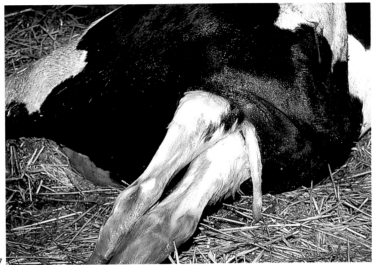

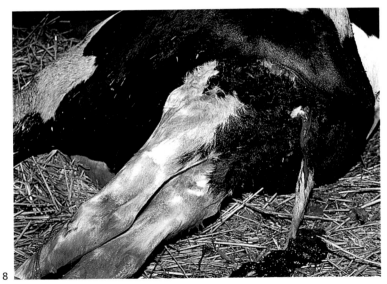

Liegt die Kuh, werden ihr die Beine richtig unter den Leib gelegt. Gezogen wird jeweils nur an einem Fuß des Kalbes (Abb. **6**), der Abstand der Füße kann dabei mehr als handbreit werden. Nur so rutscht das Becken des Kalbes schräg durch die Engstelle. Sind die Sprunggelenke in Sicht, ist das Schwerste vorbei, es sei denn, der Schwanz blockiert den Geburtsablauf (Abb. **7**). Durch den Druck kann sich bereits das Darmpech des Kalbes entleeren (Abb. **8**).

Versucht die Kuh aufzustehen, soll man sie nicht daran hindern. Sie legt sich in der Regel dann beim weiteren Ziehen auf

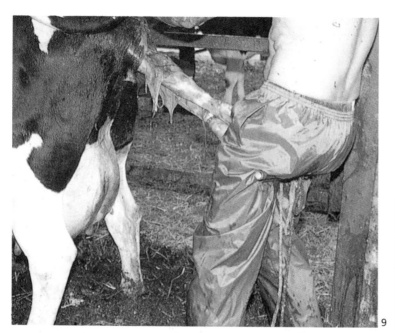

9

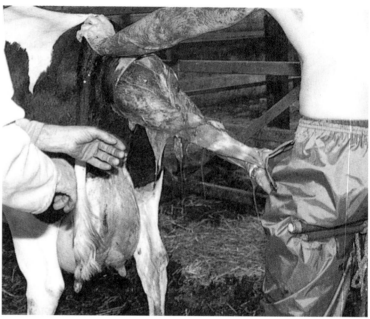

10

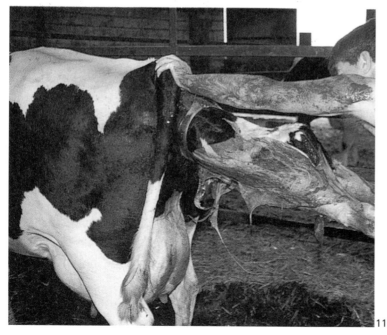

11

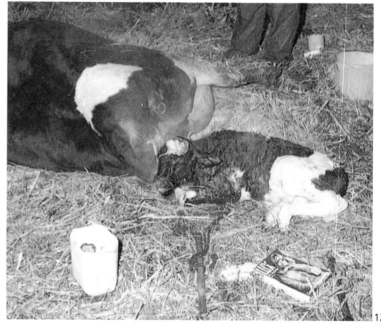

12

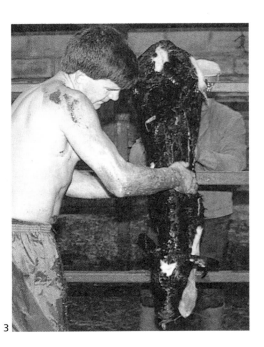

3

die andere Seite. So findet sie selber instinktiv die Lange, die für die Geburt am günstigsten ist.

Auch wenn bereits die Sprunggelenke ausgetreten sind, sollte nur mit der Kraft eines starken Mannes gezogen werden (Abb. **9**). Er kann sich dabei gegen die Kuh abstützen (Abb. **10**). Wichtig ist stets das *wechselweise* Ziehen jeweils an einem Fuß und das Aussetzen, wenn die Kuh nicht preßt. Die Vorstellung von dem »stetigen Zug« sollte ein für allemal über Bord geworfen werden.

Sowie das Hinterteil des Kalbes aus der Scheide herauskommt (Abb. **11**), muß mit dem Abreißen des Nabels gerechnet werden. Jetzt ist Eile geboten, da sonst das Kalb anfängt zu atmen und Fruchtwasser und Schleim in die Lunge bekommt. Man muß jetzt mit der Hilfe mehrerer Perso-

nen oder eines von einem Mann bedienten Flaschenzuges bzw. Geburtshelfers anziehen und zwar zügig, aber keinesfalls ruckweise.

> Mehr als 30–40 Sekunden darf die Geburt jetzt nicht mehr dauern, wenn das Kalb am Leben bleiben soll.

In diesem Stadium kann der Kuh durch das Ziehen nicht mehr viel passieren, weil mit der Brust des Kalbes bereits dessen dickste Stelle durch den Muttermund getreten ist. Ein Kalb, das zu Beginn der Geburtshilfe noch lebt, wird nach der beschriebenen Methode ziemlich sicher auch lebend zur Welt kommen (Abb. **12** und **13**).

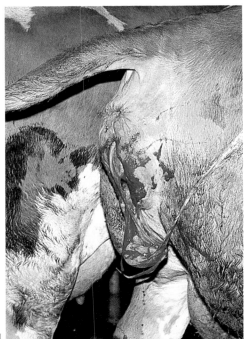

1

12.2.4.4 Verletzungen durch die Geburt

Durch unsachgemäßes Ziehen, aber auch bei normal verlaufenden Geburten, kann es zu Verletzungen der Gebärmutter, des Muttermundes oder der Scheide kommen.

> Tritt aus der Scheide in größeren Mengen Blut aus, muß sofort der Tierarzt gerufen werden (Abb. **1**).

In der Zwischenzeit preßt man in den Scheidenraum saubere, frisch gebügelte Tücher. In einem akuten Notfall können Eisstücke oder frischer Schnee, die man mit den Tüchern in die Scheide drückt, die Blutungen vorübergehend zum Stehen bringen.

Auch nicht blutende Scheidenrisse gehören tierärztlich behandelt. Je schneller zum Beispiel ein Dammriß genäht und – bei Gefahr eines Gebärmuttervorfalles durch weitere Preßwehen – die Scham verschlossen wird, desto besser hält er.

Um eine Wundinfektion zu verhindern, ist der Verschluß nach spätestens einem Tag wieder zu entfernen und die Wunde zu versorgen.

12.2.5 Berichtigung bei fehlerhafter Haltung des Kalbes

Geburtshilfe bei einem verkehrt liegenden Kalb ist eine Sache, die man besser dem Tierarzt überläßt. Er hat die nötigen Instrumente, mehr Erfahrung und soll bei einer schwierigen Geburt sowieso geholt werden, um vorbeugende Spritzen gegen eine Infektion und das mögliche Zurückbleiben der Nachgeburt geben zu können.

Es gibt jedoch Situationen, in denen ein erfahrener Rinderzüchter selber zugreifen muß. Die im folgenden geschilderten Methoden werden ihm helfen, die Möglichkeiten und hoffentlich auch seine Grenzen zu erkennen.

12.2.5.1 Zurückgeschlagener Kopf

Der »verschlagene Kopf« ist eine der häufigsten fehlerhaften Haltungen. Bei der Kuh ist dieser Zustand verhältnismäßig

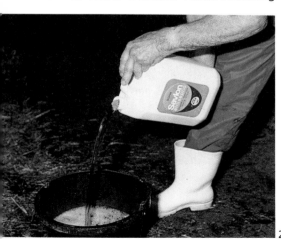

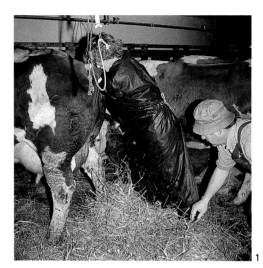

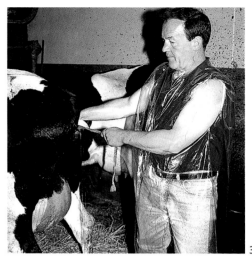

einfach zu korrigieren, bei einer engen Färse mit einem großen Kalb ist die Sache jedoch äußerst schwierig.

> Jede Lageberichtigung des Kalbes sollte an der stehenden Kuh vorgenommen werden (Abb. **1**).

Am besten bleibt eine Person neben der angebundenen Kuh oder Färse und versucht, sie am Niederlegen und Pressen zu hindern. Zunächst wird viel warmes Wasser, ein reizloses Desinfektionsmittel (Abb. **2**) und möglichst ein Eimer mit Leinsamenschleim oder einem anderen Gleitmittel vorbereitet. Anschließend steht das gründliche Waschen von Kuh sowie von Händen und Armen des Helfers auf dem Programm.

Nachdem man festgestellt hat, wie das Kalb liegt, sollte man sich zunächst in Ruhe das weitere Vorgehen überlegen. Die erste Schwierigkeit ist, an den Vorderbeinen im Scheidenraum vorbei mit der

Hand durch den Muttermund in die eigentliche Gebärmutter zu kommen. Viel Gleitmittel ist dabei eine wesentliche Hilfe.

Der zur Seite geschlagene Kopf ist zumeist erst nach einigem Tasten zu fühlen. In dem hier abgebildeten Fall lag der Kopf scharf zurückgebogen auf der linken Gebärmutterseite. Bei der Seiten-

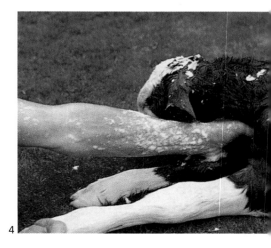

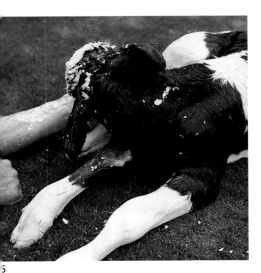

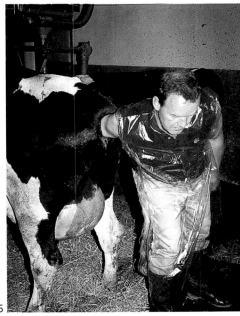

6

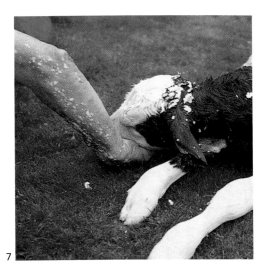

7

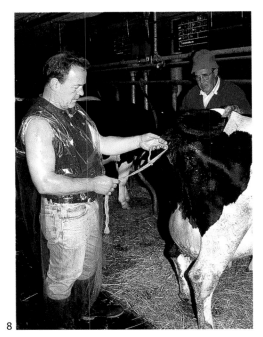

8

5

kopfhaltung schiebt man das Kalb mit der flachen Hand an der Vorderbrust soweit wie möglich in die Gebärmutter zurück (Abb. **3**). Rechtshänder benutzen dazu selbstverständlich den rechten Arm.

Die Abb. **4** zeigt die Situation in der Kuh. Je weiter das Kalb vom Muttermund nach innen gedrückt werden kann, desto besser läßt es sich arbeiten. Man muß jetzt nämlich die Hand am Kopf vom Ohr abwärts unter den Kiefer schieben (Abb. **5**). Mit dem Rücken zum Kopf der Kuh drückt man den Kopf des Kalbes von unten nach oben und zieht ihn nach vorne (Abb. **6** und **7**). Auf dem letzten Bild läßt sich der richtige Griff genau erkennen.

Es gehört Kraft und Geschicklichkeit zu dieser Methode. Mit einem möglichst dünnen, geflochtenen Geburtshilfestrick als Schlinge um den Unterkiefer kann man sich die Sache erleichtern (Abb. **8**). Der Strick darf jedoch keinesfalls von außen angezogen werden, ohne daß die Hand auf Maul und Nase den Kopf führt.

Sonst besteht die Gefahr, daß die Zähne die Gebärmutter verletzen oder der Kopf nicht von unten nach oben gezogen, sondern in seiner falschen Stellung erst richtig eingekeilt wird. Auch mit Hilfe der Unterkieferschlinge muß genau der Richtungsverlauf der Bewegung wie auf den Abbildungen eingehalten werden.

Bei Kühen genügt meist ein Hervorziehen des Kopfes, um die Geburt zum Abschluß zu bringen. Bei engen Färsen mit großen Kälbern ist aber oft nicht genügend Raum in der Gebärmutter für das richtige Strecken des Kopfes. Es bleibt eine Biegung im Hals, deren Korrektur im nächsten Abschnitt geschildert wird.

12.2.5.2 Verbogener Hals

Bei einem großen Kalb ist es fast unmöglich, den Hals zu strecken, obwohl die Nase des Kalbes richtig im Muttermund liegt. Jedesmal, wenn die Färse preßt oder wenn an den Füßen des Kalbes gezogen wird, verschiebt sich der Kopf zur Seite.

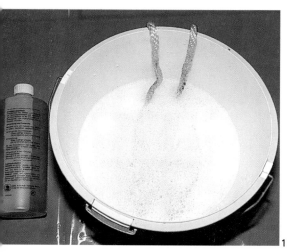

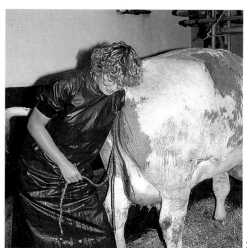

Um hier Abhilfe zu schaffen, nimmt man einen in der Desinfektionslösung eingeweichten Geburtsstrick (Abb. **1**) und schiebt ihn als Schlinge in die Scheide (Abb. **2**). Wenn dort schon alles trocken ist, muß man vorher mit Seifenflocken oder einem Gleitmittel für Schlüpfrigkeit sorgen.

Während nun die eine Hand außerhalb der Kuh die beiden Schlingenenden festhält, streift die andere Hand den Strick erst über das eine und dann über das andere Ohr des Kalbes (Abb. **3**). Wenn der Zug am Strick nachläßt, rutscht die Schlinge ab.

Durch das Maul darf der Strick nicht gezogen werden, weil dort Verletzungen entstehen können. Man kann jedoch statt der offenen Schlinge auch einen Kopfstrick oder einen Strick mit einem Knoten unter dem Kinnwinkel benutzen (Abb. **4**).

Die Kopfschlinge wird jetzt ebenso wie die beiden Fußstricke an einem Griffstock befestigt. Am Kopf wird in diesem Fall nur in den Pausen zwischen den Wehen gezogen, also nicht, wenn die Kuh preßt. Auf diese Weise läßt sich der Kopf fast immer richtig durch den Muttermund dirigieren.

Kommt er etwas in Seitenlage durch die Scheide, schiebt man zweckmäßigerweise zwei Finger als Führungskeil zwischen den Nasenrücken und die Scheidenwand (Abb. **5**).

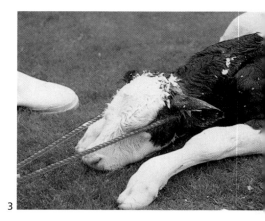

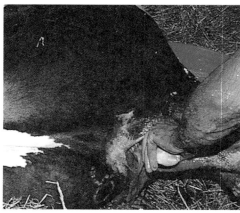

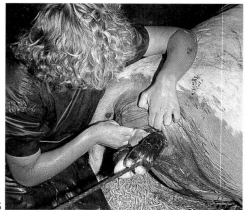

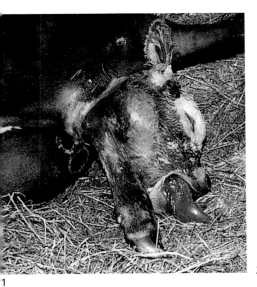

1

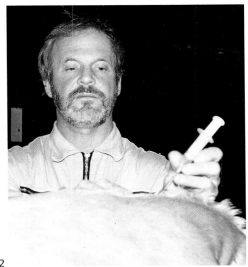

2

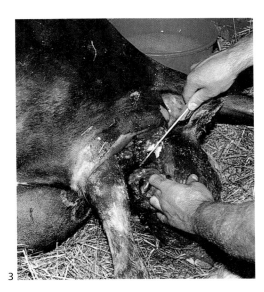

3

12.2.5.3 Falsche Haltung der Vorderbeine

Bei Färsen tritt verhältnismäßig oft der Kopf allein oder zusammen mit nur einem Fuß aus der Scheide. Wenn dies bemerkt wird, sind Kopf und Zunge häufig schon angeschwollen (Abb. **1**).

Es ist fast unmöglich, ein Kalb in dieser Lage herauszuziehen, ohne die Kuh schwer zu verletzen. Ein derart eingekeiltes Kalb kann meist nur der Tierarzt mit Hilfe einer Betäubungsspritze lebend herausholen (Abb. **2**).

Ist das Kalb jedoch bereits tot, die Färse am Ende ihrer Kräfte und der Tierarzt nicht schnell erreichbar, kann auch ein Mann mit Erfahrung hier etwas unternehmen.

Die Färse wird an den Füßen zusammengebunden, damit sie bei Aufstehversuchen nicht grätschen kann. Dann wird ein Strick um den Kopf des Kalbes gestreift und dieser soweit wie möglich vorgezogen. Gleichzeitig schneidet eine zweite Person mit einem scharfen Messer den Hals durch (Abb. **3**). Vorsichtshalber zieht man mit der anderen Hand den Scheidenrand zurück, damit dieser nicht verletzt wird.

Mit der Hand auf dem Halsstumpf drückt man mit Hilfe von viel Gleitmittel den Rest des Kalbes zurück in die Gebärmutter (Abb. **4**). Wenn man Glück hat, kann man die Färse auftreiben, sonst muß man im Liegen eine Schlinge über den zurückgebogenen Fuß des Kalbes streifen. In

diesem Fall sollte die Schlinge dabei möglichst dicht über den Klauen liegen.

Während vorsichtig am Strick gezogen wird, drückt eine Hand das Röhrbein des

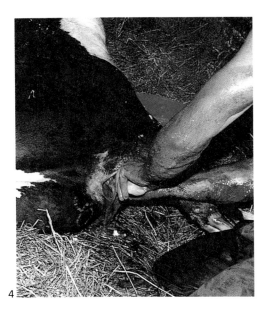

4

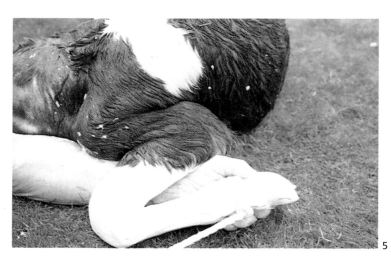

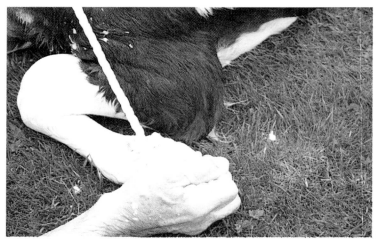

5

6

Unterfußes erst etwas zurück, damit die Klaue Platz bekommt (Abb. 5). Ehe sie nach oben gezogen wird, muß man sie unbedingt mit der Hand umfassen (Abb. 6), weil sonst die Gebärmutter verletzt werden kann. Liegen beide Beine richtig, seilt man sie über dem Fesselgelenk an (Abb. 7). Beim Herausziehen

(Abb. 8) muß anfangs der Halsstumpf mit der Hand durch die Scheide geführt werden, um Verletzungen zu vermeiden. Liegen der Kopf und der zweite Fuß noch nicht in der Scheide, sondern noch in der Gebärmutter, geht man genauso vor. Immer soll man das Kalb möglichst weit in die Gebärmutter zurückschieben und die

Klauen beim Vorziehen mit der untergeschobenen Hand schützen.
Will die Kuh für die Lageberichtigung nicht aufstehen, kann man sich die Sache erleichtern, wenn man einen mit Stroh gefüllten Sack unter das Becken schiebt. Durch die Hochlagerung des Hinterteiles gewinnt man mehr Platz in der Kuh.

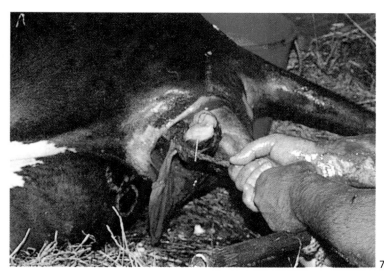

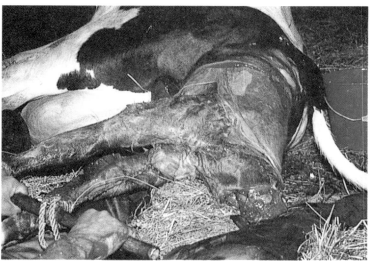

7

8

12.2.5.4 Kopf nach unten gebogen

Hier ist der Kopf nicht seitwärts, sondern nach unten abgebogen. Wenn er mit der Stirn, anstatt mit der Nase, gegen den Muttermund steht, spricht man von Genickhaltung. Ist der Kopf jedoch nach unten zwischen die Vorderbeine gerutscht, heißt es Brustkopfhaltung. Gleichzeitig können eines oder auch beide Vorderbeine ebenfalls nach unten zeigen.

In dem hier gezeigten Fall steht die Nase nach unten und der rechte Vorderfuß ist abgebogen (Abb. **1**). In der Scheide fühlt

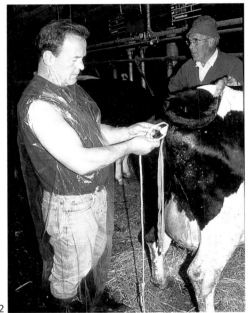

2

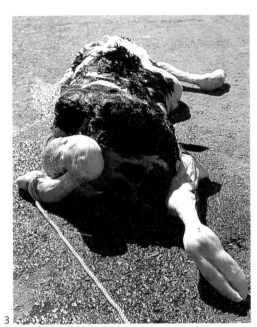

3

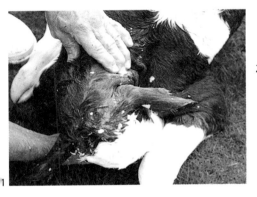

1

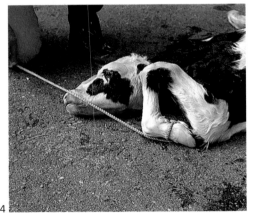

4

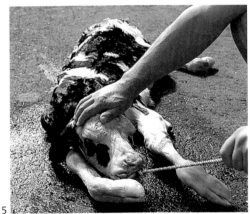

5

man bei der Untersuchung nur den linken Vorderfuß.

Als erstes wird die Schlinge eines Geburtsstrickes (Abb. **2**) zwischen dem Kopf des Kalbes und dem abgebogenen Fuß eingeführt und möglichst oberhalb der Klauen festgebunden (Abb. **3**). Der Strick wird zur besseren Führung durch den Klauenspalt gezogen (Abb. **4**). Wenn jetzt am Strick gezogen wird, müssen, wie schon im vorherigen Abschnitt erörtert, unbedingt die Klauen mit der Hand geschützt werden. Hat man den Fuß

durch den Muttermund in die Scheide gezogen, schiebt man die Schlinge über das Fesselgelenk.

Als nächstes wird eine Strickschlaufe unter den abgebogenen Kopf gestreift, so daß sie möglichst in der Mitte des Unter-

kiefers aufliegt. Man legt nun die flache Hand auf die Stirn oder das Genick des Kalbes und schiebt, wenn die Kuh gerade nicht preßt, den Kälberkopf zurück und zieht gleichzeitig an dem Strickende (Abb. **5**).

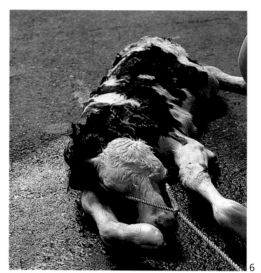

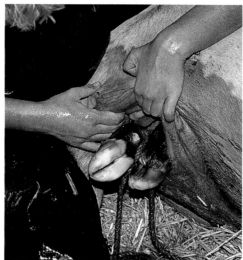

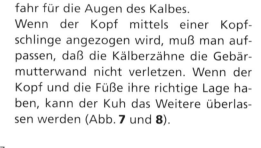

Der Kopf gleitet jetzt nach oben. Man unterstützt diese Bewegung, indem man dem Kalb unter das Kinn faßt und die Nase über den Beckenrand der Kuh hebt. Ein falsch angelegter Kopfstrick (Abb. **6**) verfehlt nicht nur die erwünschte Hebelwirkung, sondern bedeutet auch eine Gefahr für die Augen des Kalbes.

Wenn der Kopf mittels einer Kopfschlinge angezogen wird, muß man aufpassen, daß die Kälberzähne die Gebärmutterwand nicht verletzen. Wenn der Kopf und die Füße ihre richtige Lage haben, kann der Kuh das Weitere überlassen werden (Abb. **7** und **8**).

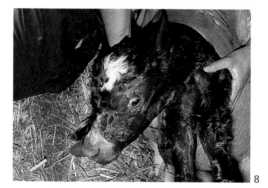

6

7

8

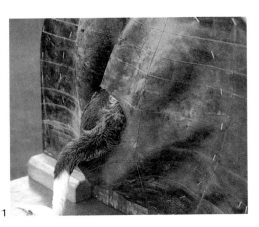

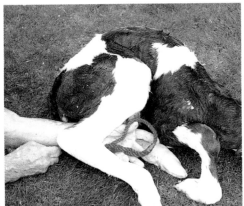

12.2.5.5 Falsche Haltung der Hinterbeine

Manchmal ist ein Bein betroffen, verhältnismäßig häufig sind jedoch besonders bei Zwillingsgeburten beide Hinterextremitäten abgewinkelt und damit ein absolutes Geburtshindernis. In der Scheide ist nur der Schwanz fühlbar (Abb. **1**). Die Beine sind entweder im Sprunggelenk abgewinkelt oder gerade nach vorne gestreckt. Der hier geschilderte Fall betrifft eine Sprunggelenkbeugehaltung.

Eine Schlinge wird eingeführt und zwischen den Beinen des Kalbes durchgeschoben (Abb. **2**).

Kann man den Fuß nicht erreichen, zieht man sich das Bein am Sprunggelenk heran. Manchmal muß vorher das ganze Kalb nach vorne gedrückt werden, um Platz zu gewinnen.

Die Schlinge wird über die Klaue gestreift (Abb. **3**); sie soll unterhalb des Fesselgelenks sitzen. Die Schlinge kann jedoch auch mit der Öse vorne in der Mitte über das Fesselgelenk gezogen werden. Der Strick wird dann zwischen den Klauen im Klauenspalt nach hinten geführt (Abb. **4**). Mit der flachen Hand drückt man das Sprunggelenk nach vorne (Abb. **5**).

Gleichzeitig wird der Fuß am Strick angezogen. Geschieht dies nicht, kann die Schlinge über das Fesselgelenk rutschen. Ein gewisser Zug muß also ständig auf dem Strick liegen, damit dieser nicht verrutscht. Der Hauptzug soll jedoch *ausnahmsweise* nicht mit, sondern zwischen den Wehen erfolgen.

Das Problem bei diesem Vorgang ist, daß gleichzeitig das Sprunggelenk in Richtung nach oben und vorne gedrückt wird

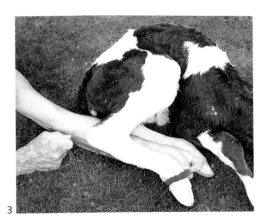

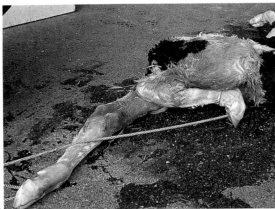

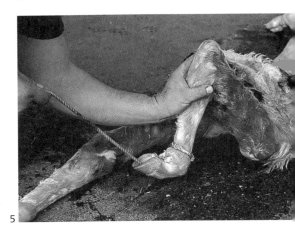

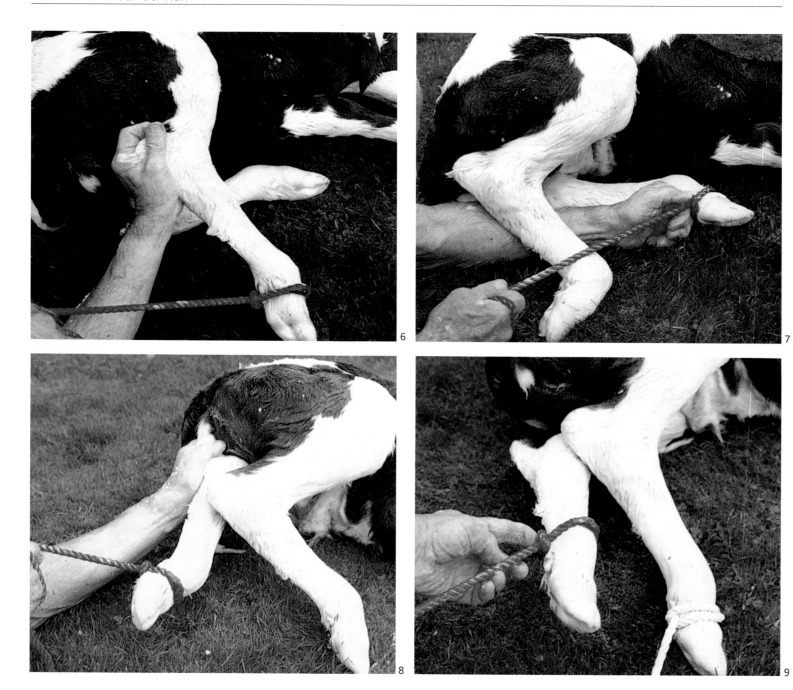

6

7

8

9

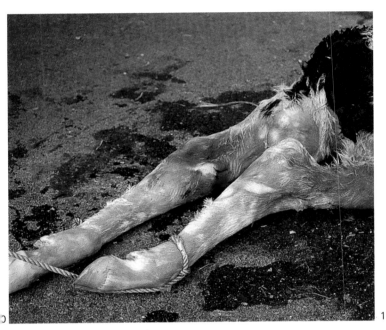

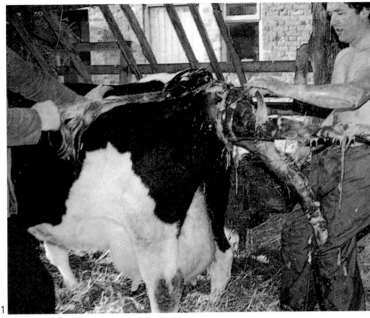

11

(Abb. **6**). Außerdem muß aufgepaßt werden, daß die nach oben gezogene Klaue nicht die Wand der Gebärmutter am Becken durchbohrt.

Mit dem zweiten Fuß verfährt man genauso (Abb. **7** und **8**). Fast immer läßt er sich schneller herausziehen als der erste Fuß. Wenn beide Beine in der Scheide lie-

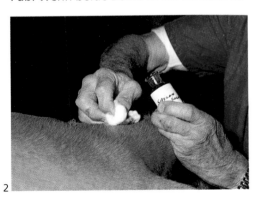

2

gen, zieht man die Schlingen über das Fesselgelenk (Abb. **9**).

Das Kalb liegt nun für die Extraktion bereit (Abb. **10**). Ehe beim Herausziehen des Kalbes der kritische Punkt erreicht ist, an dem die Gefahr des Erstickens besteht (Abb. **11**), können die Stricke zwecks stärkerer Zugkraft über den Sprunggelenken angelegt werden. Bei zu starkem Zug kann es aber hierbei zu einer nachhaltigen Schädigung der Beugesehnen kommen.

Wenn erst einmal das Hinterteil des Kalbes zu sehen ist, muß es schnell gehen. Hier gilt all das bereits auf Seite 196 Gesagte.

Manchmal sind die Hinterbeine so nach vorn gestreckt, daß eine Berichtigung nur nach Ausschaltung der Wehen durch eine Extraduralanästhesie (Seite 210) möglich ist (Abb. **12**). Solche Injektionen haben al-

lerdings den Nachteil, daß sie die Eröffnung des Muttermundes beeinträchtigen. In seltenen Fällen gelingt die Begradigung der abgewinkelten Gliedmaße nicht, weil sie versteift sind. Hier muß mit dem Embryotom vom Tierarzt das Hinterbein abgesägt werden (Abb. **13**) (siehe auch Seite 214).

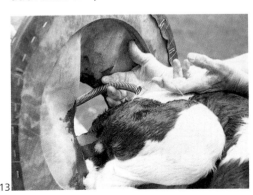

13

12.2.6 Kaiserschnitt

Selbstverständlich kann diese Operation nur ein Tierarzt durchführen, der Laie sollte jedoch auch in einem solchen Fall wissen, worum es geht.

Mit allem Nachdruck muß allerdings gesagt werden, daß viele Kaiserschnitte sich erübrigen würden, wenn man den

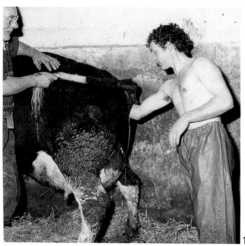

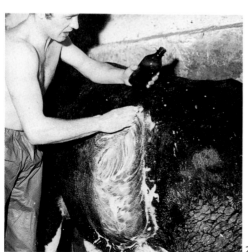

Kühen, und vor allem den Färsen, genügend Zeit geben würde, durch Pressen die Geburtswege ausreichend zu erweitern.

Ein Kaiserschnitt ist *notwendig,* wenn sich eine Gebärmutterverdrehung nicht berichtigen läßt oder eine Mißgeburt nicht herausgezogen werden kann. Beide Fälle sind überaus selten. Verhältnismäßig selten ist auch das absolut zu große Kalb (Abb. **1**).

Wenn jedoch einer dieser Gründe vorliegt, sollte man mit dem Kaiserschnitt nicht zögern.

Vorbereitung

Der Boden soll ausgiebig mit Sand bestreut werden, damit die Kuh nicht ausrutschen kann, da sie während der Operation stehen bleiben sollte. Sie wird angebunden und notfalls mit einer Stange am Wegtreten gehindert. Die linke Flanke wird rasiert und desinfiziert, der Schwanz angebunden (Abb. **2**). Operiert wird auf der linken Seite, der Schnitt liegt etwa 10 cm hinter und parallel zur letzten Rippe und wird rund 32–38 cm lang.

Schmerzausschaltung

Zur allgemeinen Entspannung kann man der Kuh in die Muskulatur bzw. Schwanzvene (Abb. **3**) ein Beruhigungsmittel spritzen. Zusätzlich oder auch als alleinige Injektion gibt es die Schmerzausschaltung und Verhinderung weiterer Wehen durch die sog. Extraduralanästhesie in den Wirbelkanal.

Wichtig ist, die Dosis so gering zu halten, daß das Muttertier während der Operation möglichst stehen bleibt. Die Wirkung

der Injektion erkennt man am Erschlaffen des Schwanzes.

Eine örtliche Betäubung an der Operationsstelle schließt sich an. Die eine Möglichkeit ist das Blockieren der Nerven an ihrer Austrittsstelle aus dem Wirbelkanal. Man nennt das eine paravertebrale Injektion, zu der eine lange Kanüle und eine gewisse Erfahrung erforderlich sind.

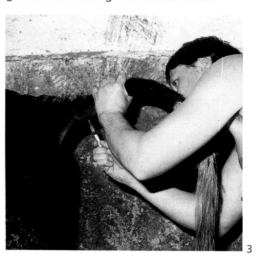

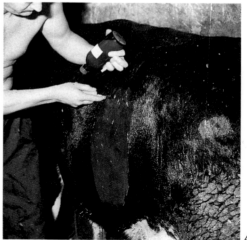

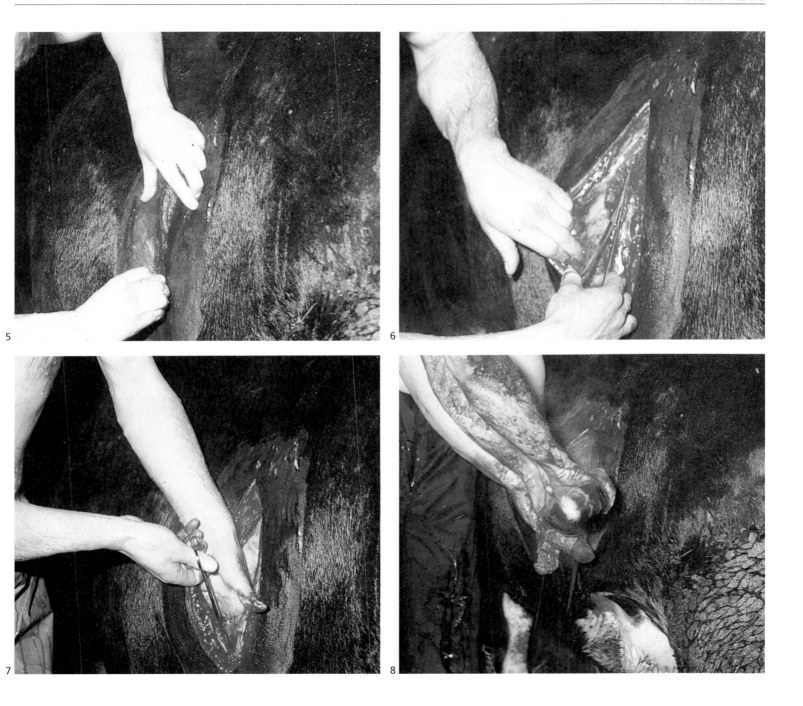

5

6

7

8

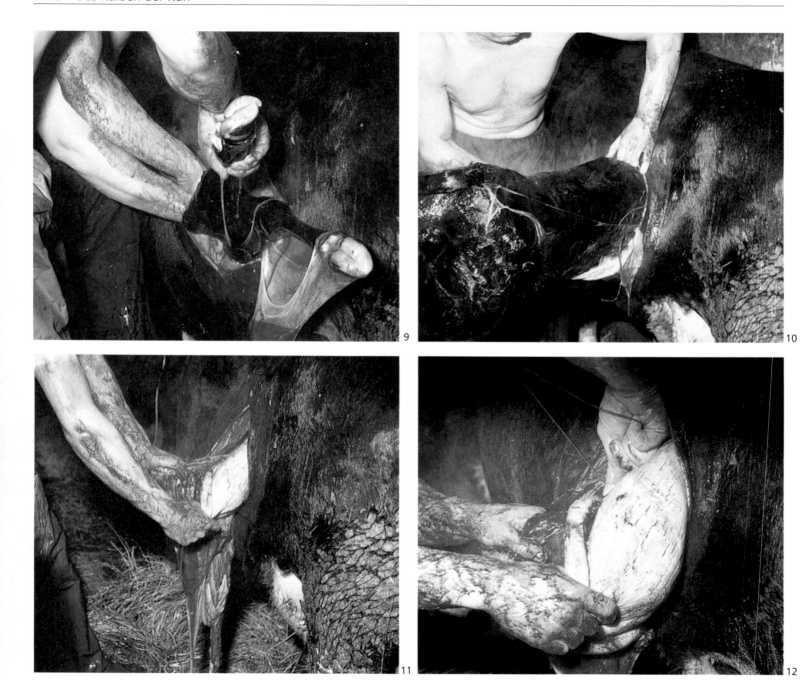

9

10

11

12

Einfacher und gebräuchlicher ist die örtliche Infiltration (Abb. **4**), das heißt, das Einspritzen des Betäubungsmittels an mehreren Stellen des Operationsfeldes. Bei dieser Methode benötigt man zwar mehr von dem Mittel, hat jedoch eine größere Sicherheit, daß der Patient keinen Schmerz empfindet.

Operation

Die Schmerzausschaltung tritt nach ungefähr 5 Minuten ein. Der Schnitt durchtrennt die Haut (Abb. **5**), im oberen Wundbereich 2 und im unteren Wundbereich 3 Muskelschichten (Abb. **6**). Darunter kommt das Bauchfell zum Vorschein. Es ist ein dünnes Häutchen, das den Bauchraum auskleidet und die darin liegenden Organe überzieht. Das Bauchfell wird mit einer Schere aufgeschnitten (Abb. **7**).

Ehe der Operateur in die Bauchhöhle hineinfaßt, läßt er sich über die Hände und Arme eine Antibiotika-Emulsion gießen. Dadurch wird der Arm schlüpfrig, und es werden auch Keime abgetötet.

Die Gebärmutter wird jetzt bei einer Normallage an einem Hinterfuß des Kalbes in die Wundöffnung gezogen und aufgeschnitten (Abb. **8**). Während eine Hilfsperson den Fuß hält, wird der Schnitt verlängert. Als nächstes wird der zweite Fuß herausgezogen (Abb. **9**) und das Kalb dann möglichst schnell herausgehoben (Abb. **10**).

Hier ist jetzt Eile am Platz, weil die Nabelschnur dabei meist reißt und das Kalb ersticken kann. Bei großen Kälbern ist eine kräftige Hilfskraft nötig, da der Zug nach oben gehen muß. Wenn möglich, wird die Nachgeburt entfernt (Abb. **11**) und

die Gebärmutter dann durch eine Lembertnaht mit Katgut, einem sich selbst auflösenden Faden, vernäht. Dabei werden die Wundflächen als Kamm aneinandergelegt (Abb. **12**).

Es muß schnell gearbeitet werden, weil die Gebärmutter sich rasch zusammenzieht. Läßt sich die Nachgeburt nicht ablösen, ist es kein Problem, weil sie später durch die Scheide abgeht. Das Bauchfell und die Muskelschichten werden durch fortlaufende Nähte ebenfalls mit Katgut (Faden aus Schafsdarm) verschlossen (Abb. **13**).

Die Haut wird im allgemeinen mit Seide genäht (Abb. **14**) oder geklammert. Diese äußeren Stiche entfernt man nach 10 Tagen, die inneren Nähte werden ungefähr nach 20 Tagen resorbiert.

Wenn ein gesundes, durch keinen Geburtsstreß geschwächtes Kalb neben der Mutter im Stroh liegt, dann lacht bei diesem Anblick das Herz von Tierarzt und Besitzer, und das soll heißen, daß man im Fall einer Notwendigkeit ohne Bedenken den Entschluß zum Kaiserschnitt fassen soll. Meistens ist diese Operation eine Erfolg.

Damit möglichst keine übergroßen Kälber und damit die Notwendigkeit eines Kaiserschnittes bei Färsen entstehen, müssen bei ihnen Kreuzungen mit schweren, großrahmigen Rassen vermieden werden. Bei Schwarzbunten kann es sogar empfehlenswert sein, als Vater für das erste Kalb einen Stier einer leichteren Rasse auszuwählen.

Wird die normale Abkalbezeit überschritten – bei Niederungsrassen durchschnittlich 280 und bei Höhenrassen 290 Tage –, kann bei Gefahr einer Schwerge-

burt der Tierarzt die Geburt künstlich einleiten. Da gerade in der letzten Zeit der Trächtigkeit die Frucht schnell an Gewicht zunimmt, lohnt sich diese Injektion, wenn die Gefahr einer Schwergeburt besteht (siehe auch Seite 185).

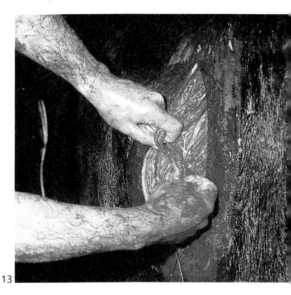

13

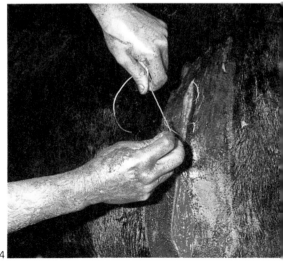

14

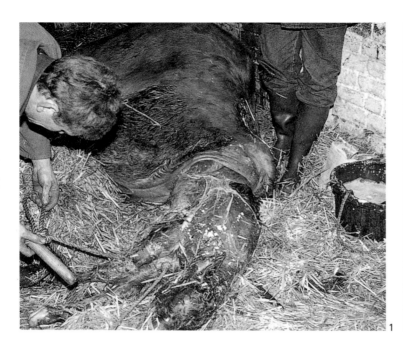

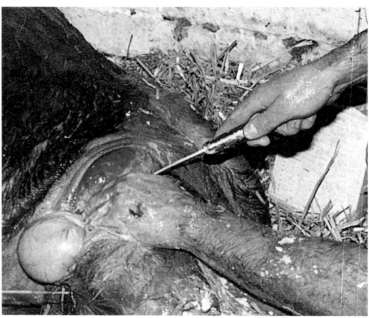

12.2.7 Embryotomie

Das bedeutet das Zerstückeln des Kalbes innerhalb der Kuh und ist selbstverständlich nur dem Tierarzt möglich. Diese Methode kommt vor allem dann in Frage, wenn bei einem Kalb der Kopf zurückgeschlagen ist, wenn die Gelenke des Kalbes versteift sind, bei Mißgeburten und wenn ein Kalb hoffnungslos im Becken steckengeblieben ist.

Die folgenden Bilder zeigen die Embryotomie in letzterem Fall, damit der Tierbesitzer den Vorgang kennt und verstehen kann (Abb. **1**).

Zuerst wird mit einem scharfen Messer der heraushängende Körper des Kalbes möglichst dicht am Scheidenrand abgeschnitten (Abb. **2**).

Vorher sollen durch eine betäubende Spritze in den Rückenmarkkanal der Kuh die Preßwehen unterbunden werden. Dann wird der Stumpf antibiotisch versorgt. Dadurch wird die Gefahr einer Infektion im Bereich der Scheide vermindert.

Zwischen den Hinterbeinen des Kalbes wird jetzt die Drahtsäge hindurchgezogen (Abb. **3**). Um die Kuh nicht zu verletzen, läuft die Drahtsäge dabei in einem Rohr des Embryotoms oder in einer Drahtspirale. Man kann auch zuerst mit einer Führungsschlinge einen Strick zwischen den Beinen durchziehen und dann den Draht daran anbinden (Abb. **4**).

Die beiden Enden des Sägedrahtes werden dann an einen Stock oder Griff befestigt (Abb. **5**) und das Becken des Kalbes mit einigen zügigen Sägebewegungen durchgeschnitten (Abb. **6**). Sobald das

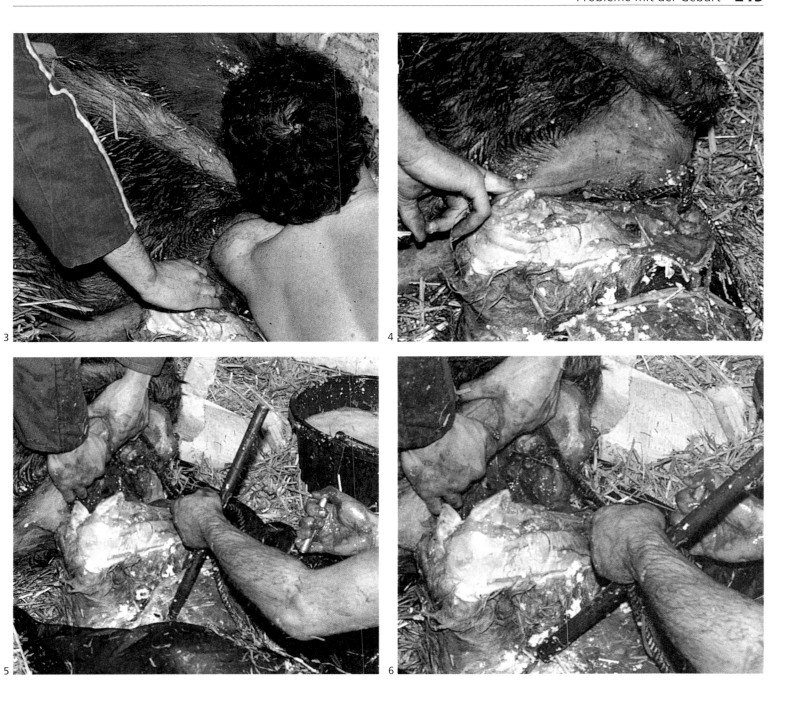

3

4

5

6

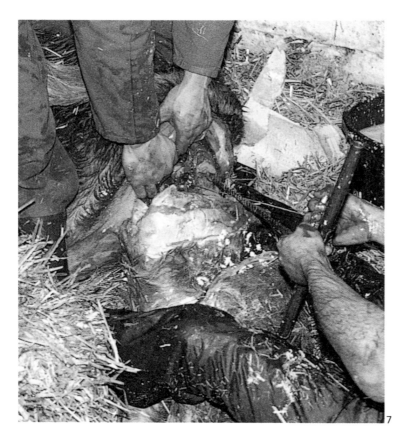
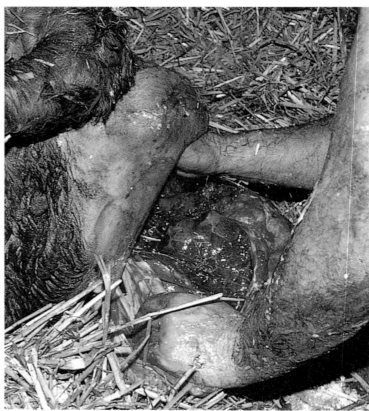

Durchsägen beendet ist (Abb. **7**), werden zum Schluß die beiden Hälften des Hinterteils herausgeholt (Abb. **8**).
Bei dieser Methode bleibt das Muttertier völlig unverletzt und steht nach wenigen Minuten auf. Eine Embryotomie ist, vom Standpunkt der Kuh aus, die schonendste Art der Geburtshilfe. Besonders geeignet ist sie bei Mißbildungen und bei bereits toten Kälbern.

12.3 Nach der Geburt

12.3.1 Anregung der Atmung

Nach einer Geburt in der Hinterendlage, aber auch nach Geburten, bei denen ein schwerer, lang anhaltender Zug ausgeübt worden ist, setzt die Atmung des Kalbes manchmal nicht spontan ein. Solange der Herzschlag noch fühlbar ist, muß man versuchen, die Atmung anzuregen. Durch sachgemäßes Vorgehen kann manches Kalb gerettet werden.

Zunächst wird dem Kalb möglichst viel Schleim aus Maul und Nase entfernt. Eine sehr bewährte Methode, den Atemreflex anzuregen, ist das Übergießen mit einem Eimer kalten Wasser (Abb. **1**). Vor allem Kopf und Brust müssen getroffen werden. Damit keine kostbare Zeit verloren geht, sollte bei jeder Geburtshilfe ein Eimer mit kaltem Wasser bereitstehen.

Als nächsten Schritt kitzelt man das Kalb mit einem festen Strohhalm in der Nase (Abb. **2**), indem man 5–6 Sekunden den Halm im Nasenloch auf- und abstreicht. Meist wird das Kalb dann nicht nur anfangen zu atmen, sondern auch den eingedrungenen Schleim aushusten.

Weiter besteht die Möglichkeit, daß dem Kalb Luft in die Nase geblasen wird (Abb. **3**). Dazu verschließt man Maul und ein Nasenloch und bläst etwa 1 Minute lang in das 2. Nasenloch. Die Wirkung beruht auf dem in der Ausatmungsluft des

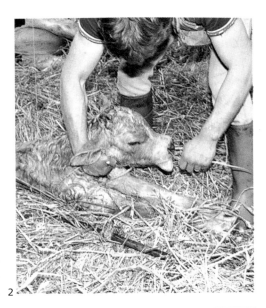

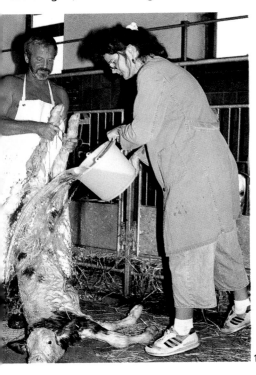

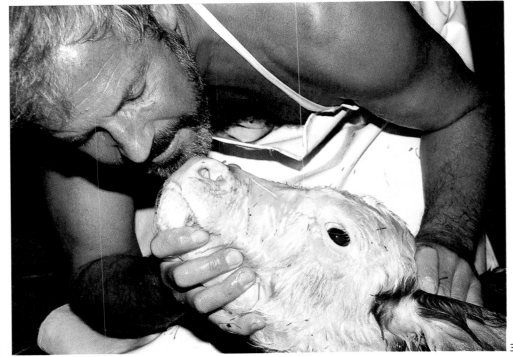

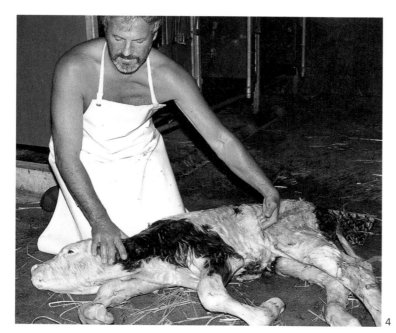

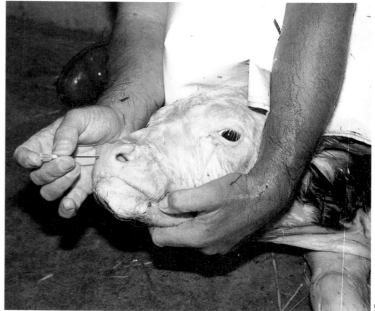

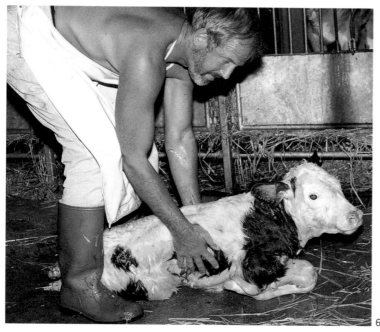

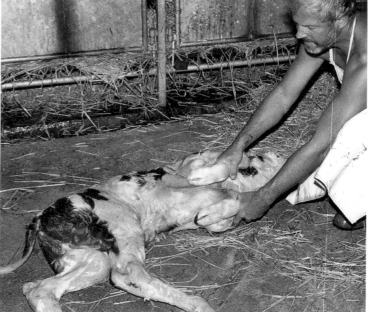

Menschen enthaltenen Kohlendioxid, das das im Gehirn liegende Atemzentrum des Kalbes anregen soll.

Weitere Möglichkeiten der Atemanregung sind eine Druck mit den Fingerspitzen unter den seitlichen Rippenbogen (Abb. **4**) oder der Einstich einer dünnen sterilen Kanüle in die Mitte am oberen Rand des Flotzmaules und ein leichtes Hin- und Herdrehen in der Einstichstelle (Abb. **5**).

Beatmung

> Die wichtigste Maßnahme bei völligem Versagen der Atmung ist die künstliche Beatmung.

Notfalls muß sie 5–10 Minuten andauern. Das Kalb wird aufgesetzt, wenn möglich mit nach vorne gezogenen Vorderfüßen, auf denen der Kopf liegt. Mit den flachen Händen wird der Brustkorb von beiden Seiten in regelmäßigen Abständen zusammengedrückt (Abb. **6**). In der Minute sollen 20–30 Atembewegungen durchgeführt werden. Etwa alle 20 Sekunden kann gleichzeitig eine Hilfskraft die Mundbeatmung fortführen.

Es gibt auch noch die Methode, bei der das Kalb auf dem Rücken liegt. Das Zusammenpressen des Brustkorbs erfolgt hier durch das Auf- und Abbewegen der Vorderbeine (Abb. **7**). Das Einatmen wird durch das Vorziehen und das Ausatmen durch das halbkreisförmige Zurückführen bis zu den Rippen bewirkt.

Das Prinzip aller Methoden zur Beatmung beruht auf dem Auspressen der Luft durch Druck auf den Brustkorb und dem Einströmen der Luft, nachdem der

Brustraum nicht mehr zusammengepreßt wird. Nicht »fummeln«, sondern den Brustkorb jeweils etwa 2 Sekunden fest zusammenpressen.

Es gibt atmungsanregende Tropfen, die, in die Nase oder ins Maul geträufelt, zusätzlich zu obigen Maßnahmen recht wirkungsvoll sind (Abb. **8**). Für Großbetriebe lohnt sich ein Sauerstoffapparat (Abb. **9**). Bei jeder Beatmungsmethode durch Zufuhr von Luft bzw. Sauerstoff muß bedacht werden, daß sich auch der Magen mit Luft füllt. Auch diese Luft ist durch Zusammendrücken des Bauchraumes wieder herauszupressen.

Wenn die lebenserhaltenden Maßnahmen geholfen haben, wird das Kalb zur weiteren Anregung der Atmung mit Stroh trocken gerieben. Erschöpft vom Geburtsstreß und den ersten Aufstehversuchen macht es sich als erstes in einem Nest aus Stroh gemütlich.

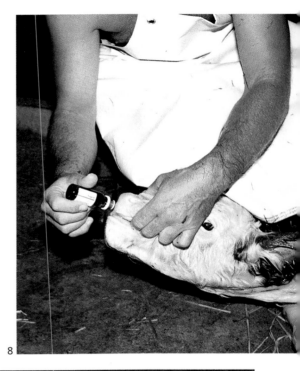

8

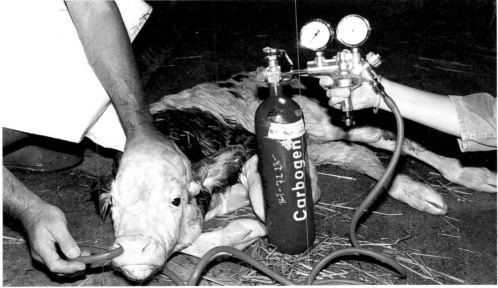

9

12.3.2 Die Nachgeburt

Das Abgehen der Fruchthüllen, der sog. Nachgeburt, erfolgt im Anschluß an die Geburt (Abb. **1**). Ist dieser Vorgang innerhalb von 12 Stunden nicht abgeschlossen, ist etwas nicht in Ordnung (Abb. **2**). Als Gründe für das Verhalten der Nachgeburt, die im Durchschnitt in 3–8% der Geburten auftritt, kommen in Frage:

1. Einseitige Fütterung und unnatürliche Haltung,
2. Mangel an Vitamin A, D oder Beta-Carotin,
3. Calcium- oder Magnesiummangel (Seite 61 und 59)
4. Störungen im Hormonhaushalt,
5. Allergien, gewisse Gifte und Arzneimittel,
6. jahreszeitliche Einflüsse,

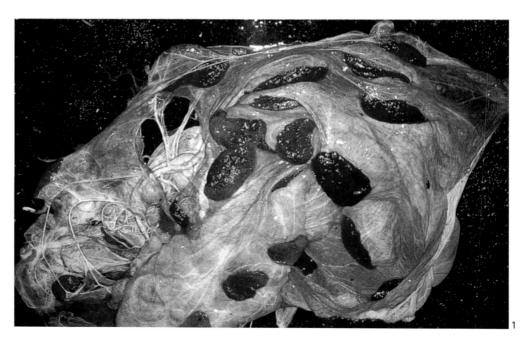

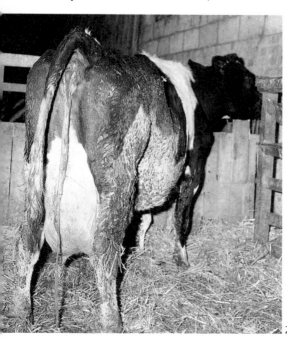

7. nicht zeitgerechte Geburten (unter 273 bzw. über 285 Tagen)
8. Störung des Geburtsablaufes,
9. Erschöpfung nach der Geburt,
10. Blutvergiftung durch Euterentzündungen oder andere Entzündungsherde (Seite 119 ff. und 222),
11. Befall mit Schimmelpilzen (Seite 222),
12. Infektion mit *Vibrio foetus*, Listeriose oder anderen Erregern (Seite 49),
13. ansteckendes Verkalben durch Brucellose (Seite 35).

Die früher häufige **Brucellose** oder **Abortus Bang** ist in der Bundesrepublik Deutschland praktisch getilgt. Das für diese Infektion typische Zurückbleiben der Nachgeburt, auch nach der Geburt von normal ausgetragenen Kälbern, ist deshalb selten geworden.

Bei *Bang* ist die Nachgeburt sulzig geschwollen, mit gelblich-schmierigen Auflagerungen (Abb. **3**).

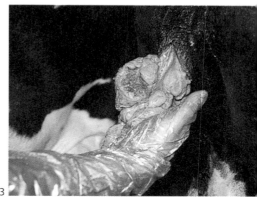

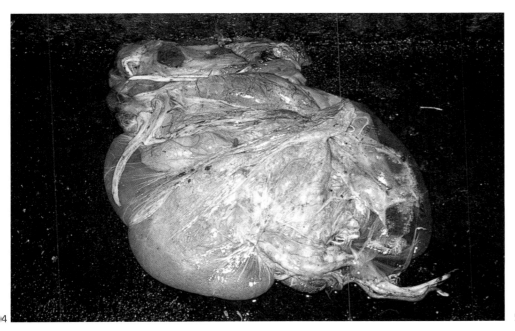

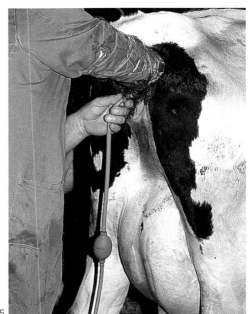

4

5

Bei jedem Verdacht, auch wenn mehrere Kühe hintereinander zu früh kalben oder die Nachgeburt nicht abgeht, sollten unbedingt Proben durch den Tierarzt zur Untersuchung eingeschickt werden.

Vibriose oder **Campylobacteriosis genitalis** wird durch den Deckakt, jedoch auch durch die Besamung mit dem Sperma infizierter Bullen, übertragen. Diese Infektion spielt auf Grund des über 90 % liegenden Anteils der künstlichen Besamung keine Rolle mehr.

Verkalbt eine Kuh durch Vibriose, lösen sich die Fruchtknöpfe (auch Rosen genannt) zusammen mit der Nachgeburt (Abb. **4**). Typisch für solche Aborte ist der wochenlang anhaltende üble Geruch. Eine Behandlung mit Antibiotika, verbunden mit anschließenden Spülungen, ist erforderlich (Abb. **5**).

6

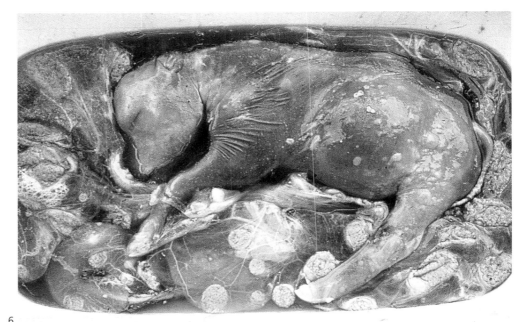

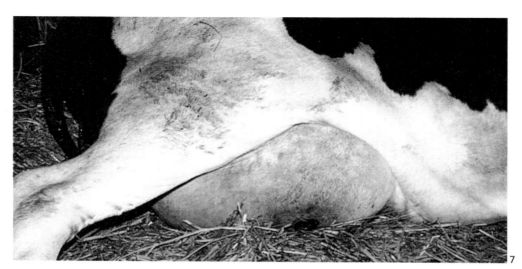

7

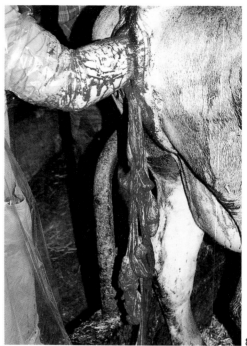

8

Listerien und **Leptospiren** (Seite 48 und 49), **Salmonellen** (Seite 38) und **Clamydien** (Q-Fieber) (Seite 53) kommen sowohl als Ursache von Frühgeburten wie auch von Nachgeburtsverhaltungen nach termingerechtem Abkalben in Frage.

Diese Infektionen sind Zoonosen, die auch dem Menschen gefährlich werden können. Die Ansteckung erfolgt vor allem über das Fruchtwasser und die Nachgeburt. Auf die Wichtigkeit der Zuziehung des Tierarztes und der Einsendung von Proben bei allen ungeklärten Fällen von Abort und Nachgeburtsverhaltung sei daher ausdrücklich hingewiesen.

Bei Befall mit **Schimmelpilzen** durch verdorbene Silage, altes Heu, dumpfiges, überlagertes Kraftfutter oder schlechte Einstreu ist die Nachgeburt meist grau, schlecht durchblutet und mit borkigen, runden Auflagerungen bedeckt (Abb. **6**). Auch hier kann die Ursache für den Abort durch Einschicken von Nachgeburtsteilen geklärt werden.

Blutvergiftung oder **Sepsis** entsteht, wenn Keime von einem Infektionsherd, z. B. einem entzündeten Euter oder einer infizierten Wunde, ins Blut eindringen. Einige der in Frage kommenden Bakterien scheiden *Toxine* oder Giftstoffe aus. Wenn diese den Organismus überschwemmen, nennt man das **Toxikämie**. Ein solcher Zustand tritt zum Beispiel bei akuten Euterentzündungen durch *Coli*- oder *Pyogeneskeime* ein (Abb. **7**).

Häufig stirbt dabei das Kalb ab und wird als Frühgeburt abgestoßen. Das anschließende Zurückbleiben der Nachgeburt ist in einem solchen Fall die Folge einer Schädigung der Gebärmuttermuskulatur durch die Giftstoffe der Erreger.

Neben diesen infektiösen Ursachen spielen **hormonelle** oder **mechanische Gründe** oder die Kombination aus beiden eine weitere Rolle. Dabei kommt es zu Störungen der Lockerungsvorgänge an den ca. 25–180 Verbindungsstellen (Karunkeln).

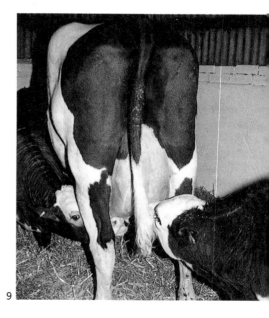

9

Mangel an Östrogenen oder an Lichtreizen in der kalten Jahreszeit können genauso wie Streß, Aufregung und nervöse Reizeinflüsse, die eine **Störung des Geburtsablaufes** bewirken, das hormonelle Gleichgewicht in Unordnung bringen. Auch **Schmerzen** infolge von Scheidenverletzungen nach **Schwergeburten** (Abb. **8**) können das Abgehen der Nachgeburt verzögern. Häufig tritt dieser Fall auch mechanisch bedingt bei **Allergien**, Schwer- und Zwillingsgeburten auf (Abb. **9**). Das Gewicht von zwei Kälbern, das weit über 50 kg betragen kann, und die gleichzeitige Belastung beider Gebärmutterhörner, wirken sich dabei negativ auf die Muskulatur aus.

Bei einem gemischtgeschlechtlichen Zwillingspaar ist im übrigen das weibliche Kalb fast immer unfruchtbar (Zwicke).

Als kombinierte Ursachen sind zu nennen: Dauernde Stallhaltung, hohe Leistung, kurze Trockenstehzeiten und einseitige Fütterung mit Mangel an **Vitamin A, D** oder **Beta-Carotin**, sowie Mangel an **Calcium** bzw. **Magnesium**. Dies wirkt sich auf die Spannung der Muskeln in der Wand der Gebärmutter aus. Wenn diese sich dadurch nicht genügend zusammenziehen kann, bleibt die Nachgeburt haften. Schon ein geringgradiges Absinken der Calciumwerte im Blut kann ebenso wie Magnesiummangel die normale Funktion der Gebärmutter deutlich beeinträchtigen.

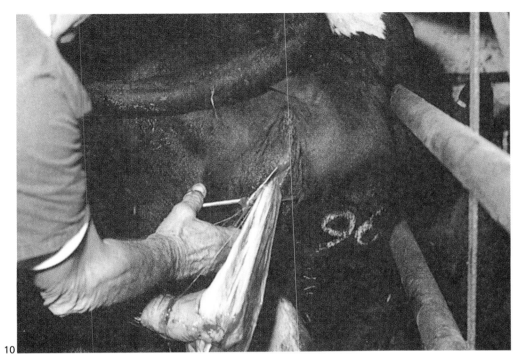

10

Behandlung

Wesentlicher Gesichtspunkt muß die Erhaltung der künftigen Fruchtbarkeit sein. Mit Rücksicht darauf sollte jeder Eingriff in die Gebärmutter so kurz wie möglich und nie länger als 15 Minuten dauern.

Um Komplikationen zu vermeiden, ist stets der sicherste Weg, den Tierarzt zuzuziehen, wenn die Nachgeburt nicht innerhalb von 12 Stunden abgegangen ist. Er kann Antibiotika als Stifte einlegen oder spritzen, um einer Entzündung vorzubeugen, die sich ungünstig auf die weitere Fruchtbarkeit auswirken würde.

Es gibt noch weitere Möglichkeiten, um ein besseres Zusammenziehen der Gebärmutter zu erzielen. Man kann Hormone oder eines der homöopathischen Präparate auf der Basis von Pulsatilla anwenden. Auch die mehrfache Injektion eines Paramunitätsinducers soll die Abwehrkraft steigern und das Zusammenziehen der Gebärmutter beschleunigen.

Gelingt es nicht, in den ersten 3 Tagen auf schonende Weise die Nachgeburt zu entfernen, sollten nur in regelmäßigen Abständen von ca. 2 Tagen antibiotikahaltige Stäbe eingelegt werden. Die Nachgeburt ist so zu kürzen (Abb. **10**), daß sie sich nicht festklemmen kann, um beim Aufstehen des Tieres gewaltsam herauszureißen. Wird sie jedoch zu kurz abgeschnitten, besteht die Gefahr, daß sich der Rest in die Gebärmutter zurückverlagert und der Muttermund sich schließt.

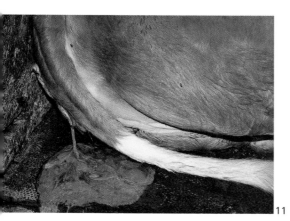

11

Hierbei besteht die Gefahr von fauliger Zersetzung der Nachgeburt und vor allem der Stauung des Ausflusses. Giftstoffe aus dieser übelriechenden Flüssigkeit (Abb. **11**) treten in das Blut über und schädigen die nach jeder Geburt stark beanspruchte Leber. Eine Leberschutztherapie ist erforderlich, um Gesundheit, Leistung und spätere Fruchtbarkeit zu gewährleisten (Seite 236).

Eine Stauung des Gebärmutterausflusses kann auch Sprunggelenksentzündungen verursachen. Die Kuh steht nur unwillig auf, Schwellungen im Bereich der Sprunggelenke sind sichtbar und reagieren schmerzempfindlich. Neben sofortiger tierärztlicher Behandlung ist ein bewährtes Hausmittel das Bestreichen der Sprunggelenke mit feuchtem Lehm, den man mit Essigwasser oder Molke anrührt, oder essigsaure Tonerde. Eine Beifütterung von Leinsamenextrakt in den letzten 10 Tagen vor der Geburt regt die Vitamin-Synthese im Pansen an, was sich deutlich in einer Herabsetzung der Anzahl von Nachgeburtsverhaltungen auswirkt.

12.3.3 Vorfall von Scheide und Muttermund

Gegen Ende der Trächtigkeit tritt manchmal bei der liegenden Kuh ein Teil der Scheidenwand als rosa Kugel oder der Muttermund als lappig-ringförmiges Gebilde aus dem Scheidenspalt hervor. Im Laufe der Zeit kann der Vorfall dann eine dunkelrot entzündete Kugel werden (Abb. **1**), die auch bei der stehenden Kuh nicht mehr verschwindet.

Die Bänder und Muskeln der Blase und der Scheidenwand sind jetzt erschlafft (Abb. **2**). Die Harnblase kann sich unter dem Gewicht der Gebärmutter entweder ebenfalls einstülpen, zumindest aber nicht mehr entleeren. Es kommt zum

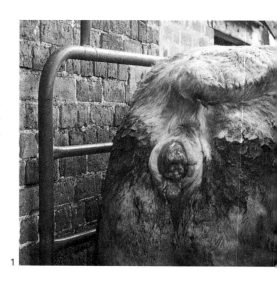

1

Harnverhalten und zunehmenden Schmerzäußerungen durch das Überdehnen der Harnblase.

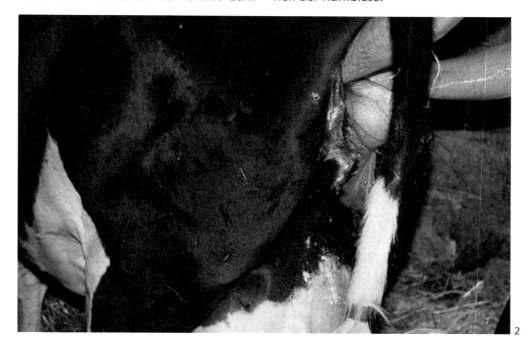

2

Behandlung

Wichtig ist vor allem, daß möglichst bald nach den ersten Anzeichen eines Vorfalls die Kuh hinten höher gestellt wird. Sie braucht eine nach vorne verlaufende solide, rutschfeste Holzbrücke, auf der sie bequem liegen, von der sie aber nicht seitlich wegtreten kann.

Ist es jedoch trotzdem zu einem Vorfall gekommen, der beim Aufstehen nicht mehr in den Scheidenraum zurückrutscht, muß der Tierarzt geholt werden. Er wird vermutlich eine Sakralanästhesie (Seite 210) vornehmen und dann den sauber gereinigten (Abb. **3**) und mit einer Antibiotikasalbe behandelten Vorfall zurückschieben.

Damit sich der Vorfall nicht wiederholt, werden Scheidenverschlüsse angelegt (Abb. **4**) oder die Scheide wird genäht. Ein starker Seiden- oder Nylonfaden wird

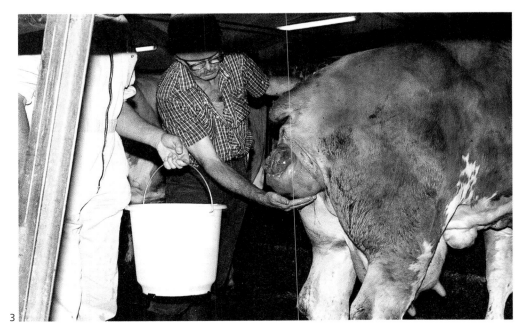

3

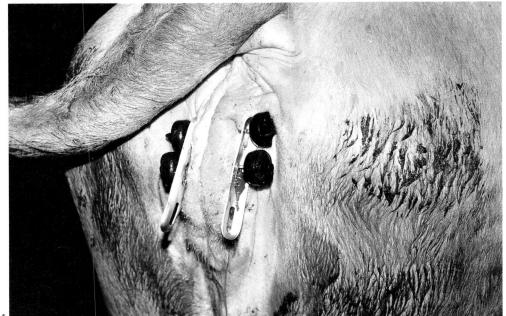

4

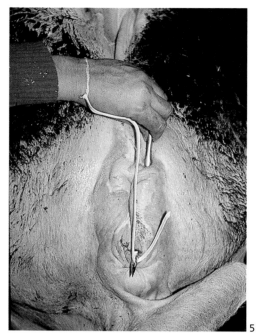

links und rechts neben den Schamlippen (Abb. **5** und **6**) durchgezogen. Der Blasenausgang muß dabei sorgfältig umgangen werden. Die beiden Fadenenden werden zum Schluß im unteren Schamwinkel angezogen und verknotet.

Die Gefahr schwerer Verletzungen besteht, wenn eine derart genähte Kuh unbeaufsichtigt zum Kalben kommt und der Faden nicht rechtzeitig gelöst worden ist.

Andere Methoden zur Fixierung des Muttermundes sind jedoch alle nicht befriedigend, und am besten läßt man eine solche Kuh nicht mehr trächtig werden. Es wird zwar nach der Geburt kaum zu einem Gebärmuttervorfall kommen, der Muttermundvorfall wird jedoch weiterhin bestehen bleiben und immer schwieriger zu behandeln sein. Zudem ist die Anlage für einen Vorfall erblich.

12.3.4 Gebärmuttervorfall

Das Ausstülpen der Gebärmutter im Anschluß an die Geburt ist nicht sehr häufig, schätzungsweise bei ca. 300 Geburten einmal und manche Rinderhalter haben es noch nie erlebt. Wer jedoch einmal den birnenförmigen Sack mit den Fruchtknöpfen hinter einer Kuh gesehen hat (Abb. **1**), wird den Anblick nicht so schnell vergessen.

Auf manchen Betrieben kommen Vorfälle jedoch öfter vor. Neben einer erblich bedingten Schwäche im Halteapparat der Gebärmutter kann auch Calciummangel die Ursache sein. Dadurch verliert die Muskulatur um den Muttermund ihre natürliche Spannung und die Gebärmutter rutscht heraus, besonders wenn die Wehen noch fortbestehen.

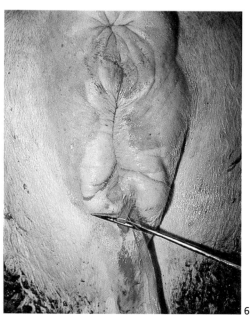

5

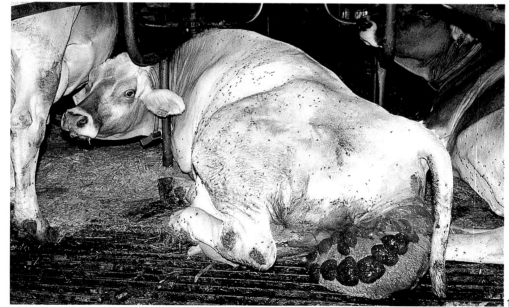

6

1

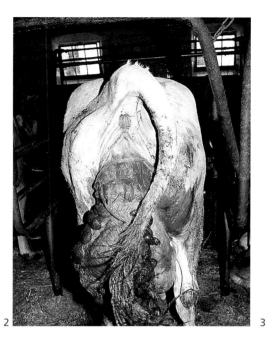

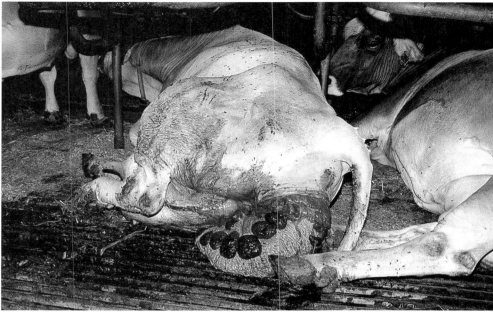

2

3

Manchmal ist der Vorfall somit eine Folge von *Kalbefieber*. Die Kuh liegt auf der Seite, der Pansen bläht auf, und wenn die Kuh dann beim Kotabsetzen oder im Lauf der Nachgeburtsperiode preßt, drückt sie die Gebärmutter durch den entspannten Muttermund.

Bei Färsen liegt die Sache anders. Hier stülpt sich bei der Geburt die Spitze des trächtigen Gebärmutterhorns ein und durch das Pressen folgt die Gebärmutter dem Kalb wie ein links ausgezogener Strumpf.

Vor allem tritt dies ein nach starkem, stetigem Zug bei der Geburt (Seite 181).

Zwischen den Wehen kann sich die Gebärmutter dann nicht mehr entspannen und in ihre natürliche Lage zurückgleiten.

Erkennung

Manchmal beginnt es ganz harmlos und endet hochdramatisch (Abb. **2**), wenn durch heftige Nachwehen die gesamte Gebärmutter umgestülpt wird.

Maßnahmen

Nachdem der Tierarzt gerufen worden ist, der in einem solchen Fall alles andere stehen lassen wird, muß der Vorfall so sauber und warm gehalten werden wie möglich. Ein frisches Leintuch und eine Decke darüber sind gut, eine Gummibettflasche mit warmem Wasser und ein paar heiße Handtücher sorgen noch zusätzlich für Wärme.

Die Kuh muß allein liegen, Nachbarkühe könnten auf den Vorfall treten (Abb. **3**). In einem Laufstall wird der Platz abgeteilt.

Auf keinen Fall sollte man selber versuchen, den Vorfall hineinzudrücken.

Es ist eine Schinderei für alle Beteiligten und für die Kuh auch ausgesprochen lebensgefährlich. Wer etwas unternehmen

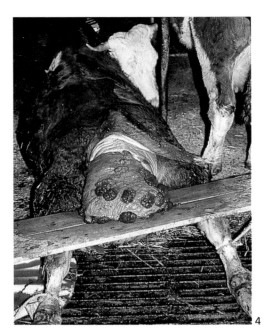

4

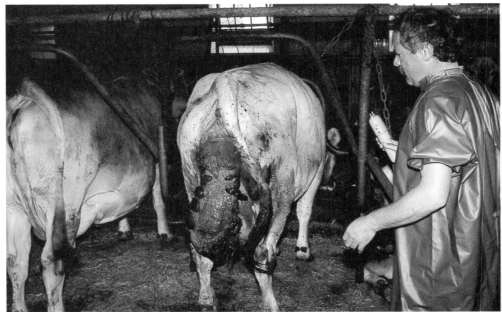

5

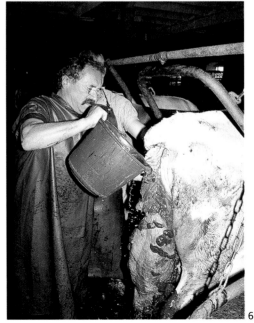

6

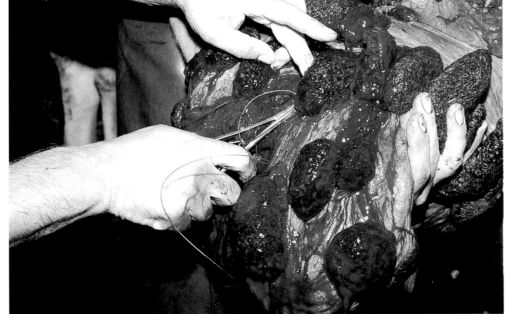

7

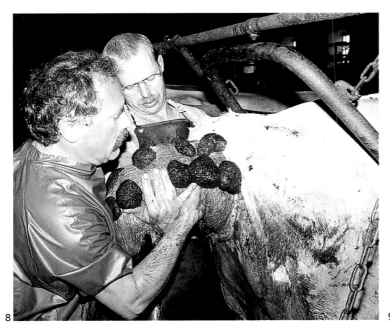

8

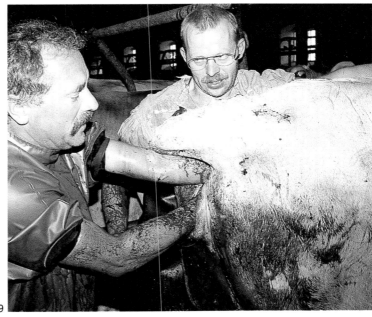

9

will, kann ein dafür geeignetes Calcium-präparat unter die Haut spritzen (Seite 183). Aber sauber dabei vorgehen und die Flüssigkeit gut verreiben!

Die nachfolgende Beschreibung einer durch lange Erfahrung entwickelten Methode zum Hineindrücken ist nur von Tierärzten anzuwenden.

In den Wirbelkanal bekommt die Kuh 5 ml eines 2%igen Betäubungsmittels (Seite 210). Eine flach liegende Kuh muß dabei aufgesetzt werden, weil das Mittel sich sonst nicht richtig verteilt. Die Preßwehen müssen vollständig ausgeschaltet werden, denn nur so kann das Hineindrücken ohne gefährliche Anwendung von Gewalt erfolgen. Ein Hypophysenhormon zum Zusammenziehen der Gebärmutter kann gleich oder später gegeben werden.

Nach 5 Minuten Wartezeit wird die Kuh, wenn sie liegt, entweder hinten hochgelagert oder bäuchlings mit ausgestreckten Hinterbeinen hingelegt (Abb. 4). Durch das Hochlagern rutschen Pansen und Därme nach vorne, wodurch mehr Raum für das Zurückgleiten der Gebärmutter entsteht.

Unter den Vorfall wird jetzt ein Nudelbrett oder eine andere saubere Platte geschoben, die von beiden Seiten jeweils von einer Hilfskraft angehoben wird. Ziegelsteine unter dem Brett entlasten die Hilfskräfte. Angehoben muß die Gebärmutter werden, sonst muß der Tierarzt das ganze Gewicht bei der Arbeit halten. Sind die Stallverhältnisse ungünstig, ist es manchmal besser, die Kuh aufzutreiben und die Behandlung im Stehen durchzuführen (Abb. 5).

Der Vorfall wird jetzt sorgfältig gewaschen (Abb. 6), eventuelle Risse genäht (Abb. 7), mit einem antibiotischen Wundpuder eingestaubt und mit Gleitmittel versehen. Sehr geeignet sind auch hier wieder Seifenflocken.

Das Hineindrücken erfolgt zunächst vom Muttermund aus. Man arbeitet mit den flachen Händen und schiebt erst von hinten an, wenn der größere Teil bereits in der Kuh ist (Abb. 8).

Sobald der Vorfall wieder in der Kuh ist, muß kontrolliert werden, ob auch die Spitzen der Uterushörner wieder ihre normale Lage haben (Abb. 9). Das ist

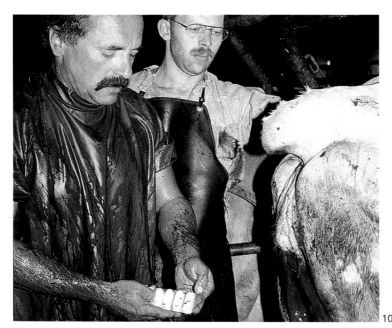

10

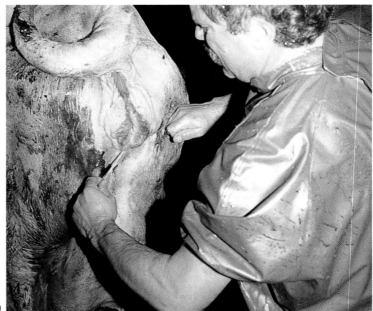

11

wichtig, weil sonst die Kuh erneut ausdrücken kann. Anschließend werden An-
tibiotikastäbe eingelegt (Abb. **10**). Zur
Vorsorge können eine Naht (Abb. **11**)
oder Klammern angelegt werden. Auch
ein gut sitzendes Vorfallgeschirr ist von
Nutzen.

Komplikationen

Zu Komplikationen kann es vor allem
durch Schock kommen. Dieser Zustand
entsteht manchmal bei älteren Kühen,
bei denen die Gebärmutter sehr lange
draußen gelegen hat und dadurch schon
kalt geworden ist.
Bei solchen Patienten läßt sich die Gebärmutter zwar leicht wieder zurückschieben, sie überleben jedoch selten. Man erkennt den bedenklichen Zustand des Tieres an der Verweigerung von Wasser und

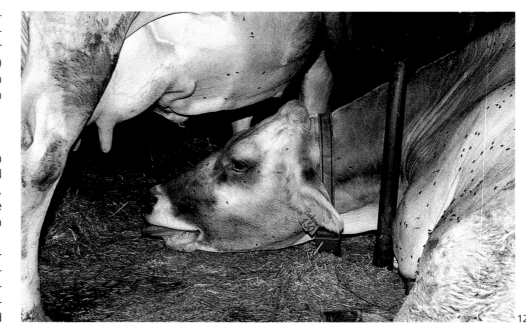

12

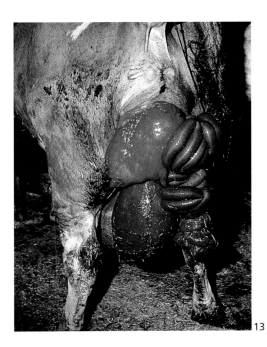

Futter, an den eiskalten Ohren und Beinen und an der schnellen Atmung. Meist stöhnen diese Kühe (Abb. **12**). Manchmal gelingt es, so einen Todeskandidaten durch eine Bluttransfusion zu retten, im allgemeinen ist jedoch eine rasche Schlachtung angezeigt.

Eine andere Komplikation ist das Vorhandensein von Darmteilen oder der gefüllten Harnblase im Innern der ausgestülpten Gebärmutter. In einem solchen Fall gelingt das Zurückschieben, wenn überhaupt, nur bei starker Hochlagerung des Kuhbeckens und Anheben der Gebärmutter mit Hilfe von Tüchern. Befindet sich der Darm außerhalb der Gebärmutter (Abb. **13**), ist eine Rückverlagerung wegen der zusätzlichen Komplikationen wenig erfolgversprechend.

Ist die Gebärmutterwand schon stark beschädigt, bleibt als letzte Möglichkeit nur die Amputation der Gebärmutter. Die Hauptgefahr bei dieser Operation ist der Schock für den Organismus der Kuh, durch die plötzliche Abtrennung des erheblichen Anteils der Blutmenge, der sich in der Gebärmutter befindet. Ist hier durch Injektion von Hypophysenhinterlappenhormon und festem Wickeln vorgebeugt worden, besteht durchaus Aussicht auf Erfolg.

Aussichten

Bei jedem Gebärmuttervorfall sollen in den folgenden 3 Tagen ausreichend Antibiotika gespritzt werden, damit keine Gebärmutterentzündung zurückbleibt und die Kuh deshalb nicht wieder aufnimmt.

Man braucht keinesfalls ein erneutes Ausdrücken bei der nächsten Geburt zu befürchten. Meist kommt es zu Verwachsungen, die eine Wiederholung verhindern. Zum Abschluß bekommt die Kuh noch eine Infusion mit Calcium, Leberschutzpräparaten und Traubenzucker, um die strapaziöse Behandlung schnell zu überstehen.

12.4 Probleme der Fruchtbarkeit

Ablauf der hormonellen Regulation

Um die Probleme der mangelnden Fruchtbarkeit verstehen zu können, muß man sich den normalen Ablauf der Vorgänge bei der Fortpflanzung vergegenwärtigen.

Im **Eierstock** reifen beim geschlechtsreifen Rind die Eier in kleinen Bläschen, den Follikeln (Abb. **1**). Alle 3 Wochen werden ein oder zwei Eier für die Befruchtung bereitgestellt.

Mit der Brunst, dem Rindern, treten körperliche und verhaltensmäßige Veränderungen ein wie die Absonderung von Schleim und die Bereitschaft zur Paarung. Die Entwicklung der Eier im Eierstock wird durch ein Hormon der Hirnanhangdrüse (Hypophyse) in Gang gesetzt. Dieses *Follikelstimulierende Hormon*

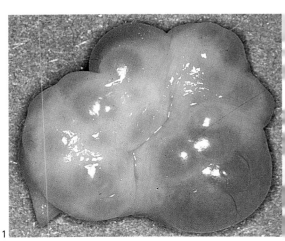

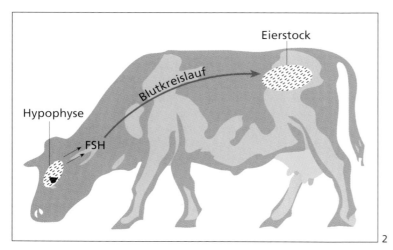

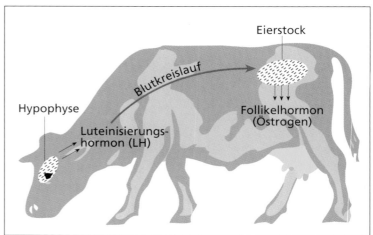

(FSH) gelangt auf dem Blutweg zum Eierstock (Abb. **2**).
Die reifen Follikel produzieren nun selber ein Hormon, das sog. *Follikelhormon* oder *Östrogen*, das die Erscheinungen der Brunst auslöst. Die feinabgestimmte Hormonproduktion im Bereich der Eier-

stöcke veranlaßt die Hypophyse zur Einstellung der FSH-Produktion. Statt dessen produziert sie das *Follikelreifungshormon* oder *Luteinisierende Hormon* (LH) (Abb. **3**).
Erst jetzt kommt es zum Platzen des Follikels, dem **Eisprung**. Dadurch wird das

reife Ei frei und fällt in den Eileiter, wo es auf den Samen für die Befruchtung wartet (Abb. **4**).
An der Stelle des gesprungenen Follikels wächst im Eierstock der **Gelbkörper**, auch *Corpus luteum* genannt (Abb. **5**). Er produziert das Gelbkörperhormon oder

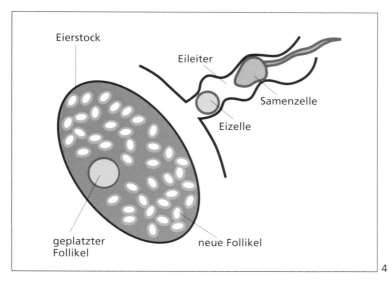

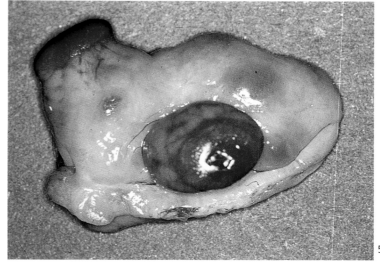

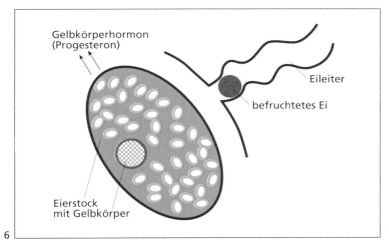

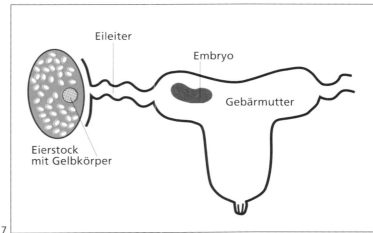

6

7

Progesteron. Hier ereignet sich jetzt wieder die Rückschaltung über die Hirnanhangdrüse.

Unter dem Einfluß des Gelbkörperhormons wird dort kein weiteres Follikelstimulierungshormon abgegeben und der Geschlechtszyklus legt bei einer Nichtbefruchtung eine ca. 14tägige Pause ein. Nach etwa 16 Tagen sondert die Gebärmutter das Hormon Prostaglandin ab, das den Gelbkörper zum Verschwinden bringt. Mit der Bildung eines neuen Follikels wird der Geschlechtszyklus fortgesetzt.

Wenn nun eine **Befruchtung** stattgefunden hat, blockiert der Gelbkörper eine erneute Brunst (Abb. **6**). Erst mit dem Abkalben verschwindet der Gelbkörper und der Eierstock fängt wieder an, zyklisch zu »arbeiten«.

Die Befruchtung findet im oberen Teil des Eileiters statt. Nach 3–4 Tagen wandert das befruchtete Ei in die **Gebärmutter**. Nach einer weiteren Zeit von 30–40 Tagen heftet sich dann der Embryo an die

Gebärmutterwand (Abb. **7**) und es entstehen die Fruchthüllen, in die der Embryo geschützt eingebettet ist.

Das hier geschilderte Schema gibt nur einen ungefähren Überblick über diese in der Tat noch wesentlich komplizierteren Zusammenhänge. Es ist jedoch schon daraus ersichtlich, wie viele Möglichkeiten der Fehlschaltung im hormonalen Geschehen eintreten können.

Probleme mit dem Eierstock

Häufig fehlt das Follikelstimulierende Hormon. Färsen und Kühe kommen nicht zeitgerecht zum Rindern. Meist verursachen verschiedene Faktoren im Zusammenwirken die mangelnde Funktion der Eierstöcke.

Eierstockschwäche kann erblich bedingt sein. Besonders bei nichtaufnehmenden **Färsen** sollte man die Fruchtbarkeit ihrer Kuhfamilie kritisch prüfen. Rindert eine Färse nach Ausschaltung grober Haltungsmängel immer noch nicht, sollte sie auf keinen Fall zur Zucht verwendet, sondern geschlachtet werden.

Mangelhafte Ernährung, vor allem Eiweißmangel, liegt bei Färsen öfter als bei Kühen vor. Gefährdet sind besonders Rinder, die im Herbst lange auf schlechten Weiden ohne Zufütterung gehalten werden. »Getriebene« Färsen neigen dagegen zur Maststerilität, z.B. wenn sie viel Maissilage erhalten.

Das Überangebot an Energie ist hier oft gekoppelt mit Mangel an Phosphor (Seite

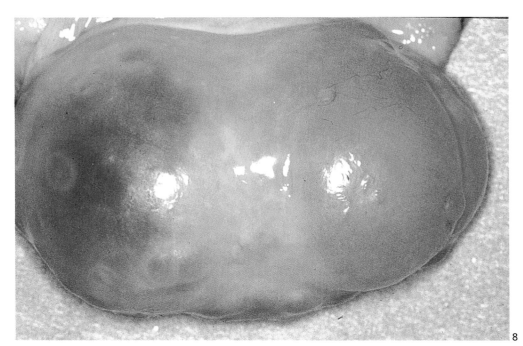

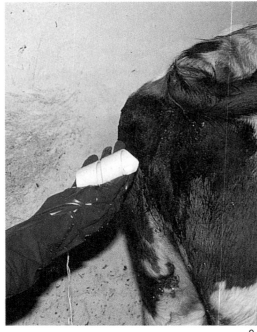

8

9

58) und den Spurenelementen Kupfer, Kobalt, Jod oder Mangan. Letzteres wird bei übermäßiger Stickstoffdüngung im Boden gebunden, worauf es im Gras und dann auch in Heu und Silage fehlt.

Bei Färsen und Erstkalbenden wirken sich Leberegel und Magen-Darmwürmer verzögernd auf das Einsetzen der Brunst aus (Seite 105).

Die Stallverhältnisse beeinflussen ebenfalls den Geschlechtszyklus. Wenn in dunklen Ställen das Licht mangelt, fehlt der anregende Reiz auf die Hirnanhangdrüse. Leiden die Rinder überdies an ungünstigen Stalltemperaturen (über 16° C) und Ende des Winters an Vitaminmangel und Unterernährung, gerät der Hormonhaushalt vollends aus dem Gleichgewicht.

Die Brunst stellt sich dann erst mit dem Weideaustrieb ein, bei dem sich auch die »stille« Brunst besser erkennen läßt, die zwar mit Bildung eines Follikels, jedoch ohne erkennbare Brunsterscheinungen abläuft.

> Unabhängig davon, ob nun der Eierstock nicht arbeitet oder ob nur das Rindern schlecht zu erkennen ist, immer gilt: Viel Bewegung in frischer Luft, mehr Licht im Stall, Zulage von Haferschrot und, wenn möglich, Mitlaufenlassen eines Jungbullen kurieren die meisten Probleme mit dem Eierstock!

Der Tierarzt kann zum Auslösen der Brunst Hormone spritzen. Das früher üb-

liche Abdrücken von Gelbkörpern mit der Gefahr des inneren Verblutens hat sich durch diese Hormonpräparate erübrigt.

Bei **Kühen** beruht das Nichteinsetzen der Brunst häufig auf zu üppiger Fütterung während des Trockenstehens und unzureichender Energieversorgung nach dem Abkalben (Seite 55, Seite 135). Es kommt dadurch zu Stoffwechselentgleisungen mit Leberschäden, die sich ungünstig auf die Rückbildung der Gebärmutter auswirken.

Setzt der Geschlechtszyklus ein, ehe dieser Vorgang abgeschlossen ist, können die Eierstöcke zystös entarten (Abb. **8**).

Während des Trockenstehens können keine Reserven angelegt werden ohne die Gefahr der Verfettung. Deshalb muß nach dem Abkalben besonders sorgfältig und oft gefüttert werden. Am besten bietet man Hochleistungskühen bis zu 5mal täglich ein möglichst fettarmes Kraftfutter an neben bestem Rauhfutter. Das Problem ist, leistungsgerechte mit wiederkäuergerechter Fütterung in Einklang zu bringen.

Wenn Hormonbehandlungen bei mangelnder Rückbildung des Gelbkörpers oder zur Anregung der Eierstocksfunktion notwendig sind, gibt es Präparate als Injektion, Implantate, hormonabsondernde Scheidenspiralen (Abb. **9**) oder Pellets, die über das Maul verabfolgt werden.

Die **Brunstsynchronisation** mit Hormonen verfolgt den Zweck, daß alle behandelten Tiere gleichzeitig rindern und später, nach erfolgreicher Befruchtung, innerhalb eines engen Zeitraumes abkalben.

Eierstocksschwäche kann auch die Folge von Erschöpfung durch zu große und zu schnell ansteigende Milchleistung, vorangegangene Krankheit oder Alter sein. Die Kühe rindern dann entweder gar nicht, unregelmäßig oder mehrere Tage hintereinander. Auf eine Hormonbehandlung sprechen sie meist schlecht an.

Das Nichteinsetzen der Brunst ist bei Hochleistungskühen oft eine Schutzmaßnahme des Organismus gegen Überforderung. Man sollte, um die Nutzungsdauer zu verlängern, jeder Kuh mit durchschnittlicher Leistung zwischen zwei Trächtigkeiten eine Rastzeit von 7–8 Wochen gönnen, Hochleistungskühen eventuell 3 Wochen mehr.

Wenn kein krankhafter Befund vorliegt, haben sich zur Anregung der Geschlechtsfunktion warme Scheidenspü-

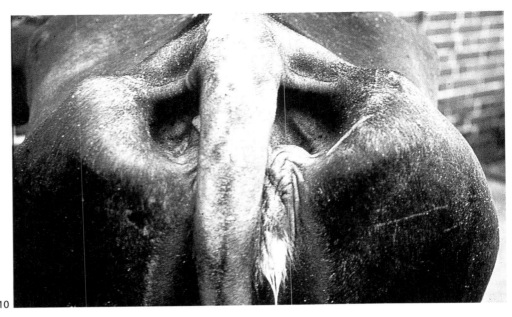

10

lungen bewährt. Man spült 5 Tage täglich einmal mit 4 Litern warmem Salzwasser (42° C, 1 Eßlöffel Kochsalz pro Liter).

Das größte Problem ist zur Zeit in Beständen mit guter Leistung die immer häufigere zystöse Entartung der Eierstöcke. Eine **Eierstockszyste** ist ein nicht geplatzter Follikel, dessen Eizelle abgestorben ist, dessen Hormonproduktion jedoch weiterbesteht. Der Follikel, oder das Eibläschen, kann bis kastaniengroß werden.

Es gibt neben Zysten, die das Follikelhormon oder Östrogen in die Blutbahn abgeben, auch solche, die das Hormon des Gelbkörpers absondern. Je nachdem rindern die Tiere häufiger bis hin zur Dauerbrunst, oder der Geschlechtszyklus kommt zum Erliegen, d.h., sie rindern überhaupt nicht.

Bei einer Überproduktion von Östrogen werden die Beckenbänder schlaff, die Kühe brechen ein wie vor der Geburt (Abb. **10**). Diese »stiersüchtigen« Kühe können sich auf der Weide leicht das Becken brechen.

Eierstockszysten entstehen zwar letzten Endes durch eine von der Hirnanhangdrüse ausgehenden Regulationsstörung, wie es im Einzelfall dazu kommt, ist kaum festzustellen. Immer spielt jedoch Streß eine Rolle; die Kuh ist überfordert, wenn sie gleichzeitig viel Milch geben und möglichst schnell wieder aufnehmen soll.

Dazu kommt fast immer eine unausgeglichene Fütterung. Plötzlicher Eiweißüberschuß bei zu wenig Rohfaser ist ebenso schlecht wie ein ungenügendes Nährstoffangebot. Durch eine Blutuntersuchung im Labor lassen sich so manche Fehler im Management beheben.

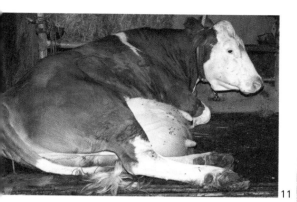

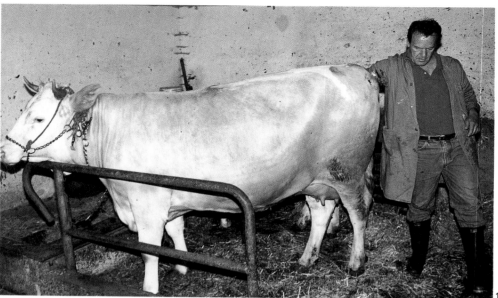

Die Behandlung von Eierstockszysten sollte möglichst früh erfolgen. Dabei muß man stets daran denken, daß die Anlage für zystöse Entartung erblich sein kann.

Da es oft schwer ist zu entscheiden, ob Fütterungsmängel oder Erbanlage ausschlaggebend für die Störung waren, ist es immer wichtig, die Nachkommen solcher Kühe von der Zucht auszuschließen. Erst seit durch die Möglichkeit der Behandlung stiersüchtige Kühe nicht mehr geschlachtet werden müssen, hat sich deren Anzahl so sprunghaft vermehrt.

Probleme mit der Gebärmutter

Neben Fruchtbarkeitsstörungen durch einen mangelhaft arbeitenden Eierstock führen Entzündungen in der Scheide, am Muttermund oder in der Gebärmutter zu Unfruchtbarkeit. Infektionen in diesem Bereich entstehen meist im Anschluß an die Geburt, wobei das verfrühte Eingreifen bei an sich normalen Geburten (Seite 168) eine große Rolle spielt. Aber auch jede Verzögerung beim Abgang der Nachgeburt (Seite 220) führt zu erschwertem Aufnehmen.

Es entstehen Entzündungen der Innenauskleidung der Gebärmutter, die sich in Scheidenausfluß äußern (Abb. **11**). Oft ist nur der Brunstschleim mit kleinsten Eiterflocken durchsetzt. Man erkennt das am besten, wenn man den Schleim der rindernden Kuh mit gespreizten Fingern gegen das Licht hält.

»Unsaubere« Kühe müssen behandelt werden, ehe man sie besamt oder zuführt, ebenso wie alle mehrfach umrindernden Kühe. Vorbeugend sollte jede Kuh nach einer Schwergeburt oder Nachgeburtsverhalten innerhalb von 4 Wochen tierärztlich untersucht werden (Abb. **12**). Chronisch gewordene Gebärmutterentzündungen heilen nur schlecht und können überdies Euterentzündungen verursachen.

Probleme durch Infektionskrankheiten

Neben der bisher behandelten »nicht-infektiösen« Sterilität gibt es seuchenhaft auftretende **Infektionskrankheiten**, die sich auf die Geschlechtsorgane auswirken.

Das seuchenhafte Verkalben durch **Brucellose** oder **Abortus Bang** (Seite 35 und 220) ist durch die staatliche Bekämpfung fast getilgt. Verhältnismäßig selten kommt es zum Verkalben durch **Leptospirose, Listeriose, Mykoplasmen, Chlamydien, Rickettsien, Salmonellen** (Seite 38) und **BVD-MD** (Seite 46).

Die eigentlichen Geschlechtskrankheiten wie **Trichomonaden, Vibriose** und **Bläschenausschlag** (Seite 40 ff.) spielen durch die künstliche Besamung nur noch eine untergeordnete Rolle. Bei gemeinschaftlicher Stierhaltung ist selbstverständlich jeder verdächtige Ausfluß nach dem Decken dem Tierarzt zu melden.

Probleme durch Futterinfektionen

Viel häufiger, als im allgemeinen festgestellt wird, sind Absterben der Frucht und Frühabort durch Befall mit **Schimmelpilzen**. Verschimmeltes Heu oder Einstreu bedeuten eine echte Gefahr für tragende Kühe.

Nur im äußersten Notfall sollte man verschimmelte Futtermittel, befreit von den schlimmsten Pilznestern, bei den übrigen Rindern verwenden. Man muß sich aber immer dabei bewußt sein, daß dadurch ebenfalls Krankheiten, z. B. Atemwegserkrankungen, durch Einatmen der Pilzsporen oder Listeriose bei verschimmelter Silage ausgelöst werden können. Auch verpilztes Getreideschrot ist gefährlich.

Schlußbetrachtung

Die Bekämpfung mangelnder Fruchtbarkeit erfordert wie kaum ein anderes Gebiet gesundheitlicher Betreuung die enge Zusammenarbeit von Tierhalter, Tierarzt und den entsprechenden Untersuchungsanstalten. Auch das Hinzuziehen von Spezialisten des Rindergesundheitsdienstes ist manchmal zu empfehlen.

Ohne genaue Beobachtung und Aufzeichnung durch den Tierhalter nützt die beste Beratung jedoch nichts. So kann z. B. nur eine rechtzeitig gemeldete Brunst, wobei die Individualität jedes einzelnen Tieres berücksichtigt werden muß, zu einer termingerechten Besamung und damit zu einer erfolgversprechenden Befruchtung führen.

Durch Untersuchung der Futtermittel (Abb. **13**) und der Böden können Mangelsterilitäten verhindert werden. Ein einmaliger Vitaminstoß mit dem so wichtigen Vitamin A kann z. B. nur voll zur Wirkung kommen, wenn die Fütterung bisher ausreichend war. Mängel können auf diesem Gebiet durch einen kurzfristigen »Kraftakt« nicht ausgeglichen werden, und Vitamin A ersetzt nicht das notwendige Karotin, das im Gegensatz zu guter Grassilage in Mais oder Rübenblatt weitgehend fehlt.

Das gesunde Verhältnis zwischen Fütterung und Leistung ist das wichtigste Vorbeugungsmittel bei allen Fruchtbarkeitsproblemen. Lieber keine Spitzenerträge und dafür fruchtbare und langlebige Kühe.

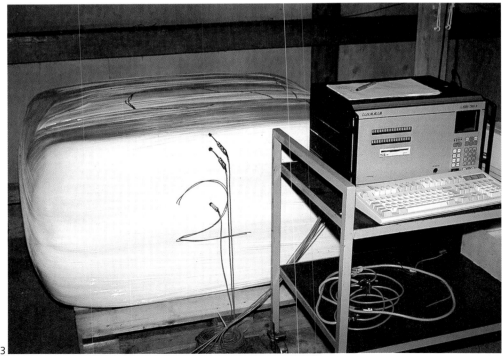

13

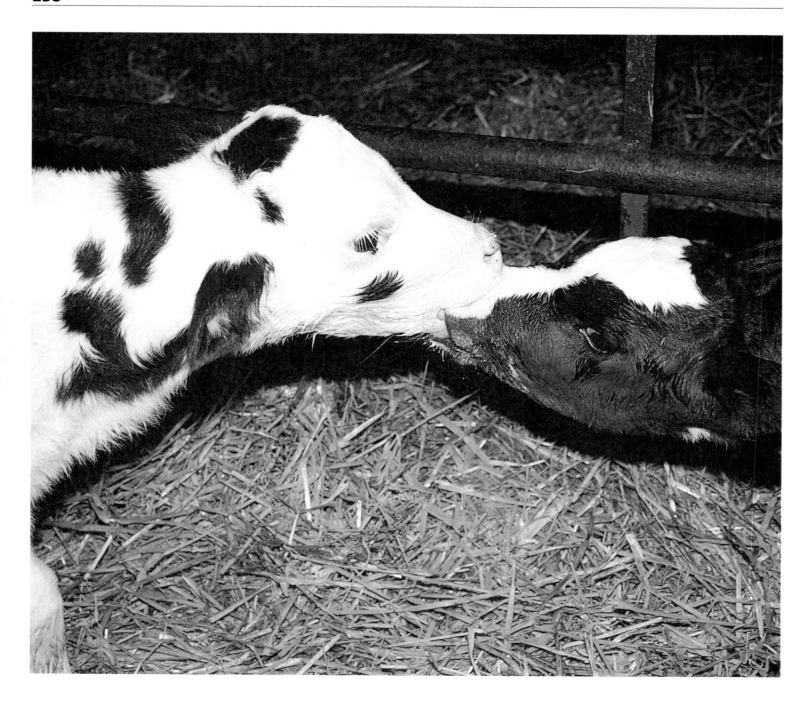

13 Pflege des Kalbes

Einführung

Betreuung und damit der Schutz des Lebens eines Kalbes hängt maßgeblich von folgenden Faktoren ab:

Das **Kolostrum** ist die erste Milch, die die Kuh nach dem Kalben produziert. Sie ist von lebenswichtiger Bedeutung für das neugeborene Kalb, denn nur sie enthält Antikörper gegen die meisten im Stall vorkommenden Erreger, mit denen sich das Kalb während seiner anfälligsten Zeit auseinandersetzen muß, da eine Übertragung durch das Blut im Mutterleib nicht möglich ist.

Zusätzlich beinhaltet die sog. Biestmilch, die aus verständlichen Gründen so früh wie möglich verabreicht werden soll, die Vitamine A, D und E in hoher Konzentration, die das Kalb in seiner Leber einlagert. Es enthält auch die doppelte Dosis Fett, das wie ein Laxans (Abführmittel) wirkt und es dem Kalb ermöglicht, sein Darmpech (*Meconium*) zu entleeren.

Obwohl der Darm des Kalbes fähig ist, innerhalb von 24 Stunden, mit abnehmender Tendenz, die Antikörper im Kolostrum aufzunehmen, sollte die erste Tränkung innerhalb von 4–6 Stunden, in Problembeständen spätestens drei Stunden nach der Geburt erfolgen.

Sofern das Neugeborene nicht an seiner Mutter saugt, sollte das Kolostrum abgemolken und dem Kalb über einen Tränkeeimer (Abb. **1**) gegeben werden. Falls die Kuh krank ist oder an Mastitis leidet, soll gelagertes, tiefgekühltes Kolostrum aufgetaut und dem Kalb als Tränke angeboten werden. Obwohl leider selten praktiziert, bietet im Sommer das Kalben auf der Weide vermutlich die besten Voraussetzungen für das Kalb zum Überleben. Während des Winters sollte die Kuh alleine in einer Box, die dick mit sauberem Stroh ausgelegt ist (Abb. **2**), zum Abkalben gebettet werden.

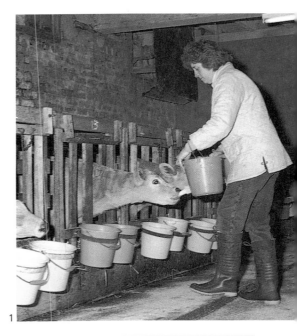

1

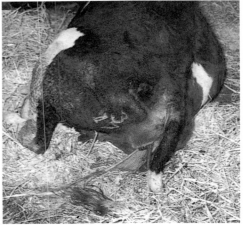

2

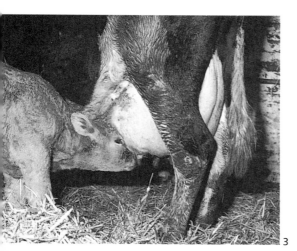

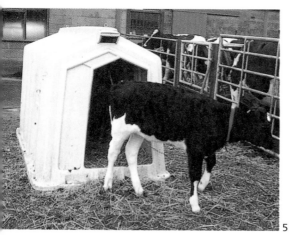

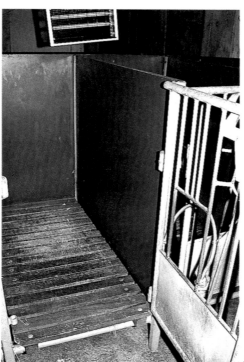

3

5

Nach der Geburt sollte das Kalb mindestens drei Tage bei der Kuh bleiben können. Falls dies nicht möglich ist, dann mindestens 24 Stunden (Abb. **3**).
In einer Milchkuhherde wird das Kalb in eine gründlich gereinigte und desinfizierte Kälberbox (Abb. **4**) oder in ein Iglu (Abb. **5**) verlegt.
In einer Mutterkuhherde wird das Kalb natürlich bei der Mutter belassen.

13.1 Kälberställe

Die Unterbringung von Kälbern wird oft sträflich vernachlässigt, was angesichts der hohen Verluste unverständlich ist.

13.1.1 Der Stallboden

Immer noch kann man Kälber bzw. Jungtiere sehen, die in einem feuchten Morast liegen (Abb. **1**). Kein Wunder, wenn sie dann Durchfall und andere Infektionen bekommen. Jeder Rinderhalter sollte nur eine Nacht in einem Bett wie seine vernachlässigten Kälber schlafen müssen, dann wäre rasch Abhilfe geschaffen.
Es gibt dafür einfache Möglichkeiten: Sofern aus räumlichen Gründen keine Einzelkälberboxen mit erhöhtem Lattenrost und dicker Einstreu (Abb. **2**) in einem vom Kuhstall getrennten Raum aufgestellt werden können, gibt es Möglichkei-

4

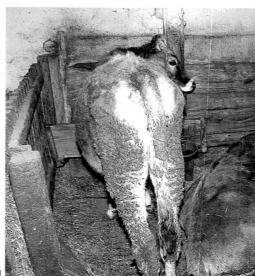

1

ten, mit Stroh, Sägespänen oder Papierschnipsel das Kälberlager zu isolieren (Abb. **3–5**). Selbstverständlich muß der Untergrund ein entsprechendes Gefälle haben, und mit schmalen Dränagespalten versehen sein, um das Lager immer trocken zu halten.

Die in Deutschland nach EU-Vorgaben geltende Kälberhaltungs-Verordnung (Seite 303) fordert, daß der Stall nach Bauweise, Material, technischer Ausstattung und Zustand so beschaffen sein muß, daß bei Kälbern keine vermeidbaren Gesundheitsstörungen verursacht werden.

Der Boden muß rutschfest und trittsicher sein. Von Böden mit Löchern oder Spalten darf keine Gefahr für Klauen oder Gelenke ausgehen. Bei Spaltenböden muß die Auftrittsfläche mindestens 8 cm, die Spaltenweite höchstens 1,5 cm betragen.

Eine Wärmeableitung über Boden und Außenwände muß vermieden werden.

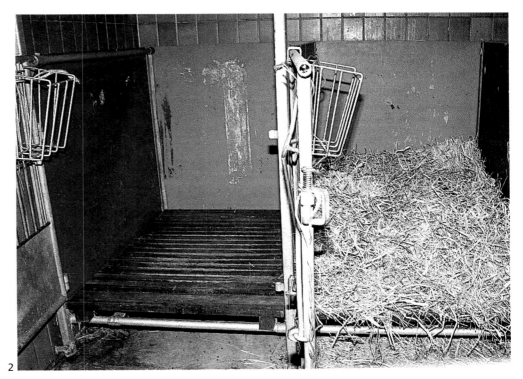 2

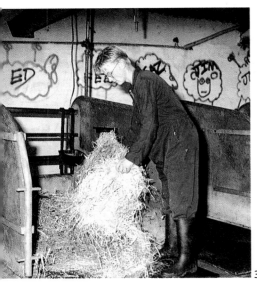 3

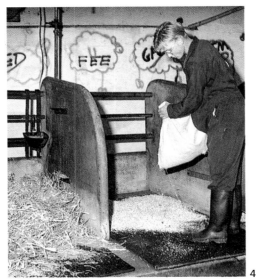 4

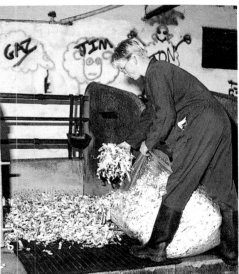 5

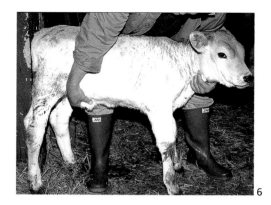

Sägemehl oder -späne als Einstreu sind zwar eine gute Ersatzlösung, aber die Feuchtigkeit wird doch stärker zurückbehalten als erwünscht.

Man kann Sägemehl auch gut mit Stroh mischen. Wenn eine ordentliche Lage eingestreut und alle 2 Tage gewechselt wird, hat das Kalb einen einigermaßen trockenen Liegeplatz. Nasse, kalte Fußböden setzen die Widerstandskraft herab. Zudem besteht in den ersten Lebenstagen bei unsauberer Einstreu die Gefahr einer Nabelinfektion (Abb. 6). Besonders leicht ist dies in den ersten 24 Stunden nach der Geburt der Fall. Deshalb ist in Deutschland vorgeschrieben, daß Kälber im Alter bis zu zwei Wochen nur auf Böden gehalten werden dürfen, die mit Stroh oder ähnlichem Material eingestreut sind.

13.1.2 Das Stallklima

Bei Temperaturschwankungen kommt es genau wie bei Abkühlung durch ein feuchtes Lager zu einer überhöhten Anfälligkeit für alle Infektionskrankheiten. Besonders gefährlich sind in dieser Hinsicht *Coliruhr, Rindergrippe* und *Salmonellen.* Wer gesunde Kälber haben will, muß für gleichbleibende Temperaturen sorgen, die während der ersten zehn Tage nach der Geburt im Liegebereich 10°C, danach 5°C nicht unter- und 25°C nicht überschreiten darf. Luftzirkulation, Staubgehalt, Temperatur, relative Luftfeuchte (60–80%) und Gaskonzentration dürfen die Gesundheit der Kälber nicht nachteilig beeinflussen.

Oft kommt es dabei gar nicht so sehr auf die Wärme als solche an, wie auf das Vermeiden von Temperaturschwankungen und vor allem von Zugluft. Daraus erklärt sich auch, daß Kälber, die nach der Geburt in Freilandställen bzw. Iglus (Abb. **1**)

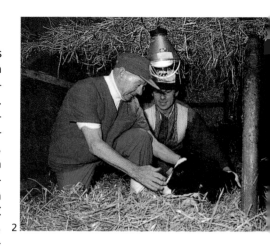

aufgezogen werden, verhältnismäßig selten an Infektionskrankheiten leiden.

Natürlich spielt hierbei auch der geringe Infektionsdruck und die mangelnde Gefahr der gegenseitigen Ansteckung eine Rolle. Selbstverständlich gedeiht aber ein Kalb bei Wärme, frischer Luft, aber ohne Zug und unter optimalen hygienischen Bedingungen am allerbesten (Abb. **2**).

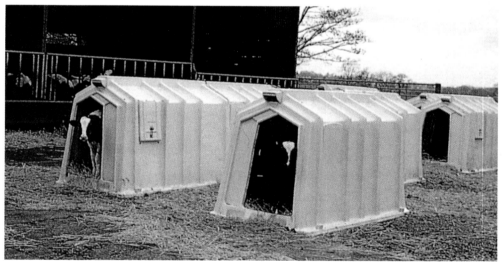

13.1.3 Der »ideale« Kälberstall

Bis zu einem Kälberalter von 8 Wochen ist der auf der Abb. **1** gezeigte Stall ein gutes Beispiel. Wände, Dach und Fußboden sind isoliert, die aus Lattenrost bestehende Liegefläche befindet sich ca. 30 cm über dem Boden, der mit Gefälle und Drainagerinne versehen ist. Die Heizlüftung wurde von Fachleuten installiert. Große Fenster gehen nach Süden.

Der größte Vorteil besteht darin, daß die ganze Einrichtung abmontiert und dadurch entsprechend gereinigt und desinfiziert werden kann (Abb. **2**). Werden die Buchten dann wieder aufgestellt, sind sie praktisch frei von Krankheitskeimen.

In dem hier gezeigten Stall werden Kälber ab der Geburt bis zu maximal 8 Wochen gehalten. Nach dem *Rein-Raus-Verfahren* wird der Stall anschließend gereinigt, die Einrichtung vollkommen abmontiert und ebenfalls gereinigt und desinfiziert. Dann bleibt der Stall 14 Tage leer stehen. Das ist wohl der wichtigste Punkt, um eine Häufung von Krankheitskeimen zu unterbinden.

Die einzelnen Kälberboxen sind so geräumig, daß die Tiere reichlich Bewegungsfreiheit haben. Bis zu einem Alter von zwei Wochen müssen die Mindestmaße von 180 cm Länge, 80 cm Breite und 80 cm Höhe eingehalten werden (Abb. **3**). In der Altersgruppe von 2–8 Wochen sind die Mindestmaße 180 bzw. 160 cm Länge (abhängig von der Anbringung des Troges) und 90–100 cm Breite, je nachdem wie die Seitenbegrenzung montiert ist. Reichliche Stroheinstreu sorgt für ein warmes Lager.

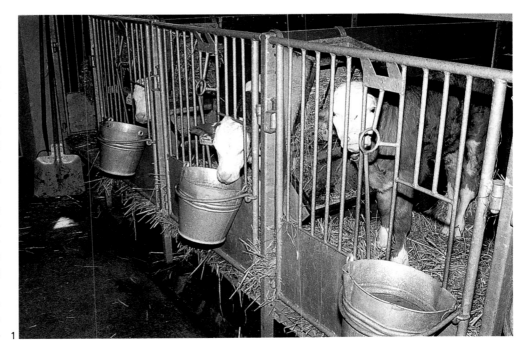

1

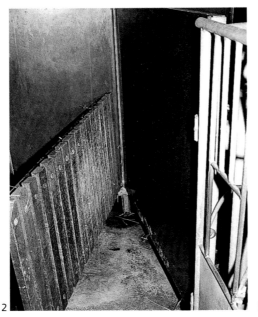

2

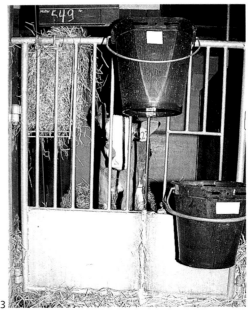

3

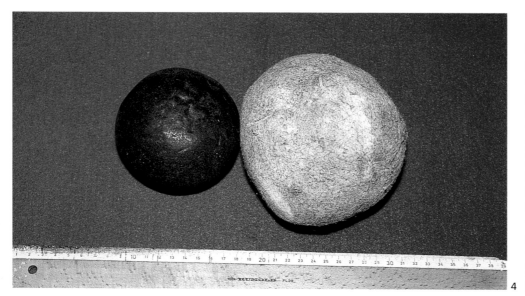

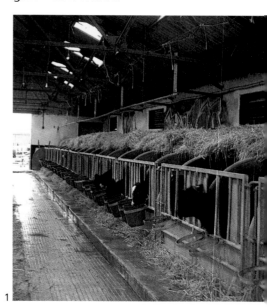

13.1.4 Behelfslösungen

Eine weitgehende Verbesserung des Stallklimas kann auch in alten Gebäuden oder falsch errichteten Neubauten mit geringen Mitteln erzielt werden. Es geht dabei darum, innerhalb des Stalles trockene, windgeschützte Bereiche zu errichten.

Das kann überall mit Strohballen, alten Matten, Maschendraht, alten Säcken und Stroh erreicht werden. Diese Dinge sind bestimmt selbst auf dem kleinsten Betrieb vorhanden. Wenn dann noch ein frisches, 40 cm dickes Strohpolster zur Verfügung steht, wird sich das neugeborene Kalb genauso wohl fühlen wie in einem Stall mit Klimaanlage. Der Trick der Geschichte ist dabei die Überdachung der Kälberbucht (Abb. **1**), wie sie in dem Kapitel »Rindergrippe« (Seite 109) bereits geschildert wurde.

Vorgeschrieben ist auch, daß sich die Kälber gegenseitig sehen können, ohne sich aber dabei mit der Nase zu berühren. Dadurch wird ein gewisses Gemeinschaftsleben entwickelt und die Langeweile der Tiere unterbrochen.

Belecken und gegenseitiges Ansaugen entsteht, wenn der Saugreflex nicht

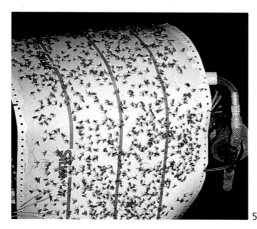

genügend befriedigt wird; die Saugdauer je Mahlzeit sollte mindestens 12 Minuten betragen. Durch Saugzapfen mit entsprechender Lochgröße kann die Saugzeit verlängert werden.

Vom 8. Lebenstag an muß den Kälbern Rauhfutter oder sonstiges rohfaserreiches Futter angeboten werden (Abb. **3**, Seite 243). Dies und die entsprechende Menge Kälberstarter lenken nicht nur die Kälber von ihrem Saugreflex ab, wobei sich durch das ständige Belecken im Lauf der Zeit Haarbälle im Labmagen bilden (Abb. **4**), sondern sind auch wichtig für das bessere Gedeihen und zur Verhinderung von Magengeschwüren.

Zum Wohlbefinden der Kälber gehört auch der Schutz vor lästigen Fliegen, die entweder über mit Lockstoffen versehene Klebebänder (Abb. **5**) eingefangen, oder über ein Hochspannungsgerät abgetötet werden.

4

5

1

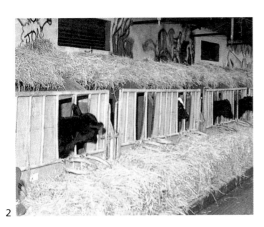

2

Zwei Dinge muß man dabei genau im Auge behalten: Das Behelfsdach muß fugenfrei den Seitenwänden aufliegen. Durch jede Ritze kommt der gefährliche Zug. Genauso dicht müssen selbstverständlich die Seitenwände und die Rückenwand aufeinander passen. Jede Fuge oder Ritze vereitelt den Zweck der Sache.

Die Öffnung nach vorne wird je nach der Raumtemperatur größer oder kleiner gestaltet. Auch hier kann man mit Strohballen arbeiten (Abb. **2**). Sie haben überdies den ungeheuren Vorteil, daß man sie erneuern kann. Schädliche Keime aus einer gemauerten Stallwand wieder los zu werden, ist ein fast aussichtsloses Unternehmen.

Das Dach braucht nicht in jedem Fall die Fläche ganz zu überspannen, oft genügt es, wenn Dreiviertel des Raums überdacht werden. Die Kälber sollen ja vor allem einen Liegeplatz haben, wo auch nachts die Körpertemperatur, eventuell mit Unterstützung durch eine Wärmelampe, soweit wie möglich konstant bleibt (Abb. **3**).

Ob die Temperatur richtig ist, kann man an einem Maximum-Minimum-Thermometer ablesen. Es genügt jedoch auch, wenn man sich in einer kalten Nacht eine Stunde zu den Kälbern setzt. Es kommt wie gesagt weniger auf die Wärme als auf die gleichmäßige Temperatur an.

Der zweite Punkt, der unbedingt beachtet werden muß, ist die tadellose Qualität des zur Überdachung verwendeten Strohs. Sonst besteht die Gefahr von Staub und Schimmelpilzen und das wieder führt zu Krankheiten der Atmungsorgane. Selbsttränke oder zumindest ein Wassereimer, Heuraufe und Kraftfuttertrog vervollständigen die Einrichtung (Abb. **4** und **5**).

Der Nachteil aller fest eingebauten Konstruktionen ist der, daß die gründliche Reinigung und Desinfektion nach jeder Belegung nicht durchgeführt wird. Es soll hier noch einmal mit allem Nachdruck auf die Gefahr der Anhäufung von Krankheitskeimen hingewiesen werden. Hier liegt der große Vorteil zerlegbarer oder transportabler Kälberkisten, die besser gereinigt und desinfiziert werden können.

Kälberställe, die nach dem »Rein-Raus-Verfahren« belegt werden, müssen über eine Möglichkeit der Erwärmung verfügen. Sonst erkranken bei Neubelegung des ausgekühlten Stalles die durch den Transport geschwächten Kälber unweigerlich an Infektionen der Atemwege.

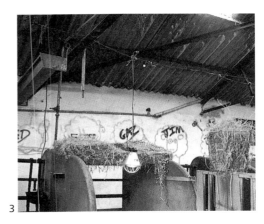

3

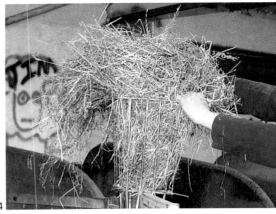

4

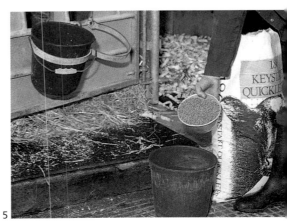

5

13.1.5 Der Krankenstall

Es ist meine feste Überzeugung, daß viele kranke Kälber gerettet werden könnten, wenn sie auf warmer Einstreu unter dem Licht eines Infrarotstrahlers liegen könnten.

Jeder Betrieb sollte deswegen unbedingt eine Krankenbox haben, größere Bestände brauchen einen Krankenstall.

Das Gebäude sollte nach Süden oder Südwest gerichtet sein und in angemessener Entfernung von den Stallungen der gesunden Tiere liegen. Wichtig ist Sauberkeit, leichter Zugang, konstante Temperatur und keine Zugluft (Abb. **1**). Die Luftzufuhr ist verstellbar und befindet sich an der Außenwand direkt unter der isolierten Decke (Abb. **2**). Die Abluft wird über einen Ventilator in der Decke geregelt (Abb. **3**). Der Boden muß natürlich wärmegedämmt sein (Abb. **4**).

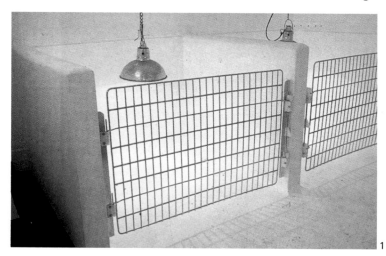

1

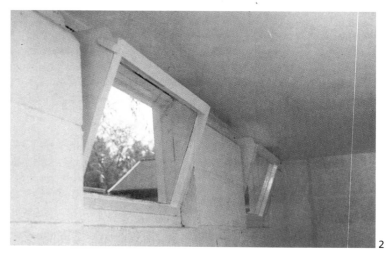

2

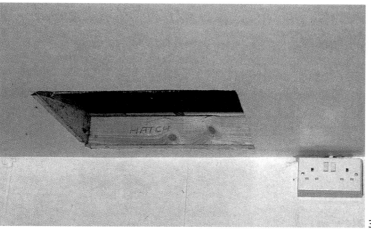

3

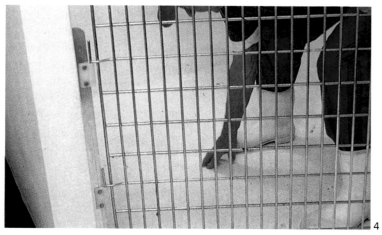

4

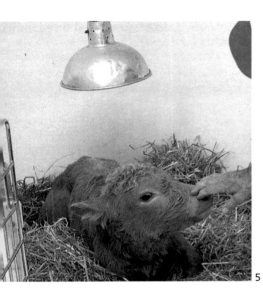

Ein dickes Strohpolster vervollständigt die Vorbereitungen. Über das kranke Kalb wird eine Infrarot-Lampe im Abstand von 30–40 cm, je nachdem ob es steht oder liegt, gehängt (Abb. **5**).

Falls das Kalb dehydriert ist, also zu viel Wasser aus seinem Körper verloren hat – man kann das an den in die Augenhöhlen eingesunkenen Augen bzw. an den bestehenden Hautfalten erkennen –, bleibt die Lampe zwischenzeitlich so lange abgeschaltet, bis der Tierarzt erscheint, um dem Kalb eine Infusion zu geben, damit der Wasserhaushalt wieder aufgefüllt ist.

In einer solchen Umgebung, wobei peinlichste Sauberkeit und optimale Versorgung Voraussetzung sind, wird das Kalb eine reelle Überlebenschance haben.

13.1.6 Die Behelfs-krankenbox

Man sollte sich an die Mindestmaße von 150 × 200 cm halten. Die Wände werden mit Strohballen erstellt, als Dach kommen alle schon genannten Möglichkeiten in Frage. Der Boden wird mit einer Schlackeschicht unter der Einstreu oder einem 40 cm dicken Strohpolster abgedeckt.

Die mit einem Sparschalter ausgerüstete Infrarotlampe sollte etwa 40 cm über dem Rücken des stehenden Kalbes hängen (Abb. **1**). Auch hier muß das Dach den Seitenwänden absolut fugendicht aufliegen. Durch Strohballen im Bodenbereich wird Zugluft von unten verhindert.

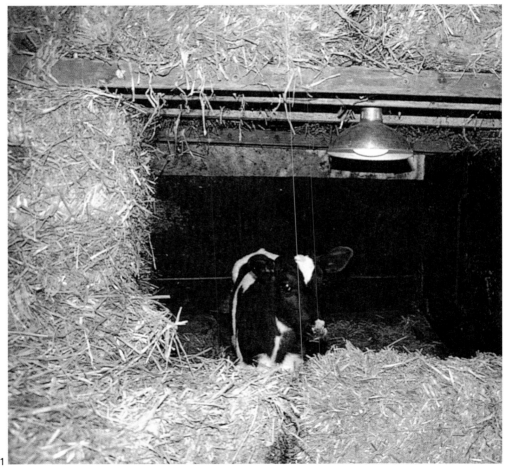

13.2 Aufzucht und Fütterung

13.2.1 Natürliches Saugen

In den letzten Jahren sind die Kälberverluste weiter angestiegen und sie werden voraussichtlich auch weiterhin eine ernste Gefahr für die Rinderzucht darstellen. Diese Verluste sind weitgehend die Folge eines völligen Außerachtlassens der biologischen Gegebenheiten.

Die mangelnde Berücksichtigung der Vorgänge bei der Verdauung entspringt weniger bewußter Fahrlässigkeit, als dem Zeitdruck in der modernen Landwirtschaft. Aber wir sind überzeugt davon, daß die Kälberverluste nicht eher aufhören werden, bevor sich nicht der letzte Landwirt die nachfolgend erörterten Kenntnisse zu eigen macht.

Bei der Geburt des Kalbes ist sein Labmagen dreimal so groß wie der Pansen, da dieser noch nicht benötigt wird. Das bedeutet, daß dieser vierte Magen in diesem Lebensalter die Hauptarbeit bei der Verdauung leisten sollte.

Wenn das Kalb schwanzwedelnd bei der Kuh saugt, hebt es den Kopf. In dieser natürlichen Stellung läuft die Milch durch die Schlundrinne direkt in den Labmagen, ohne daß von der Flüssigkeit etwas in die Vormägen gelangt (Abb. **1**). So ist die Sache von der Natur gedacht.

Bei der natürlichen Aufzucht, wo Kuh und Kalb zusammenbleiben, saugt das Kalb etwa alle 2 Stunden. Jedesmal gerinnt die Milch dabei sofort im Labmagen zu einem Klumpen (Abb. **2**).

Am Ende des Tages enthält der Labmagen eine Anzahl kleiner kugeliger

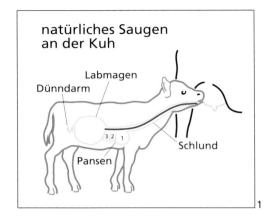

natürliches Saugen an der Kuh

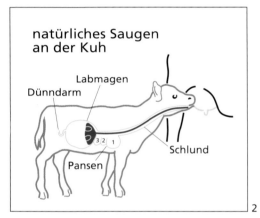

natürliches Saugen an der Kuh

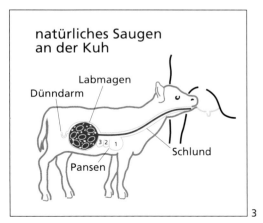

natürliches Saugen an der Kuh

Klumpen, an deren Außenseite die Verdauungssäfte angreifen (Abb. **3**). Für andere Futterstoffe bleibt auf diese Weise im Labmagen kein Raum. Nur so kann die naturgemäße Verdauung richtig ablaufen.

Ab dem 2. oder 3. Tag, spätestens aber ab dem 8. Lebenstag, sollte nach Belieben Heu, Schrot und frisches Wasser zur Verfügung stehen. Mit der Zeit nimmt das Kalb immer öfter kleine Portionen von diesem Futter auf und trinkt Wasser in der richtigen Menge. Die Futterstoffe gehen nicht in den Labmagen, sondern bleiben gleich im Pansen.

Allmählich vergrößert sich dieser unter dem Reiz des aufgenommenen Rauhfutters und erreicht zur Zeit des Absetzens, also mit 8 Wochen, die dreifache Größe des Labmagens. Die Verdauungsorgane sind auf diese Weise auf festes Futter vorbereitet.

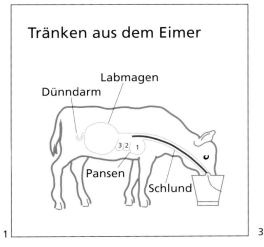

Tränken aus dem Eimer

Dünndarm · Labmagen · Pansen · Schlund

1

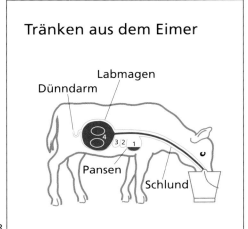

Tränken aus dem Eimer

Dünndarm · Labmagen · Pansen · Schlund

3

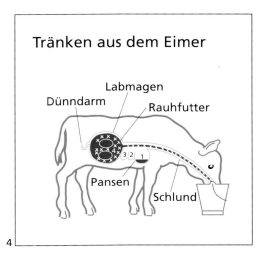

Tränken aus dem Eimer

Dünndarm · Labmagen · Rauhfutter · Pansen · Schlund

4

13.2.2 Tränken aus dem Eimer

Beim Tränken vom Boden aus läuft aus anatomischen Gründen ein gewisser Teil

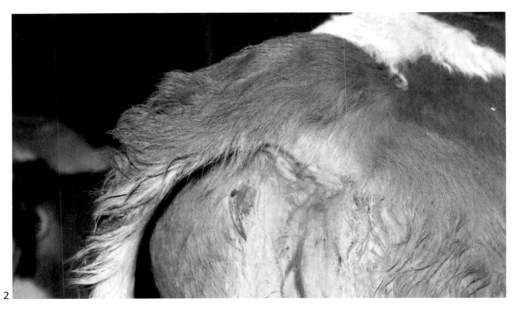

2

der Milch in den Pansen anstatt in den Labmagen (Abb. **1**). Auch wenn mehr als 2 Liter auf einmal getrunken werden, gelangt ein Teil der Milch durch Rückstau in den Pansen. Dort kann sie nicht verdaut

werden. Die im Labmagen produzierte Säure vernichtet überdies in der Milch vorhandene Keime.

Bleibt die Milch also nicht lange genug im Labmagen, kommt es zu einer pH-Wert-Verschiebung im Dünndarm und damit zu einer Milieuveränderung mit einer Verschiebung der Bakterienflora im gesamten Verdauungstrakt, womit Durchfälle ausgelöst werden können (Abb.**2**).

Bei der allgemein üblichen zweimaligen Fütterung am Tag bilden sich im Labmagen nur zwei Klumpen aus geronnener Milch (Abb. **3**). Sie füllen den Raum nicht aus. Wenn das Kalb durch die langen Zeitspannen zwischen den Mahlzeiten hungrig wird, frißt es mehr Futter und trinkt vielleicht auch mehr Wasser, als ihm in diesem Alter bekömmlich ist. Ein gewisser Teil des Rauhfutters rutscht dabei unverdaut in den Labmagen in die Lücken zwischen den Milchklumpen (Abb. **4**). Dadurch entstehen eine Reihe von Erkrankungen.

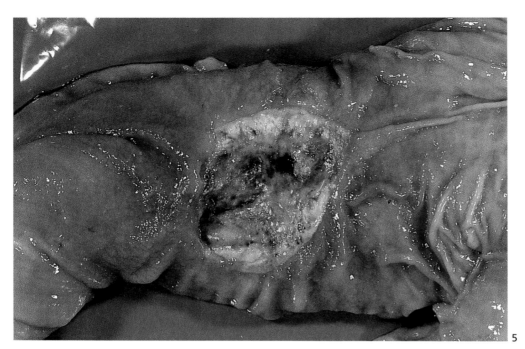

Die zarte Schleimhaut des Labmagens entzündet sich jedoch nicht nur durch grobe Futterteile, sondern auch als Folge der Überbelastung durch Übersäuerung und Störungen der Blutversorgung; es kommt zu Verdauungsstörungen bis hin zu Labmagengeschwüren (Abb. **5**).

Die geschädigte Magenschleimhaut macht sich vor allem noch später im Alter von 4–6 Wochen durch mangelhafte Entwicklung und Durchfall (Seite 269) bemerkbar (Abb. **6**). Durchfall entsteht durch eine gestörte Eiweißverdauung, wobei Eiweißkörper unaufgeschlossen in den Darm gelangen und dort Fäulniserscheinungen auslösen (Abb. **7**).

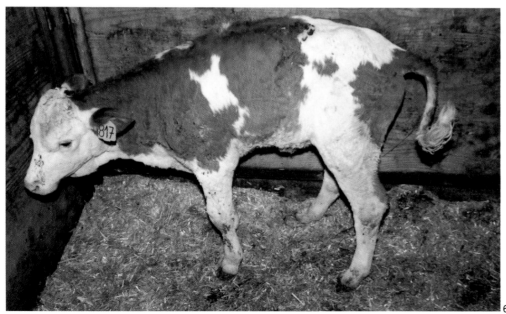

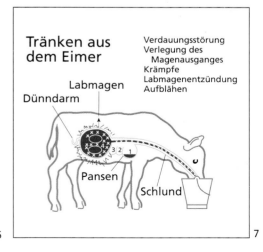

Tränken aus dem Eimer

Verdauungsstörung
Verlegung des Magenausganges
Krämpfe
Labmagenentzündung
Aufblähen

Dünndarm
Labmagen
Pansen
Schlund

Durchfälle können auch durch Gärungsvorgänge im Dickdarm entstehen, wenn zuviel Stärke und für das junge Kalb unverdauliche Zucker verfüttert werden. Verdauungsstörungen können auch zu Krämpfen führen (Abb. **8**), sowie bei älteren Milchkälbern zu Tetanien (Seite 288). Wenn die Labmagenentzündung zu einem Labmagengeschwür wird, so ist das eine der Ursachen für späteres chronisches Aufblähen (Abb. **9**, siehe auch Seite 91).

Besonders schwerwiegend wirkt sich die Verlegung des Magenausgangs durch zusammengeballte, unverdaute Fasern aus, die im Zusammenwirken mit abgeschleckten und heruntergeschluckten Haaren, sog. **Haarbälle** oder **Bezoare** bilden. Solche Kälber leiden an schweren Verdauungs- und Entwicklungsstörungen, weil sie nur einen Bruchteil der aufgenommenen Nahrung richtig verwerten können.

Es versteht sich von selbst, daß ein Kalb mit gestörter Verdauung besonders anfällig für Darminfektionen ist.

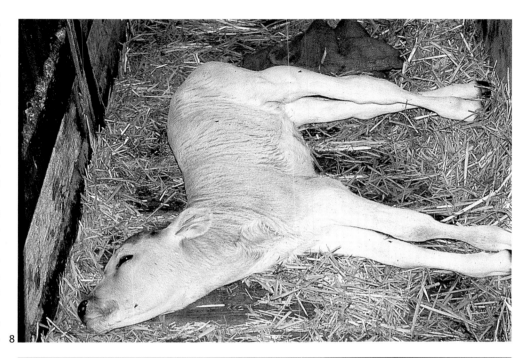
8

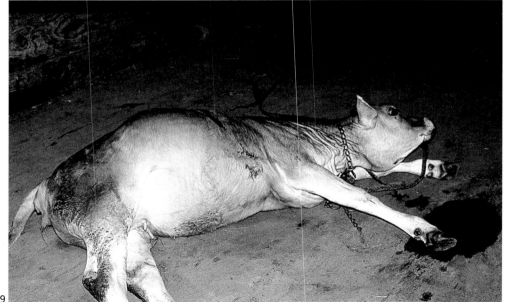
9

13.2.3 Richtiges Tränken

Das Allerwichtigste für jedes Kalb ist, daß es möglichst bald nach der Geburt – und dann noch 3 Tage lang – genügend Kolostral- oder Biestmilch bekommt.

Spätestens 4 Stunden nach der Geburt soll es schon mindestens 1,5 Liter dieser kostbaren Flüssigkeit getrunken haben (Seite 166).

Wenn das Kalb nicht selber saugen soll oder kann, muß man die Kuh melken (Abb. **1**) und die Milch dem Kalb in einem vorgewärmten Eimer mit Kälbersauger geben (Abb **2**). Hier soll noch einmal mit allem Nachdruck darauf hingewiesen werden, daß ein Kalb die mütterlichen

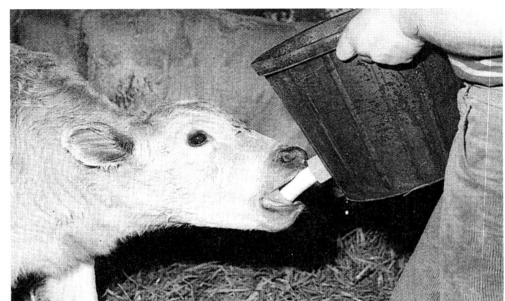

2

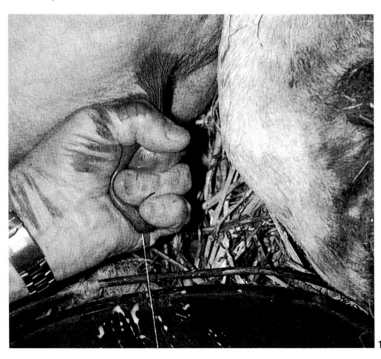

1

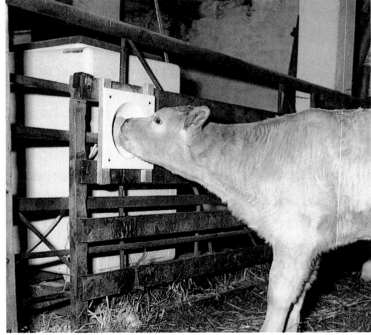

3

Schutzstoffe einzig und allein über die Biestmilch bekommt.

Am besten gedeiht ein Kalb, das nach Belieben zumindest in den ersten 24 Stunden an der Kuh saugen kann. Trotz gewisser wirtschaftlicher Nachteile ist die anschließende natürliche Aufzucht an der Kuh für das Kalb das gesündeste.

Bei der künstlichen Aufzucht ist auf die richtige Höhe des Eimers zu achten. Der Sauger soll etwa die Höhe des Kuheuters haben (Abb. **3**).

Ideal sind Einrichtungen, wie der abgebildete Tränkeautomat (Abb. **4**), bei denen das Kalb sich selbst bedienen kann. Bei diesem Automat ist das Kalb so geschützt, daß es die ihm durch einen Computer zugeteilte Milchmenge in Ruhe trinken kann. Je öfter es kleine Mengen trinkt, desto zahlreicher werden die nun entsprechend kleineren Milchklumpen im Labmagen und desto besser werden sie verdaut.

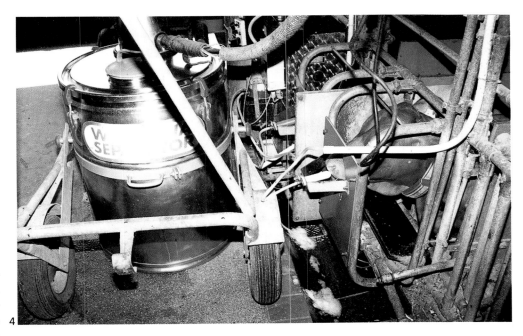

4

Auf jeden Fall sollte ein Kalb in den ersten 14 Tagen dreimal täglich getränkt werden, wenn es die bestmögliche Überlebenschance erhalten soll. In der 1. Lebenswoche verwendet man Muttermilch. Bleibt man bei der Vollmilchtränke, kann man ab der 2. Woche auf Kannenmilch umstellen. Ansonsten erfolgt die Gewöhnung an einen Milchaustauscher, der entweder selbst oder durch einen Automaten hergestellt wird.

Das Mischverhältnis von Pulver zu Wasser muß genau eingehalten werden; erhöhte Konzentrationen führen durch ein Übermaß an Natrium besonders bei heißem Wetter zu Kreislaufstörungen, Muskelzittern und Durchfällen. Wichtig ist die richtige Temperatur der verabreichten Tränke (ca. 38-39° C), weil die Gerinnungszeit

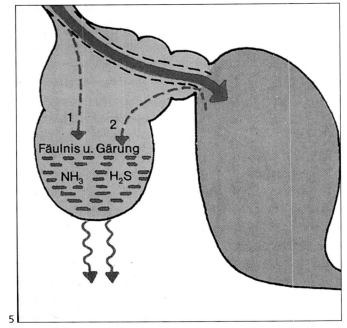

5

sonst erheblich verlängert ist. Nur Biestmilch darf Raumtemperatur haben, weil
sie im Labmagen nicht gerinnen muß.
Der Zusatz von Säure bei der sog. »saue-
ren Kalttränke« beschleunigt die Gerinnungszeit und unterbindet das Wachstum von Colikeimen.

Zu hastiges Trinken verursacht ebenso
wie zu große Milchportionen durch Über-
laufen in den Pansen falsche Gärungsvorgänge und dadurch dann Verdauungsstörungen (Abb. **5**). Schädlich ist auch jede Mischung von Milch und Kleie oder
ähnlichem als »Trank«. Milch und Schrot
sollen stets getrennt gereicht werden.

Wasser ist für ein Kalb lebensnotwendig.
Sobald es anfängt zu fressen, muß es
Wasser trinken können (Abb. **6**), sonst
kann die Verdauung im Pansen nicht in
Gang kommen.

Das Wasser muß jedoch stets frisch und
sauber sein. Ab dem 2. oder 3. Lebenstag
reicht man bestes Wiesenheu in einer
kleinen Raufe (Abb. **7**). Ab der 3. Lebenswoche gibt es in einem Trog Kälberstarter oder ein anderes für Kälber geeignetes Kraftfutter.

Derart gefütterte Kälber können ohne
Schwierigkeiten mit 8 Wochen entwöhnt
werden; ihr Verdauungsapparat kann mit
festen Futtermitteln fertig werden.

Die sorgfältigste Fütterung ist jedoch
nutzlos, wenn die Kälber auf feuchter
Einstreu in zugigen Stallungen gehalten werden (Abb. **8**).

Nur die Beachtung aller bisher aufgeführten Punkte erzielt im Verein mit der
entsprechenden Sauberkeit widerstands-
fähige und frohwüchsige Kälber.

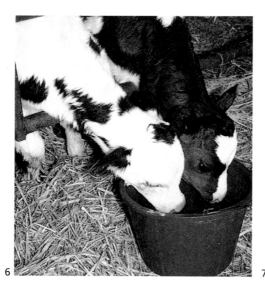
6

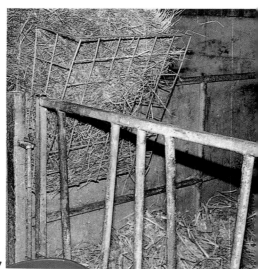
7

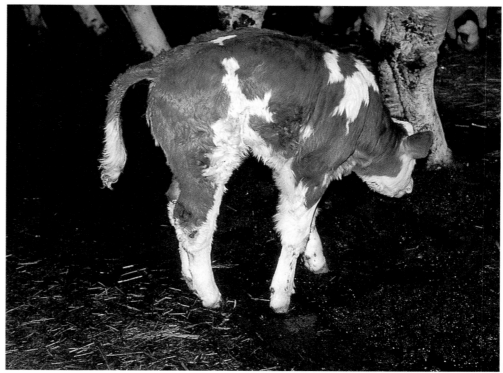
8

13.2.4 Einstellen von Zukaufskälbern

Jeder Stall hat seine eigenen Krankheitskeime, und jedes gekaufte Tier bringt neue Krankheitskeime mit. Meistens handelt es sich dabei um harmlose und weitverbreitete Erreger, die erst durch die Häufung von Tieren einer Altersstufe bei herabgesetzter Widerstandskraft zu Krankheitserscheinungen führen. »Crowding disease« bedeutet das Auftreten von Krankheiten der Atmungs- und Verdauungsorgane, die durch das Zusammenbringen einer Herde gleichalter Tiere auf knappem Raum zum Problem werden. Wie kann man nun vorbeugen? Zunächst wird man versuchen, **nur gesunde Kälber zu kaufen**. Sie sollen aufmerksam sein, hängende Ohren, hängender Kopf, gekrümmter Rücken (Abb. **8**, linke Seite), sind immer verdächtig. Das Flotzmaul muß sauber sein (Abb. **1**), Nase und Augen dürfen keinen Ausfluß zeigen.
Ein guter Beobachter achtet auf haarlose Stellen an den Schenkeln als Zeichen überstandenen Durchfalls genauso wie auf eine angestrengte Atmung. Beim Griff an den Nabel (Abb. **2**) darf das Kalb nicht schmerzhaft den Rücken hochbiegen. Auch die Gelenke an den Beinen sol-

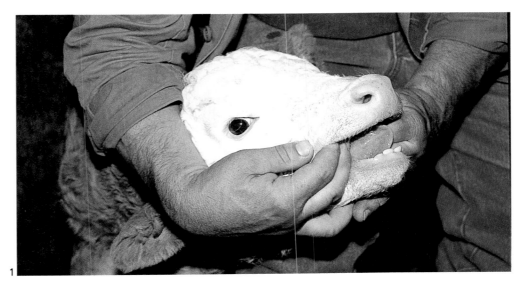

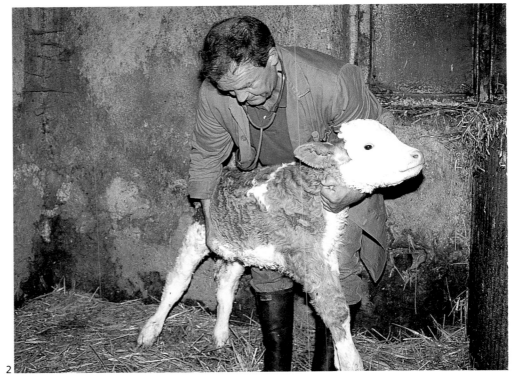

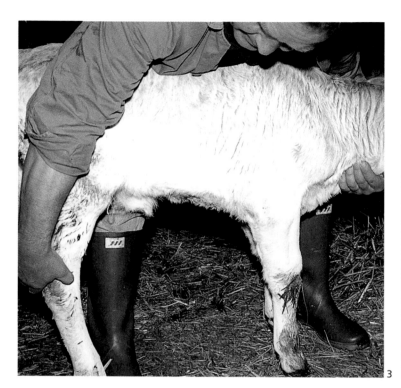

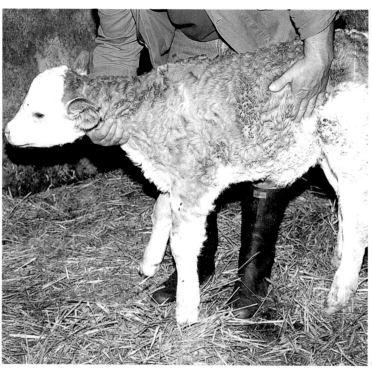

len durch Betrachten und Betasten (Abb. **3**) in die Untersuchung einbezogen werden, ebenso der Bauchraum (Abb. **4**). Über vorbeugende Impfungen sollte man sich eine Bescheinigung geben lassen (Seite 112 und 300).

Trotz aller Vorsicht muß man mit dem Einschleppen von Krankheitskeimen rechnen und daher **Neuankömmlinge** unter optimalen Bedingungen aufstallen (Abb. **5**).

Ganz besonders vorsichtig müssen Betriebe sein, die nur gelegentlich ein Kalb kaufen. Dies darf auf keinen Fall gleich mit den anderen Kälbern zusammengebracht werden. In den ersten 24 Stunden bekommen neugekaufte Kälber 2 Mahlzeiten von je 2,5 l warmem Wasser oder Tee. Man kann jeweils 4 Eßlöffel Traubenzucker zugeben, der Zusatz von Medizinalfutter muß überlegt sein.

Alle **Antibiotika** und **Sulfonamide** schädigen oral eingegeben, nach einer gewissen Zeit die Darmflora. Solche Antibiotika kann man beim Rind nur vor dem Einsetzen des Wiederkäuens anwenden; wenn sie in den Pansen gelangen, verlieren sie ihre Wirkung. Als Ersatz können Milchaustauschfutter mit Zusatz von Milchsäurebakterien oder die Beifütterung guter Futterhefe verwendet werden.

Günstig ist die einmalige Gabe von wasserlöslichem **Vitamin A** (1–2 Mio. I. E.). **Heu** kann angeboten werden, am ersten Tag jedoch weder Kraftfutter noch zusätzlich Wasser. Am 2. Tag gibt man die halbe Ration Milchaustauscher nebst **Kraftfutter** und **Wasser** nach Belieben. Ab dem 3. Tag wird die volle Ration gegeben.

Bei allen neueingestellten Kälbern sollte einige Tage die **Körpertemperatur** kontrolliert werden. Mit einem elektronisch gesteuerten Thermometer geht das schnell und lohnt die Mühe (Abb. **6**). Ab 39,6° C muß man das Kalb genau beobachten, meist trinken bereits fieberhaft erkrankte Kälber noch 1–2 Tage normal. Je früher behandelt wird, desto geringer sind die Verluste.

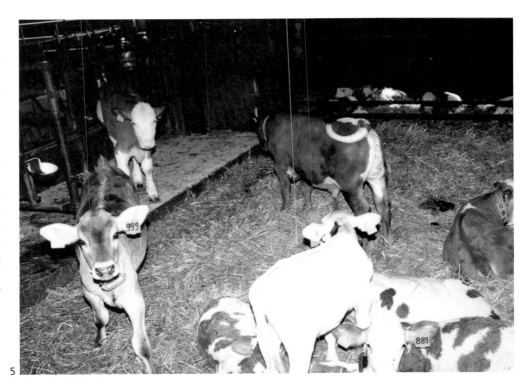

5

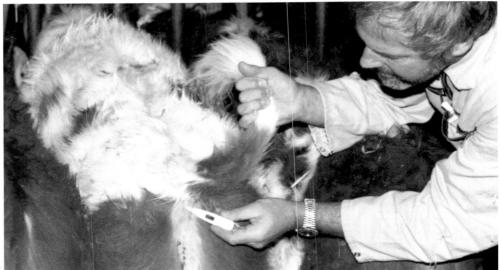

6

13.3 Enthornen

Das Enthornen von Kälbern in einem Alter unter 6 Wochen (zukünftig voraussichtlich unter 4 Wochen) ist ohne Betäubung erlaubt und wird normalerweise vom Tierhalter selber vorgenommen.

Mit dem **Ätzstift** kann man die Hornknospe bis zum Alter von 14 Tagen behandeln. Es können dabei Verätzungen oder Stummelhörner entstehen, deshalb sollte aus Gründen des Tierschutzes diese Methode nur vereinzelt und dann nur von einem Könner durchgeführt werden. Am günstigsten ist das Brennen mit elektrischen Enthornungsgeräten, ein einfacher **Brennstab** geht jedoch auch. Das beste Alter ist die Zeit zwischen 2 und 4 Wochen (Abb. **1**), älter als 6 Wochen dürfen die Kälber zum Brennen nicht sein. Mit 2 Wochen ist die Hornknospe schon erkennbar.

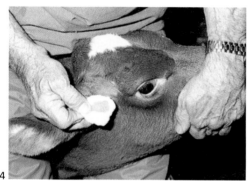

2

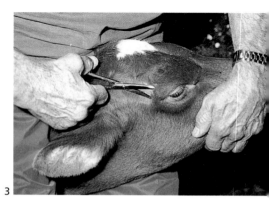

3

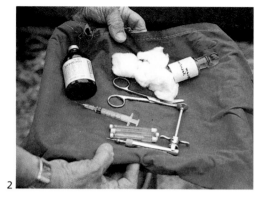

4

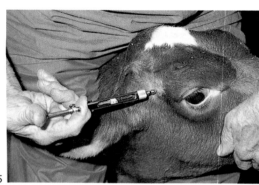

5

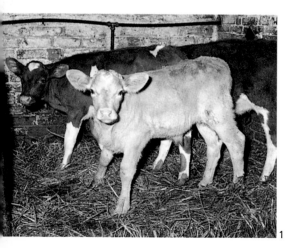

1

Durch eine örtliche **Betäubung** läßt sich die Sache für beide Parteien sehr erleichtern. Eine Betäubung ist allerdings nach dem Tierschutzgesetz für Laien verboten, mit Hilfe des Tierarztes jedoch möglich (Abb. **2**). In der Mitte zwischen Hornanlage und Auge wird das Haar weggeschnitten (Abb. **3**) und die Haut desinfiziert (Abb. **4**). 5,0 ml eines 2%igen Betäubungsmittels wird hier unter die Haut gespritzt (Abb. **5**).

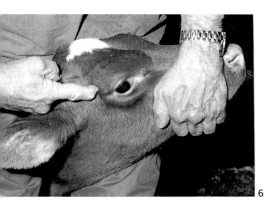

Die richtige Stelle für das Einstechen ist direkt unterhalb der Knochenleiste genau zwischen Auge und Hornanlage (Abb. **6**). Mit einer kurzen Nadel wird im rechten Winkel zur Knochenleiste eingestochen. Der Spritzenkolben soll leicht gehen: Muß Druck angewendet werden, sitzt die Nadel falsch und muß herausgezogen und etwas weiter unterhalb erneut eingestochen werden.

6

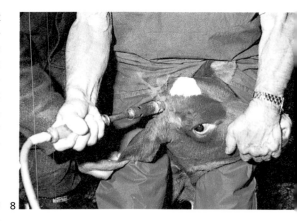

8

Enthornen mit dem Brennstab

Die örtliche Betäubung wirkt frühestens nach 5 Minuten und hält etwa 1 Stunde an. Der Brennstab wird vorher erhitzt. Das auf Abb. **7** gezeigte Gerät wird mit einer Gasflasche betrieben. Man stellt das Kalb mit dem Hinterteil in eine Ecke, wo es von ein oder zwei Hilfskräften gehalten wird. Der Operateur selber nimmt den Kopf des Kalbes zwischen die Knie (Abb. **8**).

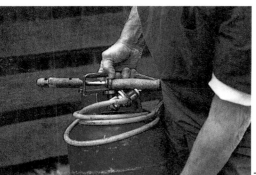

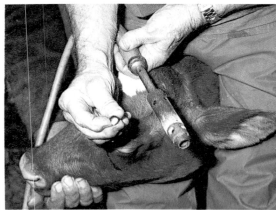

9

7

Die Höhlung des Brennstabes wird über der Hornanlage angesetzt und etwa 10–12mal in einem Halbkreis gedreht. Anschließend wird durch einen Druck auf die Oberkante des Eisens in Richtung nach innen und unten das kreisförmige Hautstück herausgedrückt (Abb. **9**). Wenn die Sache richtig gemacht worden ist, so daß bestimmt kein Krüppelhorn wächst, muß an Stelle der Hornanlage jetzt ein rundes Loch zu sehen sein (Abb. **10**). Die andere Hornknospe wird genauso entfernt. Mit dem **Enthornungsschneider** kann man Kälber ab 2 Monate enthornen, dabei ist eine Schmerzausschaltung absolut unerläßlich.

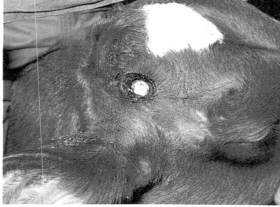

10

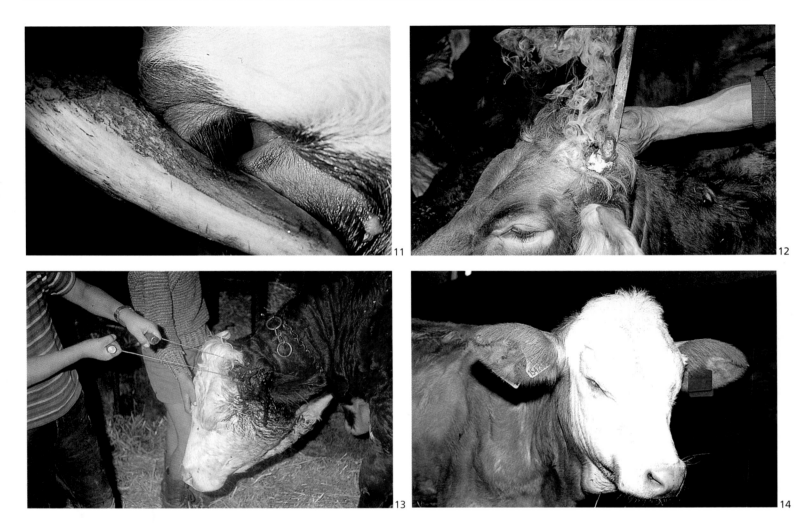

11

12

13

14

Enthornen mit Gummiringen

Diese Methode ist nach dem deutschen Tierschutzgesetz nicht mehr zulässig.

Enthornen ausgewachsener Rinder

Sei es, um die Tiere in einem Laufstall, besonders aber im Melkstand vor Verletzungen zu schützen, sei es, um das Einwachsen eines mißgebildeten Hornes zu verhindern (Abb. **11**), es ist Sache des *Tierarztes* und wird durch Absägen mit einem Sägedraht, wie er auch für das Zer-

sägen eines toten Kalbes im Mutterleib verwendet wird, nach vorhergehender Betäubung durchgeführt (Seite 258). Eventuelle Blutungen werden mit einem Lötkolben oder einem glühenden Eisen gestillt (Abb. **12**).

Manchmal kommt es jedoch zu einem langanhaltenden blutenden Bruch des Hornzapfens, und der Tierhalter muß sich zunächst selber helfen (Abb. **13**). Nur noch locker sitzende Hornteile werden abgetrennt und die Bruchstelle mit antibiotischem Wundpuder versorgt. Blutungen bringt man durch Abbinden des Horngrundes mit einem Gummiband zum Stehen. Es darf jedoch höchstens 20 Minuten liegenbleiben.

Da ab dem Alter von etwa 9 Monaten eine offene Verbindung zwischen Hornzapfen und Stirnhöhle besteht, müssen Hornverbände nach 24 Stunden entfernt werden. Es kommt sonst zu Stirnhöhlenvereiterungen mit Nasenausfluß, Schräghalten des Kopfes und Allgemeinstörungen. Bevor es jedoch soweit kommt, sollte die nachträgliche Enthornung und die chirurgische Versorgung durch den Tierarzt erfolgt sein.

Um Streß für Mensch und Tier sowie die Behandlungskosten zu vermeiden, kann man versuchen, mit Hilfe von Zuchttieren, die die Hornlosigkeit vererben, eine von Haus aus hornlose Herde aufzubauen (Abb. **14**).

13.4 Entfernen überzähliger Zitzen

Die Amputation von Zitzen ist nach unserem Tierschutzgesetz in Deutschland verboten.
Zugegebenermaßen ist eine Nebenzitze bei einer wertvollen Milchkuh kein schöner Anblick (Abb. **1**), aber nachdem eine Amputation die Erbanlagen nicht verändert, sollte man mit so einem Tier nicht weiterzüchten.

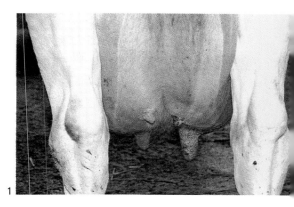

1

Es gibt aber durchaus medizinische Gründe für eine Amputation, wenn z. B. der Nebenstrich sich direkt an oder auf der Hauptzitze befindet und dadurch ein Melken unmöglich ist. Bei einem solchen Grund ist eine Amputation durch einen Tierarzt erlaubt und deshalb soll für diesen selten vorkommenden Fall die Methode beschrieben werden.

Für das Festbinden braucht man einen zusammengeknüpften Strick, für das weitere eine gebogene chirurgische Schere, eine Arterienklemme, eine Spritze mit dünner Nadel, etwas Betäubungsmittel und eine Tube Antibiotika-Salbe, z. B. eine Eutertube (Abb. **2**).

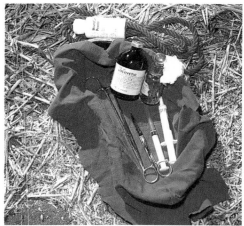

2

Das Kalb wird auf den Rücken gelegt und eine Hilfsperson stützt es zum Sitzen auf (Abb. **3**). Der Strick wird knapp oberhalb der Fessel über einen Fuß gestreift und in eine Achtertour gelegt. Dann legt man

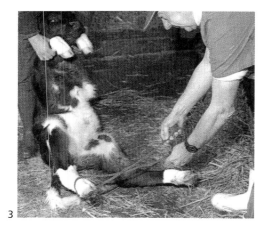

3

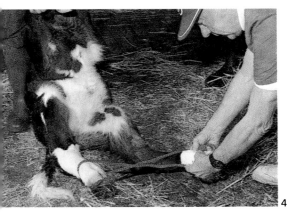

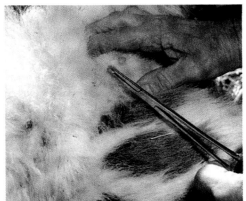

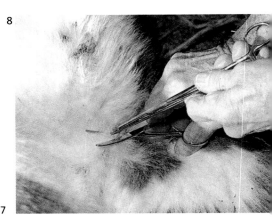

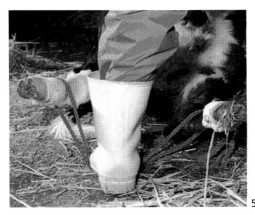

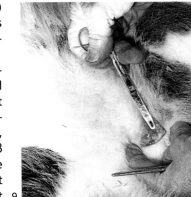

den Strick über den zweiten Fuß (Abb. **4**) und tritt selber in die Mitte des Stricks (Abb. **5**). Hierdurch erspart man sich manchen Tritt gegen das Schienbein.

Unter die Haut an der Basis der überzähligen Zitze wird das Betäubungsmittel gespritzt (Abb. **6**). Die Wirkung tritt frühestens nach einer Minute ein. Die Zitze wird mit der Arterienklemme erfaßt, die fest geschlossen werden muß (Abb. **7**). Nun zieht man mit der Klemme die Zitze nach auswärts und schneidet mit der gebogenen Schere die Zitze samt einem Teil der sie umgebenden Haut ab. Die Abb. **8** zeigt dies sehr deutlich.

Durch den Schnitt entsteht eine ziemlich große längliche Wunde (Abb. **9**). Durch das entstehende Narbengewebe wird jedoch eine spätere Milchbildung zuverlässig verhindert.

Zum Schluß drückt man reichlich Salbe aus einer Eutertube auf die Wunde (Abb. **10**). Jede Infektion an dieser Stelle, selbst bei einem Kalb, kann die zukünftige Milchleistung gefährden.

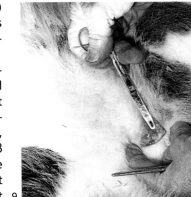

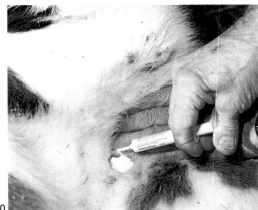

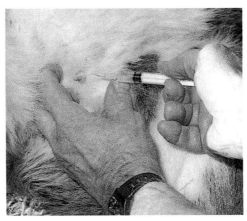

13.5 Kastration des Kalbes

Das beste Alter für die Kastration des Kalbes liegt bei 10–12 Lebenswochen. Während dieser Zeit haben sich die Hoden soweit entwickelt, daß sie leicht zu handhaben sind (Abb. **1**) und das Kalb alt genug ist, um den Streß gut zu überstehen.

Nach dem Tierschutzgesetz müssen Kälber, die älter als 2 Monate sind, für diese Operation (die nur von einem Tierarzt durchgeführt werden darf) örtlich betäubt werden.

Man unterscheidet zwischen einer blutigen und einer unblutigen Methode.

13.5.1 Blutige Methode

Der Patient wird am Halfter festgebunden und ein Helfer hält den Schwanz des Kalbes. Warmes Wasser, Seife, Handtuch, Desinfektionsmittel und ein Tablett mit sterilen bzw. desinfizierten Instrumenten sind Voraussetzungen für die Operation (Abb. **2**). Im Detail braucht man Skalpelle, Arterienklemmen für eventuelle Blutungen, Schere, Catgut (resorbierbarer Faden), Spritze und Nadel.

Zusätzlich benötigt man ein Antibiotikumpuder bzw. -spray, ein Mittel zur Handdesinfektion und das Betäubungsmittel.

Die Hände werden gründlich gewaschen und desinfiziert (Abb. **3**).

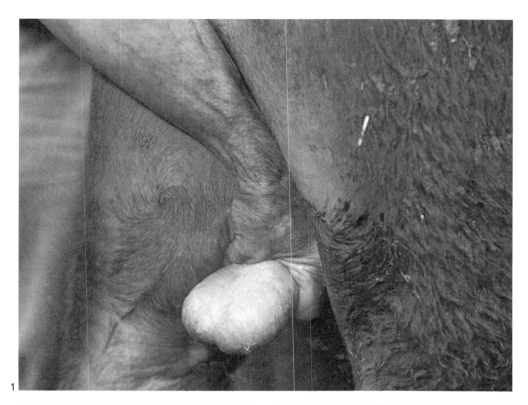

1

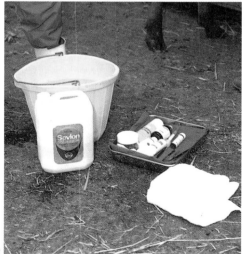

2

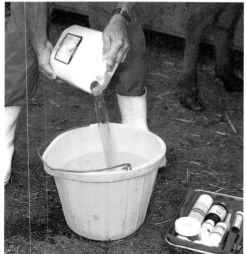

3

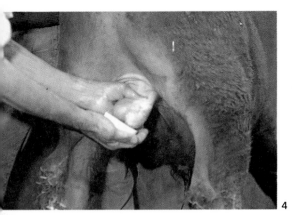

4

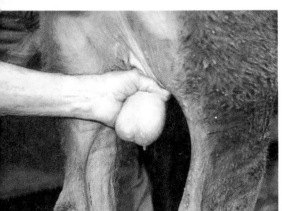

5

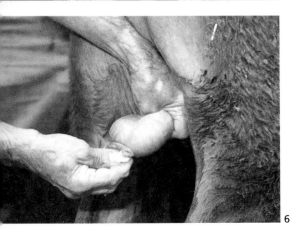

6

Anschließend werden auch die Hoden gewaschen (Abb. **4**).

Man umfaßt die Hoden an der Basis und dreht sie zu sich (Abb. **5**). Mit einem speziellen Hautdesinfektionsmittel wird die Operationsstelle vorbereitet (Abb. **6**). Etwa 5–10 ml des örtlichen Betäubungsmittels wird zum Teil direkt in den ersten Hoden gespritzt, der Rest beim Zurückziehen der Nadel in den Hodensack, also direkt unter die Haut (Abb. **7**). Das Gleiche wird beim zweiten Hoden wiederholt.

Nach einer Wartezeit von ca. 5 Minuten ist die örtliche Betäubung soweit ausgeprägt, daß mit der Operation begonnen werden kann (Abb. **8**).

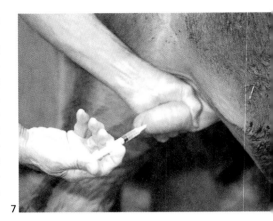

7

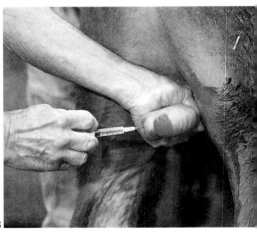

8

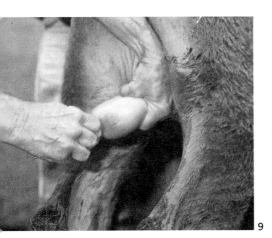

9

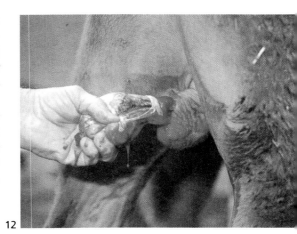

12

An der Spitze des Hodensackes wird ein Schnitt quer über den ersten Hoden ausgeführt (Abb. **9** und **10**). Der Hoden wird freigelegt (Abb. **11**) und vorsichtig unter Zurückschieben der Hautschichten herausgezogen (Abb. **12**).

Die letzte Hülle um den Hoden, soweit sie nicht von vornherein durchschnitten war, wird nun auch aufgeschnitten (Abb. **13**) und so hoch wie möglich über den Samenstrang hinausgeschoben (Abb. **14**).

10

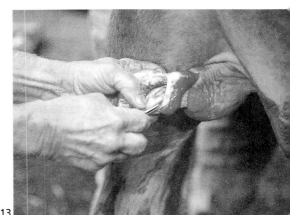

13

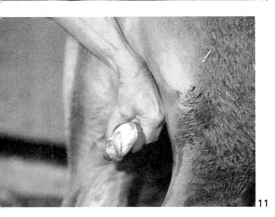

11

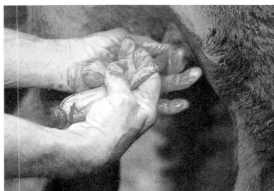

14

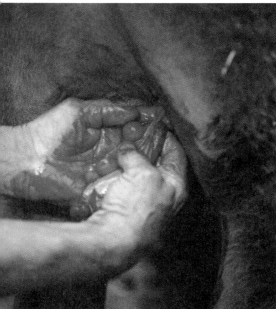

15

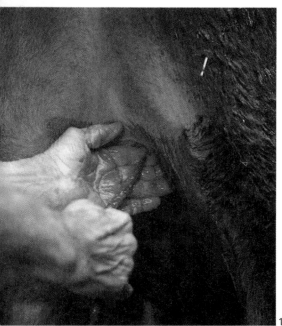

16

Abreißen der Samenstränge

Der Samenstrang wird dazu um den Zeigefinger der rechten Hand gewickelt (Abb. **15**) und dann fest daran gezogen (Abb. **16**).

Durch das Ziehen am Samenstrang, in dem auch das Hauptblutgefäß ist, wird beim Abreißen des sehr elastischen Stranges durch das schnelle Zurückziehen die Blutung gestoppt (Abb. **17**).

Nach Entfernen des zweiten Hodens mit der gleichen Methode werden die Wunden mit reichlich Antibiotikapuder bestreut, oder mit einem Spray eingesprüht (Abb. **18**). Falls die Kastration während der Fliegenzeit durchgeführt wird, ist es ratsam, ein Antifliegenmittel zu benützen (Abb. **19**).

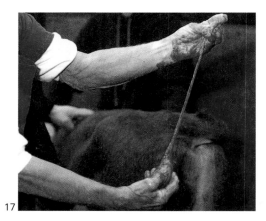

17

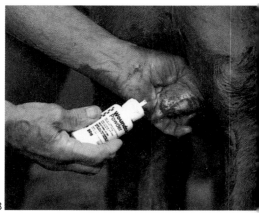

18

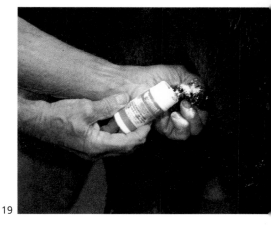

19

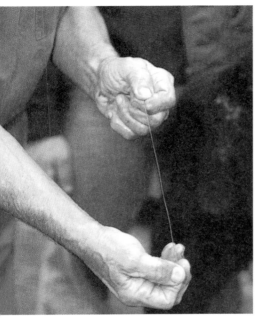

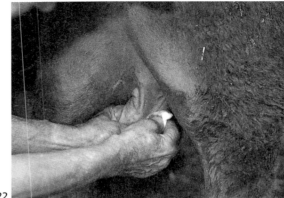

Abbinden der Samenstränge

Um bei älteren Kälbern Blutungen zu verhindern, ist das Abbinden mit Hilfe einer Ligatur durch Catgut empfehlenswert (Abb. **20**). Der Faden wird dazu um den Samenstrang so hoch als möglich angelegt und mit einem Doppelknoten fixiert. Ungefähr 1½ cm unterhalb des Knotens wird dann der Samenstrang mit einer Schere bzw. dem Skalpell abgeschnitten (Abb. **21**).

22

13.5.2 Unblutige Methode (Burdizzo-Methode)

Bei der unblutigen Kastration mit Hilfe der Burdizzo-Zange wird die Injektionsstelle hoch über beiden Samensträngen
20 desinfiziert (Abb. **22**). Die örtliche Betäubung erfolgt unter die Haut und in beide Samenstränge (Abb. **23** und **24**).

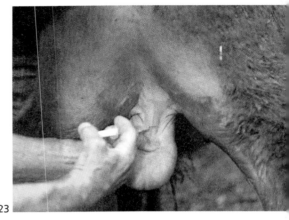

23

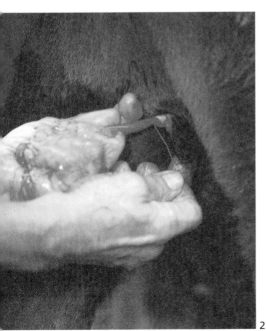

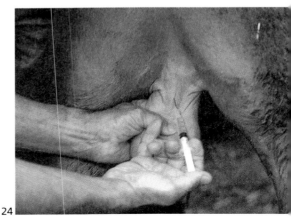

21

24

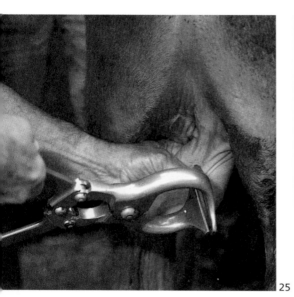

25

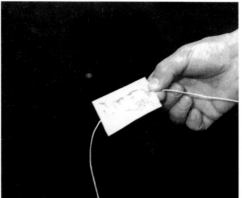

26

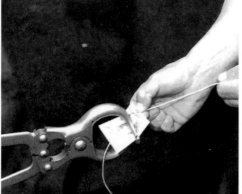

27

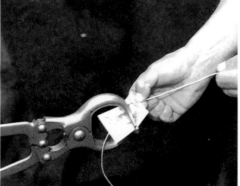

28

Jeweils zweimal links und zweimal rechts werden die beiden Samenstränge mit der **Burdizzo-Zange** gequetscht (Abb. **25**).
Diese Methode ist jedoch im Gegensatz zur blutigen Kastration aufgrund der über einige Tage anhaltenden Schmerzen nicht sehr empfehlenswert.
Die Abb. **26–28** zeigen, wie die unblutige Kastration funktioniert. Die Zange schneidet den Samenstrang durch, ohne die Haut zu zerschneiden, wie es am Beispiel mit der Schnur und der Banknote verdeutlicht wird.
Die früher noch gebräuchliche Methode mit Hilfe eines **Gummiringes** ist nach dem Deutschen Tierschutzgesetz verboten, da sie für das Tier über viele Tage andauernde Schmerzen bedeutet. Außerdem können geschwürige Wunden entstehen, die einen idealen Nährboden für Krankheitserreger darstellen, z. B. Tetanusbazillen.

14 Krankheiten des Kalbes

14.1 Kälberdurchfall

Es gibt eine Vielzahl an möglichen Ursachen, die Durchfälle bei Kälbern auslösen können. Nicht immer müssen dabei von Anfang an Krankheitserreger beteiligt sein. So gibt es Durchfälle, die durch falsche *Tränketechnik* und den damit bedingten Verdauungsstörungen entstehen.

Zahlreich sind aber auch die verschiedenen Erreger, die zu Darminfektionen führen. Besonders gefürchtet sind dabei die sog. *Rota-* und *Coronaviren,* die im frühen Kälberalter die Darmschleimhaut zerstören, und gegen die es keine direkten Bekämpfungsmöglichkeiten gibt. In dem vorgeschädigten Darmbereich können sich *Colibakterien* ansiedeln und sich so stark vermehren, daß nur eine konsequente und massive Behandlung das Kalb am Leben erhalten kann.

Auch Kleinstlebewesen, wie *Kokzidien* und *Kryptosporidien,* können Auslöser ganz spezifischer Durchfallserkrankungen sein. Im Laufe der ersten Wochen und Monate im Leben eines Kalbes können noch weitere Bakterien, wie die *Salmonellen* (Seite 38) und bestimmte Viren, wie die Erreger der *Virusdiarrhoe* (BVD-MD) (Seite 46) Durchfälle auslösen.

14.1.1 Durchfall bei Verdauungsstörungen

Ursachen

Meist Überfütterung, z. B., wenn die Mutter eines Saugkalbes (Abb. **1**) zuviel Milch gibt. Beim Tränken aus dem Eimer verursachen zu große Mengen auf einmal Rückstau in den Pansen (Seite 250). Durchfälle entstehen auch durch unsauber und ungenau angerührte, falsch temperierte Tränke.

Eine zu kalte Tränke führt zu einer verzögerten Gerinnung im Labmagen, während eine zu heiße Tränke eine Schädigung der Magenschleimhaut bewirkt. Der Milchaustauscher kann auch für die Altersstufe zu fetthaltig oder auch verdorben sein. Ebenso führt eine zu hohe Konzentration des Milchaustauschers zu Gärung und Fäulnis durch mangelhaften Abbau der Nahrung.

Solche Fütterungsfehler verursachen oft zusätzliche Darminfektionen. Durchfälle entstehen auch durch Veränderung der Darmflora nach *Antibiotikabehandlung,* durch zu lang verabfolge *Sulfonamide,* durch *Allergie* gegen bestimmte Zusätze in Milchaustauschern und durch *Haarbälle* (Seite 251). Der Vollständigkeit halber seien auch durch einen falschen Standplatz ausgelöste Durchfälle erwähnt.

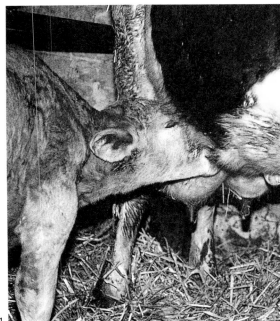

1

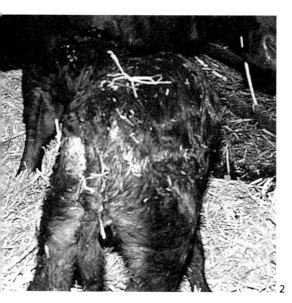

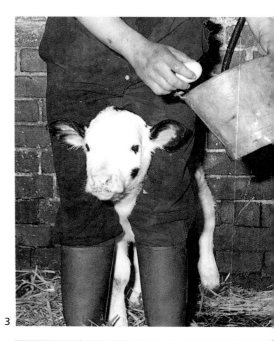

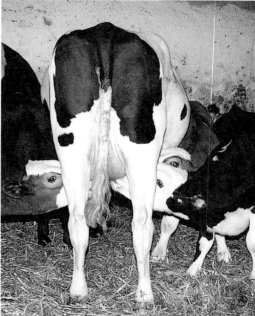

Krankheitserscheinungen

Bei Saugkälbern spricht gelblicher weißer Durchfall für *Überfütterung* (Abb. **2**). Bei weißem, schaumigen Durchfall liegt meist *Coliruhr* vor (Seite 271), bei gelb-blutigem Durchfall älterer Kälber kann es sich um *Salmonellen* (Seite 38) und bei dunkel-blutigem Durchfall um *Coccidien* (Seite 275) handeln.

Behandlung

Das Grundprinzip der Durchfallbehandlung ist das Abstellen der möglichen Ursachen. Wenn ein Milchentzug erforderlich ist, gibt man statt der Milch bei leichten Durchfällen 2 Mahlzeiten täglich je 2,5 l warmes Wasser mit 4–5 Eßlöffel Traubenzucker, einen Eßlöffel Salz und ein verrührtes rohes Ei (Abb. **3**). Bei stärkerem Durchfall gibt man **Elektrolytlösung** aus Pulver und dazu nach Bedarf Tee. Man kann auch Salzwasser (pro Liter ein guter Teelöffel Salz), Würfelbrühe oder gesalzenen Kamillentee geben. Ihr Tierarzt hat aber mit Sicherheit ein geeignetes Durchfallmittel auf Lager. In den nächsten 3 Tagen kommt das Saugkalb dreimal täglich für nur 3 Minuten an die Kuh.

Beim Tränken aus dem Eimer wird die rohe Milch oder der Milchaustauscher zuerst 1:1, dann 2:1 mit Elektrolytlösung oder Salzwasser vermischt. Antibiotika und Sulfonamide werden notfalls zusätzlich verabfolgt.

Weitere Möglichkeiten, Durchfälle positiv zu beeinflussen, sind der Einsatz von **Tierkohle** und von **Stopfmitteln,** z. B. Eichenrinde. Zum schnelleren Aufbau der geschädigten Darmflora und zur Unterdrückung krankmachender Colikeime hat sich die Gabe von **Laktobazillen** bewährt, die in Pulver- oder Pastenform beim Tierarzt zu beziehen sind.

Vorbeugung

Wenn eine Kuh viel Milch gibt, teilt man ihr entweder mehrere Kälber zu (Abb. **4**) oder melkt teilweise ab. Tränkekälber nie überfüttern! Bei Gefahr von Coliruhr sollte man Sauertränke probieren. Colikeime sind empfindlich gegen Säure.

14.1.2 Virusdurchfall und Coliruhr

Sie sind bei weitem die verlustreichsten Kälberinfektionen.

Ursachen

Viren können bereits in den ersten 24 Stunden Durchfälle verursachen. Rota- und Coronaviren schädigen die Zotten der Darmschleimhaut, wobei das *Rotavirus* vor allem den Dünndarm und das *Coronavirus* auch den Dickdarm befällt. Das begünstigt die Vermehrung von *Colibakterien*. Dieser weit verbreitete Erreger heißt *Escherichia coli*, er kommt in über Hundert verschiedenen Serotypen im Kot, aber auch in der Außenwelt vor. Es gibt dabei an sich harmlose Serotypen oder Stämme, die erst durch Tränkefehler in größeren Mengen in den Dünndarm gelangen (Abb. **1**), wo sie krankheitsauslösend wirken. Vor allem in eine virusgeschädigte Schleimhaut können die Colikeime eindringen und so über die Blutbahn schnell eine tödlich wirkende Blutvergiftung auslösen.

Es gib aber auch Colistämme, die in jedem Fall dem davon betroffenen Kalb gefährlich werden. Solche bösartigen Stämme werden entweder durch Zukauf eingeschleppt (Abb. **2**) oder sie entwickeln sich durch Umstellung und mangelnde Sauberkeit innerhalb des Betriebes und werden nach der Geburt über das Maul aufgenommen.

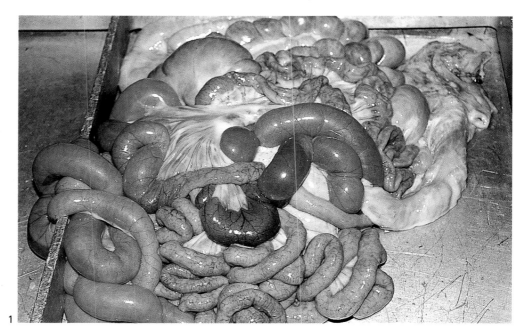

1

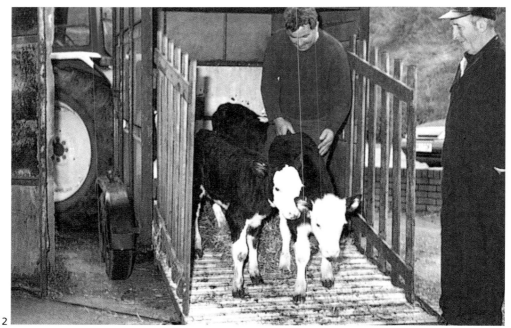

2

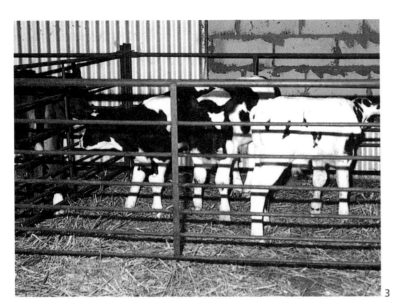

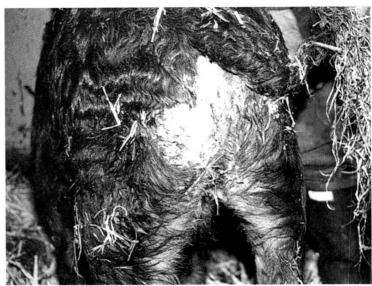

Krankheitsfördernde Faktoren

Alles, was die Widerstandskraft des Kalbes schwächt, ermöglicht den Colibakterien, sich zu vermehren und die Infektion auszulösen. Die häufigsten krankheitsauslösenden Umstände sind:

1. Ungenügende Biestmilchversorgung oder solche von Kühen, die noch nicht genügend Schutzstoffe gegen die bestandseigenen Erreger bilden konnten.
2. Vitamin-A-Mangel durch karotinarme Fütterung der Muttertiere (Seite 237).
3. Temperaturwechsel (Seite 242).
4. Feuchte, kalte Lager (Seite 240).
5. Transporte und Kälbermärkte (Abb. **3**).
6. Unregelmäßige Fütterung, zu große Tränkemengen, ungleichmäßige Tränketemperatur, unsaubere Eimer (Seite 252).
7. Anhäufung von Krankheitserregern durch mangelnde Stallhygiene, Anbinden der Kälber auf der Stallgasse.

Krankheitserscheinungen

Virusbedingter Durchfall zeigt sich in den ersten Lebenstagen in wäßrig-gelben Entleerungen. Bei gehäuftem Auftreten oder besonders bösartigen Stämmen von Coli, oder Mischinfektionen mit Viren, kann auch Coliruhr schon früher auftreten, meist setzt der dadurch bedingte suppige, weiß-gelbliche (Abb. **4**), auch schaumige, übelriechende Durchfall erst am 7.–8. Tag ein.

Bei **Septikämie** (Blutvergiftung) kann der Tod ohne vorangegangenen Durchfall bereits in den ersten Tagen innerhalb von wenigen Stunden erfolgen.

In jedem Fall sind die Kälber matt mit auffallend kalten Beinen, Ohren sowie Schwanz. Wenn keine Flüssigkeit zugeführt wird, trocknet der Körper aus, die Augen fallen ein, die Haut wird unelastisch und das Maul innen kalt und klebrig. Dann besteht nicht mehr viel Hoffnung.

Bei schleichendem Verlauf bessert sich der Durchfall nach 1–2 Wochen, die Tiere bleiben jedoch in der Entwicklung zurück.

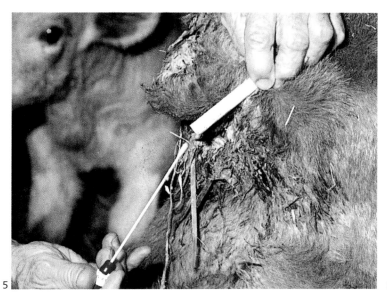

5

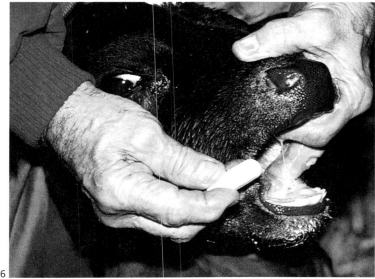

6

Behandlung

1. Das Wichtigste ist Wärme; ein Infrarotstrahler und eine zugfreie Krankenbox (Seite 246) sind unbedingt notwendig.
2. Die Milch muß nicht unbedingt entzogen, sie kann aber durch Tee mit Traubenzucker, Elektrolytlösung oder Salzwasser ersetzt werden. Anschließend verfährt man wie auf (Seite 270) angegeben.
3. Die Einsendung von Kotproben durch den Tierarzt (Abb. 5) ermöglicht die Resistenzbestimmung als Voraussetzung für eine gezielte Behandlung. Gerade Colibakterien sprechen auf manche Antibiotika nicht mehr an.
Viren sind schwierig nachzuweisen. Am ehesten gelingt dies durch die serologische Untersuchung von Blutproben.

Hier soll jedoch noch einmal betont werden, daß Virusinfektionen nicht durch Medikamente beeinflußt werden können,

es sei denn, man beugt mit einem Impfstoff in Form einer Mutterschutzvakzine oder einer Schluckvakzine (Seite 274) vor.
4. Bis zum Eintreffen der Untersuchungsergebnisse gibt man Durchfallmittel, die aus einer Kombination von Antibiotika, Sulfonamiden und stopfenden Mitteln bestehen (Abb. **6**).
5. Den Flüssigkeitsverlust bekämpft man durch wiederholtes Eingeben von Elektrolytlösungen oder Darmeinläufen mit einer körperwarmen, 5%igen Kochsalzlösung. In schweren Fällen kann der Tierarzt Immunserum, Vitamin A, D, E, B-Komplex und Eisen-

präparate spritzen und Infusionen mit Elektrolytlösungen oder Transfusionen mit Zitratblut vornehmen.

Vorbeugung

Um weitere Probleme für die Zukunft auszuschalten, sind nachfolgende Punkte wichtig:
1. Jedes Kalb muß die ersten Stunden, besser auch Tage die Milch seiner eigenen Mutter bekommen, da nicht nur die Biestmilch, sondern auch die Milch der 1. Woche nach dem Kalben wichtige Schutzstoffe enthält.
Kälber frisch zugekaufter Kühe erhalten 2 Tage lang eingefrorene Biestmilch aus der Reserve.
2. Größte Sauberkeit beim Abkalben. Das Kalb darf nicht mit Kot in Berührung kommen. Am besten läßt man die sauber geputzte Kuh in einer frisch eingestreuten Abkalbebox kal-

ben oder fängt das Kalb in einem Tuch auf. Aufstallen in einer desinfizierten und strohgefüllten Kälberbox. Untersuchungen haben ergeben, daß Art und Anzahl der im Stall vorhandenen Colikeime ausschlaggebend für die Infektion sind (Seite 243).

3. Gleichmäßige Temperaturen und trockenes Lager sind wichtig, reichen aber nicht aus, wenn die kotverschmutzte Wand eine ständige Infektionsquelle darstellt. Die Bedeutung eines entsprechenden Stalles kann gar nicht hoch genug eingeschätzt werden (Seite 240).

4. Größte Sorgfalt auf Hygiene sowie gleichbleibende Temperatur und Qualität der Tränke verwenden. Keinen Milchaustauscher mit mehr als 15% Fett verfüttern. In den ersten Tagen stets 4–5 Mahlzeiten täglich geben. Außer Steigerung der Widerstandskraft und Verminderung der Keimzahl gibt es medizinische Vorbeugungsmittel:
Versorgung der Muttertiere, vor allem in den Wintermonaten, mit ausreichend Vitamin A. Das Kalb bekommt Vitamin A sofort nach der Geburt (Seite 167). Man kann auch Gammaglubin, Coliserum, Farmetan oder einen Paramunitätsinducer spritzen.

Um die *Biestmilch* mit spezifischen Antikörpern anzureichern, können, wie schon erwähnt, die Mutterkühe geimpft werden. Der Impfstoff muß allerdings hierbei stallspezifisch sein, d. h., er muß die im Stall vorhandenen Keime enthalten, was durch Kotproben immer wieder nachgeprüft werden muß.

Am besten bewährt hat sich die stallspezifische Schluckimpfung. Sie wird an 10 Tagen täglich verabfolgt, zusammen mit $1/_4$–$1/_2$ l Milch, damit der Impfstoff in den Dünndarm gelangt. Industriell hergestellte Impfstoffe können nur wirken, wenn die im Bestand vorherrschenden Keime darin enthalten sind.

Bei Virusinfektionen, gegen die in der Biestmilch wenig Schutzstoffe sind, kann man 100 ml Mutterblut spritzen oder über das Maul verabreichen.

Spezielle Kälbernährmittel können nützlich sein. Bei vorbeugender Behandlung mit Medizinalfutter (Seite 256) entstehen mit der Zeit resistente Erregerstämme. Durch einen Resistenztest (Antibiogramm) muß immer wieder überprüft werden, auf welches Präparat die vorherrschenden Krankheitserreger ansprechen.

Ein ebenso einfaches wie wirkungsvolles Vorbeugungsmittel ist das Abkalben auf einer frischen Weide oder in einer vorher noch nicht mit Kälbern besetzten Scheune. Die anschließende Haltung der tadellos trockengeriebenen Kälber in eingestreuten Einzelhütten im Freien führt in Problembeständen oft zu schlagartigem Verschwinden von Infektionen. Bei zugfreier Unterbringung werden auch tiefe Temperaturen überraschend gut vertragen.

Durchfall durch Salmonellen siehe unter Kapitel 2.1.9 (Seite 38).

14.1.3 Kryptosporidiose

Sehr junge Kälber können an dieser, durch einzellige **Darmparasiten** ausgelösten Darmerkrankung leiden. Häufig treten sie in Verbindung mit den vorgenannten Viren und Bakterien auf.

Ursache

Diese primitiven Lebewesen heften sich an die Darmwand an, wodurch die Produktion der für die Verdauung wichtigen Säfte eingeschränkt wird. Der Futterbrei wird dadurch nicht ausreichend aufbereitet. Fäulnis, Gärung und pH-Wert-Verschiebung im Darm sind die Folge.
Der Kot wird dünnbreiig bis wäßrig, manchmal schleimig und mit Flocken durchsetzt. Durch den Flüssigkeitsverlust werden die Kälber apathisch und abgeschlagen, magern ab und kommen zum Festliegen.

Behandlung

Eine konsequente Behandlung mit Chemotherapeutika in Verbindung mit zusätzlichen unterstützenden Maßnahmen sind dann lebensrettend. Die Ansteckungsgefahr wird durch peinliche Hygiene reduziert. Zur Abtötung der Parasiten im Stall hat sich kochendes Wasser, auch mit Hilfe eines Dampfstrahlgerätes am besten bewährt, da die meisten Desinfektionsmittel keine befriedigende Wirkung zeigen.

14.1.4 Rote Ruhr (Kokzidiose)

Ältere Kälber und Jungrinder bekommen durch eine Infektion mit *Coccidien* erst wässrige, später blutige Durchfälle (Abb. **1**). Charakteristisch ist dabei das ausgeprägte Drängen (Abb. **2**). Im Gegensatz zum Durchfall bei Salmonellose besteht kein Fieber und es bleibt der Appetit zu Beginn der Krankheit erhalten. Erst nach einiger Zeit machen sich als Folge des Blutverlustes Schwäche und Futterverweigerung bemerkbar.

Ursache

Die Infektion entsteht durch die Aufnahme eines Darmparasiten aus der Familie *Eimeria* über kotverschmutzes Futter, Wasser oder Tränke. Gefährlich sind vor allem unsaubere Futterplätze in Laufställen und überbelegte Weiden. Kranke Tiere werden unter Wahrung größter Sauberkeit aufgestallt und erhalten Heu statt Grünfutter.

Behandlung

Zur Behandlung eignen sich verschiedene Sulfonamide, die über das Futter oder Trinkwasser gegeben oder gespritzt werden (Abb. **3**). Im Gegensatz zu anderen Durchfällen kann man Milch und vor allem Leinsamenschleim anbieten, gegen die Austrocknung gibt man Elektrolytlösungen (Seite 270).

Man muß daran denken, daß die Krankheitserreger aus dem Kot der kranken Tiere stammen und sollte daher den Stall sauber halten. Zur Desinfektion eignen sich vor allem Präparate auf der Basis von Schwefelkohlenstoff.

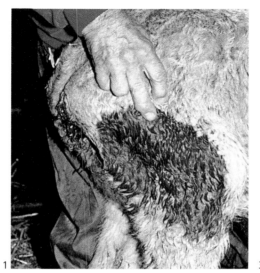

1

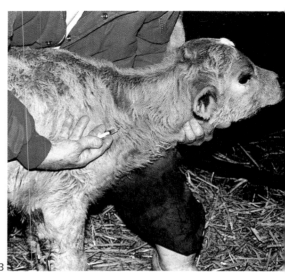

3

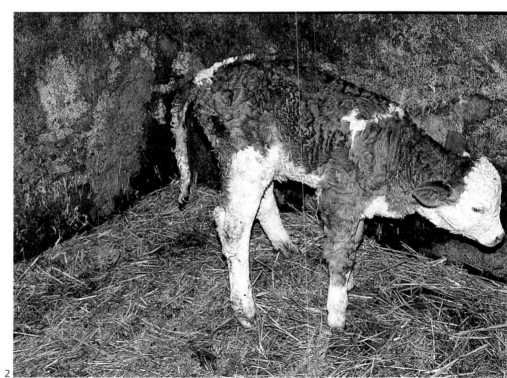

2

14.2 Chronisches Aufblähen der Kälber

Beim Kalb gelangt Flüssigkeit normalerweise in den Labmagen. Ist dieser entzündet oder wird zu viel und zu hastig auf einmal getrunken, kann die Tränke in den Pansen zurückfließen. Dadurch entstehen Gärungsprozesse und Aufblähen.

Ursache

Am häufigsten sind Fütterungsfehler durch schlechte oder falsch zubereitete Milchaustauscher, Kleietrank anstatt der Verabfolgung von trockenem Kraftfutter und zu hastiges Trinken. Häufig wird auch von Milch auf Rauhfutter umgestellt, ehe der Pansen darauf vorbereitet ist. Erst wenn das Kalb Heu und Kraftfutter aufnimmt, kann man die Milch entziehen.

Eine Ursache für Aufblähen sind auch **Haarbälle** (Abb. 1). Solche Haarballen bilden sich, wenn Kälber ständig sich oder die anderen belecken. Die Ursache dafür ist außer dem unbefriedigten Saugreflex die Verabfolgung von zu konzentrierter Tränke, die dann zum Schwitzen führt.

Haarbälle lassen sich fühlen, wenn man das auf der linken Seite liegende Kalb mit beiden Händen abtastet. Eine Operation ist möglich.

Behandlung

Chronisches Aufblähen behandelt man durch Ersatz der Tränke durch körperwarmes Salzwasser (1 gestrichener Teelöffel Kochsalz auf 1 l Wasser), anschließend gibt man am 2. Tag 1:1 mit Salzwasser verdünnte Milch.

Faulige Zersetzung des Panseninhaltes bessert sich durch Tetrazyklin im Trank oder durch Injektion direkt in den Pansen. Das Einschrauben eines Dauertrokars (Abb. 2) hat sich bei chronischem Aufblähen bewährt.

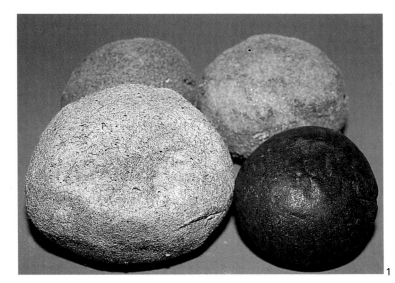

1

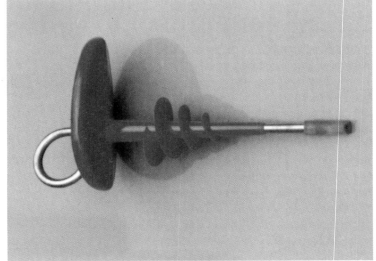

2

14.3 Erkrankung der Atemwege

Obwohl Krankheiten der Lunge in Kap. 7 (Seite 109 ff.) bereits besprochen wurden, gibt es doch eine Vielzahl von Erregern, die im Kälberalter zu Atemwegserkrankungen führen und bei denen durch gezielte Schutzmaßnahmen in Form von Impfprogrammen (Seite 300) und zusätzlichen vorbeugenden Maßnahmen Erkrankungen, Todesfälle, Entwicklungsstörungen und finanzielle Verluste verhindert werden können.

Ursache

Ein gehäuftes Auftreten von Atemwegserkrankungen ist besonders in der kalten Jahreszeit festzustellen, in der sich die Erreger wesentlich länger halten können und in der die stallklimatischen Verhältnisse meist nicht optimal sind. Weiterhin kann es zu derartigen Erkrankungen kommen, wenn im Rahmen der Spezialisierung viele Kälber gleichen Alters aus verschiedenen Betrieben zusammenkom

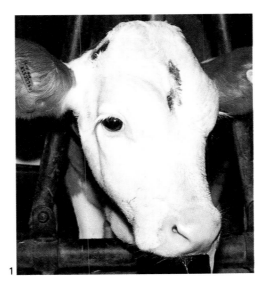

1

men, wobei jedes Kalb seinen eigenen Erregerbestand mitbringt.

Gestreßt durch Transport, Umstallung, veränderte Haltungs- und Fütterungsbedingungen müssen sie sich zusätzlich mit einer ganzen Flut von neuen Erregern auseinandersetzen (Crowding-disease).

Die in Tabelle 1 genannten Erreger können alleine oder in Verbindung mit anderen Atemwegserkrankungen auslösen.

Krankheitserscheinungen

Je nachdem, welche Bereiche des Atemtraktes betroffen sind, kommt es zu unterschiedlichen Krankheitserscheinungen. Eine Erkrankung des Nasen-Rachenraumes (Rhinitis), einschließlich der Nebenhöhlen, führt zu ein- oder beidseitigem Nasenausfluß (Abb. **1**), leicht erhöhter Temperatur, Apathie und Schluckbeschwerden wegen Schmerzen oder Atemnot beim Tränken.

Bei einer Bronchitis gesellt sich noch Husten, Fieber und Hinfälligkeit dazu. Eine Lungenentzündung ist die schlimmste Form einer Atemwegserkrankung, die die vorgenannten Erscheinungen in verschärfter Form aufweist, verkompliziert mit hohem Fieber, Brustfellentzündung, Atemnot (Abb. **2**), Lungenemphysem, Verweigerung der Futteraufnahme und absoluter Hinfälligkeit, was relativ bald zum Tod führen kann.

Tabelle 1: Erreger für Atemwegserkrankungen

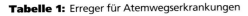

Viren	Bakterien	Pilze	Zwischenformen
Influenza	*Pasteurella*	Schimmelpilze	Mykoplasmen
Adenoviren	*multocida*		
Reoviren	*Pasteurella*		
MD/BVD	*hämolytica*		
BRSV			
BHV1	*Pasteurella* spp.		
(IBR)	Pneumokokken		
	Diplokokken		
	Escherichia coli		

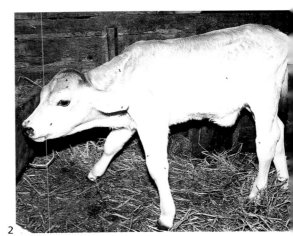

2

Behandlung

Um aus einer einfachen Rhinitis keine dramatische Entwicklung bis hin zur Lungenentzündung entstehen zu lassen, müssen Kälber gründlich beobachtet und zweimal täglich mit dem Thermometer kontrolliert werden. Ab einer Körpertemperatur von 39,5° C sollte eine Behandlung durchgeführt werden, die je nach Schwere des Falles unterschiedlich ausfallen wird.

Eine Antibiotika-Therapie über die Tränke, direkt ins Maul (Abb. 3) bzw. durch Injektionen (Abb. 4) über mehrere Tage hinweg, bekämpft nicht nur die ursprünglich am Krankheitsgeschehen beteiligten Bakterien, sondern sie verhindert auch bei einer Virusinfektion eine bakterielle Sekundärbesiedlung, die die primäre Erkrankung noch schlimmer werden läßt.

Als Begleitbehandlungen kommen krampf- bzw. schleimlösende Mittel, Medikamente zur Linderung des Hustens, kreislaufunterstützende und stärkende Mittel in Frage. Liegt das Kalb fest und ist es zu keiner Futteraufnahme mehr zu bewegen, so muß es zusätzlich über Infusionen künstlich ernährt werden, bis es wieder aus eigener Kraft Nahrung aufnehmen kann.

Selbstverständlich ist in so einem Fall eine Absonderung unter optimalen stallklimatischen und -hygienischen Bedingungen Voraussetzung für eine schnelle Heilung. Für Wärme durch Eindecken bzw. eine Infrarot-Lampe, gute Luft ohne Zug, trockenes sauberes Lager und intensive Betreuung wird Ihnen ihr Kalb dankbar sein und sicher und schnell wieder gesund werden.

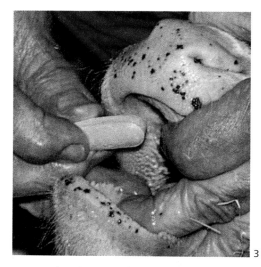

3

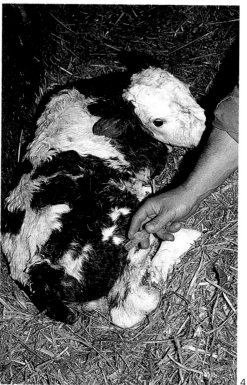

4

Vorbeugung

Es kann nicht oft genug gesagt werden, daß die stallklimatischen und hygienischen Bedingungen bei Haltung und Fütterung von entscheidender Bedeutung für die Gesundheit der Kälber sind.

Zusätzliche Unterstützungen sind möglich durch:

1. Einstellungsprophylaxe durch Verwendung von Probiotika oder Antibiotika im Milchaustauscher über einen Zeitraum von ca. 14 Tagen.

2. Verwendung von Paramunitätsinducer über die Nase, bzw. durch Injektion gleich bei der Einstellung und nochmals zwei Tage später zur Anregung der unspezifischen Abwehrstoffe im Kälberorganismus. Damit wird das Tier in erhöhte Alarmbereitschaft gegenüber der Vielzahl an Erregern gesetzt.

3. Gezielte Impfungen mit abgeschwächten oder inaktivierten Impfstoffen, die in vielfältiger Form einzeln oder in Kombination von Arzneimittelfirmen angeboten werden. Ihr Einsatz richtet sich hauptsächlich gegen den oder die im Stall zu einer bestimmten Jahreszeit, oder in größeren Gebieten speziell vorkommenden Erreger (Seite 300). Ihr Tierarzt wird danach und nach den Empfehlungen der Hersteller einen darauf abgestimmten Impfplan erstellen, der bei strikter Einhaltung sicher den entsprechenden Erfolg nach sich zieht.

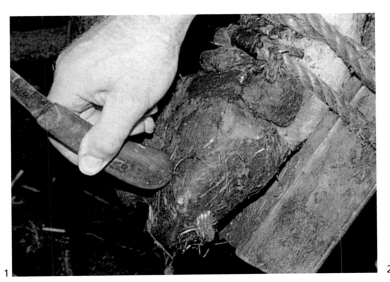

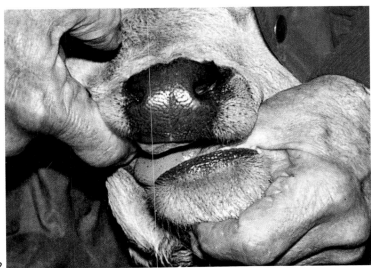

14.4 Kälberdiphteroid

Dieses recht häufig auftretende Leiden wird oft nicht richtig erkannt und ist dabei im Anfangsstadium ebenso einfach zu erkennen wie zu bekämpfen.

Ursache

Der Erreger ist das *Fusobakterium necrophorum*, welches als Ursache des Klauenpanaritiums schon in dem Kapitel »Zwischenklauennekrose« auf der Seite 144 besprochen wurde. Da diese Keime in den Klauenspalten vieler Rinder vorkommen (Abb. **1**), geht die Ansteckung meist über die Einstreu.

Im Mist bleiben die Bakterien etwa 1 Monat lebensfähig und von dort gelangen sie in das Futter oder die Einstreu der Kälber. Beim Fressen kommen sie ins Maul und können sich dort in kleinsten Verletzungen der Schleimhaut festsetzen. Solche Kratzer oder Abschürfungen entstehen durch Stroh, Grannen, harte Stengel oder Holzspreißel.

Die weitere Entwicklung verläuft dann genau wie bei der Klaueninfektion; das Gewebe von Zahnfleisch, Zunge oder der Backenschleimhaut stirbt auf einer scharf abgegrenzten Fläche ab (Abb. **2**).

Krankheitserscheinungen

Während sich die Auflagerungen im Maul bilden, hat das Kalb Schmerzen. Es frißt schlecht, trinkt unlustig, liegt viel und hat manchmal Fieber. Mit der Zeit entsteht am Kiefer eine Verdickung (Abb. **3**). Wenn man das Speicheln und

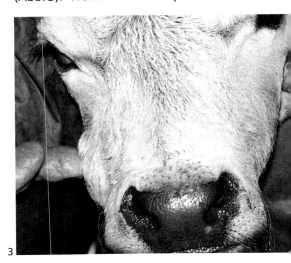

die Störung des Allgemeinbefindens übersehen hat, fällt die Infektion erst dadurch auf.

Gelegentlich befinden sich die entzündlichen Veränderungen an der Zunge (Abb. 4) oder hinten am harten Gaumen. Das Kalb kann dann nicht richtig schlucken und im Maul stauen sich halbzerkaute Futterreste. Dazu stinkt es nach verfaultem Fleisch. Der Patient verliert dabei schnell an Gewicht.

Behandlung

Sulfonamide und verschiedene Antibiotika wirken rasch und zuverlässig. Bei einer Verabreichung als Spritze durch den Tierarzt genügen fast immer 2 Injektionen (Abb. 5); beim Eingeben über das Maul (Abb. 6) rechnet man mit einer Behandlungszeit von 4–5 Tagen.

Die Auflagerungen im Maul können, vor allem im Anfangsstadium, abgelöst und mit einem Antibiotika-Spray eingesprüht werden. Wo man mit dem Spray nicht hinkommt, betupft man die Stellen mit 3%igem Wasserstoffsuperoxid oder Jod.

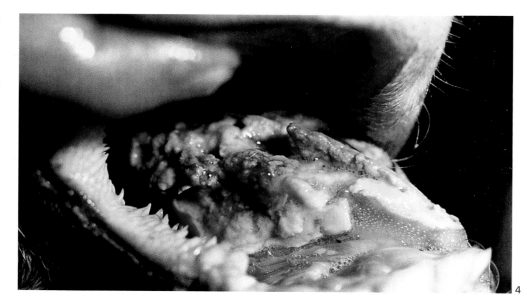

4

Vorbeugung

Es gibt keinen Impfstoff gegen Nekrosebakterien, die Verhütung beruht auf erhöhter Sauberkeit.

Die tadellos gereinigten Kälberboxen müssen entsprechend desinfiziert werden und in diesem Fall sogar einen Monat leer stehen. Die Kälber sollen von Geburt an nur sauberes Wasser zur Verfügung haben und reichlich Heu in einer Krippe bekommen. Wenn gutes Heu angeboten wird, fressen die wenigsten Kälber ihre Einstreu. Feuchte Einstreu scheint den Befall mit Nekrosebakterien besonders zu fördern. Also immer für ein trockenes Lager sorgen.

Wo Kälberdiphtheroid häufig vorkommt, kann man die Klauen der Kälber mit dem Rinnmesser ausputzen und anschließend einzeln in einem Klauenbad mit einem geeigneten Desinfektionsmittel behandeln.

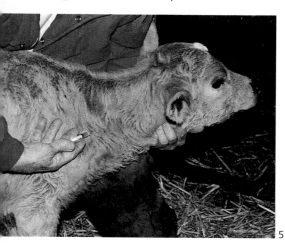

5

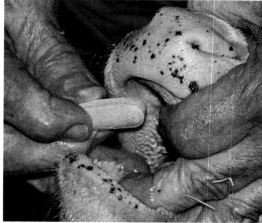

6

14.5 Kälberlähme

Entzündliche Schwellungen an einem oder mehreren Gelenken treten meist 7–10 Tage nach der Geburt auf. Die Entzündung des Sprunggelenkes als Folge einer Nabelinfektion kann jedoch auch erst im Alter von 3–4 Wochen sichtbar werden (Abb. **1**).

Ursache

Häufigste Eitererreger sind *Streptokokken.* In Stallungen sind jedoch in der Regel noch viele andere Bakterien anzutreffen, die Infektionen auslösen können. Dazu gehören vor allem *Staphylokokken, Corynebacterium pyogenes* und die bereits erwähnten *Colikeime* mit ihren Giften. Das Zustandekommen einer Infektion hängt weitgehend von der Anzahl der vorhandenen Krankheitskeime ab.

In einem ständig belegten Stall, dessen Mauern und festeingebaute Buchtenholzwände nie ausreichend desinfiziert werden können, vermehren sich im Laufe der Zeit die Krankheitserreger ganz zwangsläufig. Ein gefährliches Ausmaß wird vor allem dann erreicht, wenn bereits einige Fälle von Nabelinfektionen, Coliruhr oder auch Rindergrippe aufgetreten sind (Abb. **2**).

In den ersten Lebenstagen gelangen Eitererreger hauptsächlich durch den Nabel in den Körper des Kalbes (Abb. **3**). Jede kleinste Verletzung kann aber ebenfalls zur Eingangspforte der Infektion werden. Es gibt auch Gelenkentzündungen im Anschluß an Allgemeininfektionen, wie zum Beispiel im Verlauf von Coliruhr oder Salmonellose.

Bei der Nabelentzündung, oder dem »dicken Nabel«, setzt sich die Entzündung meist in dem noch sichtbaren Nabelstrang fest, sie kann jedoch auch bis zur Leber vordringen. Die Eiterkeime werden mit dem Blut in die Gelenke oder andere Organe geschwemmt. So kommt es sehr häufig im Gefolge der Nabelinfektion zu einem dicken Sprunggelenk, zu Schäden am Herzen oder den Nieren und bei raschem Verlauf zu einer allgemeinen Blutvergiftung.

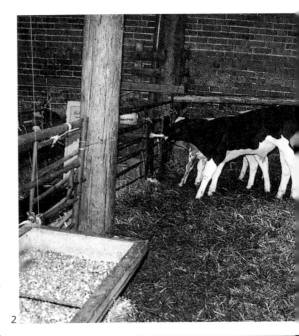

1

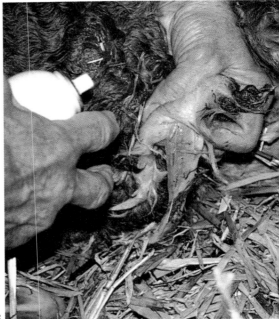

2

3

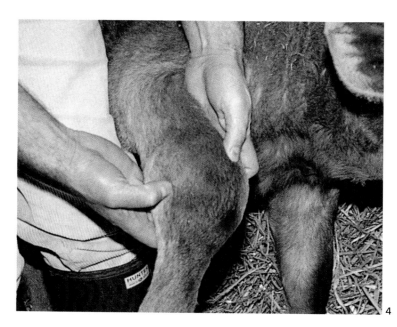

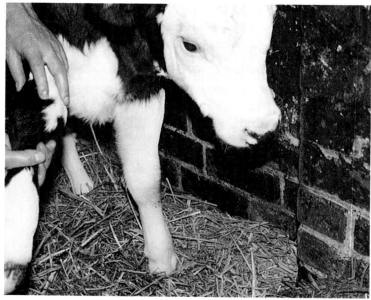

Krankheitserscheinungen

Jede Nabelinfektion macht sich zuerst durch Schmerzempfindlichkeit bemerkbar. Drückt man mit zwei Fingern auf den Nabel, krümmt das Kalb den Rücken. Die eigentliche Kälberlähme, bei der ein oder mehrere Gelenke schmerzempfindlich und heiß sind (Abb. 4), äußert sich zunächst in steifem Gang. Am nächsten Tag wird das schmerzende Bein hochgezogen (Abb. 5). Am Nabel entsteht eine Schwellung, die als harter Strang in den Bauch zieht. Später kann sich hier ein Abszeß bilden.

Bei verschleppten Krankheitsfällen brechen diese Eiteransammlungen am Nabel oder an den Gelenken erst später manchmal auf und müssen behandelt und verbunden werden.

Häufig wird bei einem geschwollenen Sprunggelenk vom Besitzer vermutet, daß es sich um die Folgen eines Unfalls handelt. Ein Kalb mit infektiöser Gelenksentzündung hat immer Fieber um 41°C und wenig oder keinen Appetit. Bei geschwollenen Gelenken als Folge eines Unfalls ist das Allgemeinbefinden dagegen weitgehend ungestört.

Behandlung

Sie muß rechtzeitig mit Antibiotika in ausreichender Dosierung erfolgen (Abb. 6).

Hausmittel wie feucht-warme Umschläge oder Salbeneinreibung des Nabels und Alkoholpackungen um das Gelenk sind zur Unterstützung der Therapie nützlich. Ein Kalb, das einen eitrigen Nabelabszeß oder eine infektiöse Gelenksentzündung überlebt hat, sollte man nie zur Zucht aufstellen. Es könnte sich ein Eiterherd in der Leber noch nach Jahren auswirken.

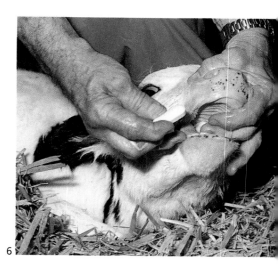

Vorbeugung

Das wichtigste ist absolute Sauberkeit, angefangen von der Geburt bis zur tadellos geputzten Kälberbox. Sehr zweckmäßig sind transportable Kisten für die ersten 10 Lebenstage. Sie dürfen nach dem Tierschutzgesetz nicht unter 80 cm breit, 120 cm lang und 90 cm hoch sein. Auch Kälberbuchten, deren Wände man abmontieren kann, sind praktisch. Nach entsprechender Reinigung und Desinfektion kommen Kisten oder Boxenwände ins Freie und bleiben dort einige Wochen.

Ist das nicht möglich, müssen die Kälberbuchten mindestens zweimal jährlich je 14 Tage lang leer stehen. Dadurch wird die ständige Vermehrung von Krankheitserregern eingedämmt.

Schon bei der Geburt soll man mit sauberem Stroh nicht sparen (Abb. **7**), das Kalb darf nicht mit der Stallgasse oder schmutziger Einstreu in Berührung kommen.

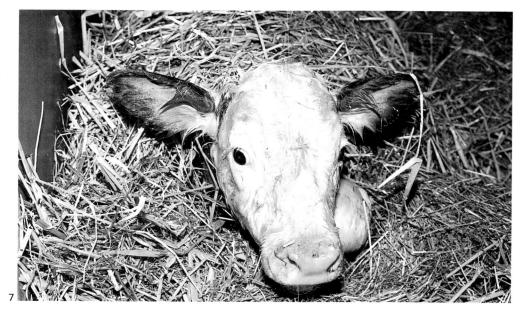
7

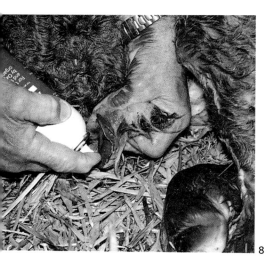
8

Der Nabel wird möglichst nicht mit einer Schere abgeschnitten, sondern mit einer Nabelschnurlänge von ca. 10 cm abgerissen. *Nur mit tadellos sauberen Händen das Blut mit einem Mulltupfer ausstreifen.* Anschließend mit einem gefärbten Antibiotika-Spray den Nabel innen und außen einsprühen (Abb. **8**). Man kann den Nabelstumpf in gefährdeten Stallungen 3 Tage 2 × täglich in ein Jodzitzenpräparat dippen (Abb. **9**), verdünntes Jod oder Arnika verwenden oder den Inhalt einer Eutertube bei kurz abgerissenem Nabel in und um den Nabel verteilen.

Wichtig ist saubere Einstreu. Muffiges, angeschimmeltes Stroh oder Streu sind gefährliche Krankheitskeime.

> Sauberkeit ist die billigste Methode, um die Tierarztkosten zu senken.

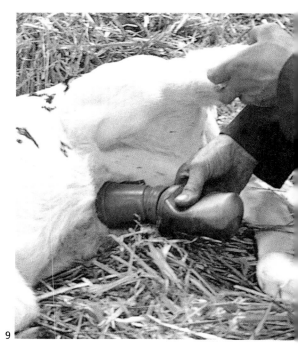
9

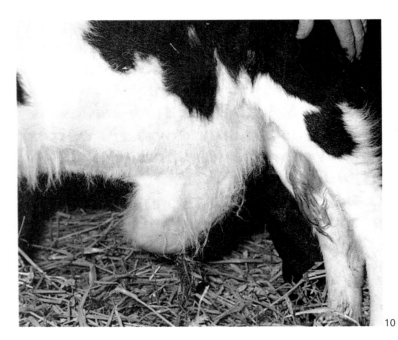

10

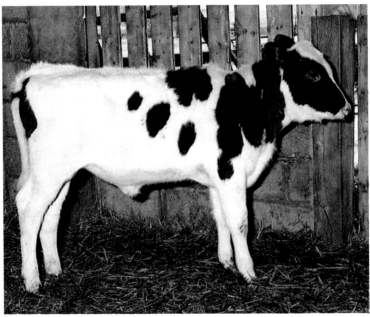

11

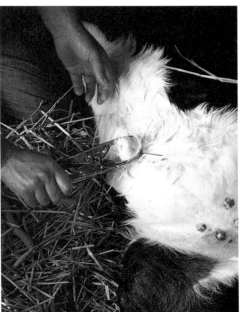

12

Bei verschleppten Nabelentzündungen ist der Nabelstrang verdickt und schmerzempfindlich (Abb. **10**). Zusätzlich zu der Injektionsbehandlung muß ein Nabelabszeß durch heiße Packungen und Zugsalben vor dem Spalten zur Reife gebracht werden. Unter der Bauchdecke befindliche Eiterherde kann der Tierarzt am liegenden Kalb chirurgisch entfernen.

Ein **Nabelbruch** (Abb. **11**) ist im Gegensatz zur Nabelentzündung nicht schmerzhaft, man kann die Bruchpforte als Ring in der Bauchdecke fühlen, bei Rückenlage gleitet der Bruchinhalt zurück. Um möglichen Erkrankungen vorzubeugen, kann die Bruchpforte operativ verschlossen werden (Abb. **12**).

14.6 Weißmuskel-krankheit (Muskelschwund)

Ursachen

Dieser Zustand beruht auf einem Mangel an Vitamin E, oft im Zusammenhang mit einem Mangel des Spurenelements Selen. Normalerweise enthält das Futter ausreichend Vitamin E und zu Mangelerscheinungen kommt es nur unter besonderen Umständen.

Diese können bei unzureichender Fütterung der Kühe und anschließender Ernährung der Kälber mit Magermilch ohne Zugabe von Heu eintreten.

Magermilch, Magermilchpulver oder Milchaustauscher (MAT) können zuviel an ungesättigten Fettsäuren oder infolge Überlagerung beim Ranzigwerden viel Peroxide enthalten, was zu dem genannten Absinken des Vitamin-E-Gehaltes führt.

Zuviel Lebertran und ölige Vitaminpräparate, die nicht mehr einwandfrei sind, können ebenfalls schuld sein.

Krankheitserscheinungen

Das erste Anzeichen ist oft Schläfrigkeit. Das Kalb will nicht aufstehen oder steht in einer unnatürlichen Stellung mit aufgekrümmtem Rücken. Die Muskulatur an den Hinterschenkeln und Schultern schwindet von Tag zu Tag (Abb. **1**).

Ohne Behandlung kommen die Kälber zum Festliegen mit nach vorne ausgestreckten Beinen. Sie atmen sehr schnell und sterben innerhalb weniger Tage. Nach Aufregung kann der Tod auch plötzlich durch Herzschwäche eintreten.

Behandlung

Sie muß so bald wie möglich erfolgen, denn fortgeschrittene Fälle sind verloren. Bei Verdacht von Muskelschwund verordnet der Tierarzt Vitamin E in wasserlöslicher Form oder Weizenkeimöl in der Tränke. Vitamin E und Selen können auch gespritzt werden, tägliche kleine Gaben sind meiner Ansicht nach günstiger als ein »Vitaminstoß«.

Daneben füttert man möglichst viel gutes Heu und Vollmilch. Während der Behandlung ist Milchpulver ungeeignet. Lebertran ist ganz zu vermeiden.

Vorbeugung

Sie fängt bei der Fütterung der Kühe an. In der zweiten Hälfte der Trächtigkeit sollen sie viel gutes Heu und Silage bekommen. Tritt die Erkrankung bei silagegefütterten Tieren auf, gibt man mehr Heu in den letzten beiden Monaten vor dem Kalben. Trockenstehende Kühe können Vitamin E und Selen auch in Form mehrmaliger Injektionen bekommen. Kälbern gibt man in den ersten Lebenswochen Vitamin E und Selen im Trank (Abb. **2**).

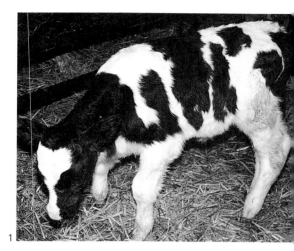
1

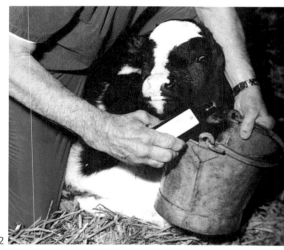
2

14.7 Mangel an Vitamin A

Vitamin A ist vor allem für Aufbau und Funktionsfähigkeit der Haut, der Schleimhäute und der Netzhaut des Auges unentbehrlich, aber auch als Wachstumsvitamin verantwortlich für die Entwicklung von Knochen, Muskeln und Geweben.

Vorkommen

Das Kalb kommt mit einem Vorrat von Vitamin A in der Leber zur Welt. Dann bezieht es seinen Bedarf aus Vollmilch und später aus Rauhfutter wie Heu oder Silage. Auch im Starterfutter, nebst Heu und Wasser zur beliebigen Aufnahme, ist ausreichend Vitamin A enthalten.

Ältere Kälber brauchen ein vitaminisiertes Mineralfutter, das in der Tagesration von etwa 50 g pro Tag mindestens 25 000 I. E. Vitamin A enthalten soll (Abb. **1**).

Ursache

Mangelerscheinungen treten hauptsächlich bei abgesetzten Kälbern auf, die zu schlechtem Heu höchstens betriebseigenes Getreide bekommen (Abb. **2**). Auch die Fütterung von übermäßig viel Gerste bei geringen Heugaben kann zu Vitamin-A-Mangel führen. Hierbei spielt jedoch der häufige Leberschaden eine Rolle, der in vielen der Fälle durch übermäßige Gerstenfütterung entsteht.

Krankheitserscheinungen

Unbefriedigendes Wachstum und Sehstörungen sind zusammen mit schuppiger Haut die deutlichsten Anzeichen von Vitamin-A-Mangel. Manchmal kommt es auch zu unsicherem, tappenden Gang. Die Haare fallen verstärkt aus (Abb. **3**) und die Haut verdickt sich (Abb. **4**).

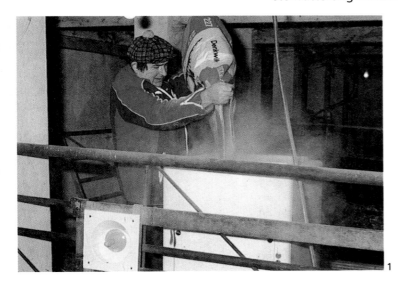

1

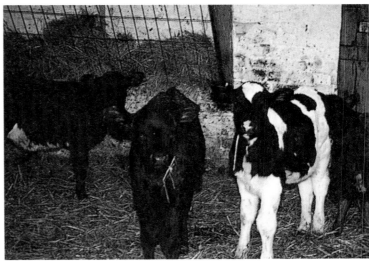

2

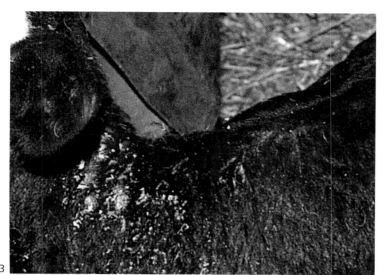

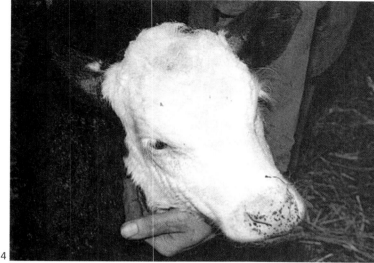

3

4

Behandlung

Bei Sehstörungen ist im allgemeinen eine Heilung nicht mehr zu erwarten; solche Tiere werden am besten geschlachtet. Auch zur Zucht bestimmte Stierkälber sollte man schlachten, weil durch den Vitamin-A-Mangel nicht mehr zu behebende Störungen der Fruchtbarkeit eintreten können.

Die Behandlung besteht in der intramuskulären Injektion von Vitamin A oder der Verabreichung entsprechender Vitaminpräparate mit der Tränke. Zusätzlich soll jedoch für gutes Heu (Abb. **5**) oder Grünfutter gesorgt werden. Besonders wichtig ist die ausreichende Versorgung der hochträchtigen Kühe mit Vitamin A, damit die Kälber mit einer Reserve geboren werden.

Vorbeugung

Sie besteht in der Fütterung von nicht überaltertem Heu, Grünfutter oder wirklich guter Silage. Grünmais und Rübenblätter hemmen den Aufbau von Vitamin A im Körper. Auch bei der Bullenmast darf etwas Heu nicht fehlen.

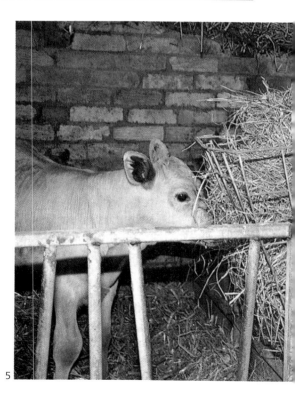

5

14.8 Tetanie bei Milchkälbern

Kälber, die sehr lange nur Milch erhalten, können im Alter von 2–4 Monaten durch Magnesiummangel an nervösen Störungen erkranken. Diese machen sich durch Muskelzittern, Speicheln und später Krämpfen bemerkbar (Abb. **1**).

Man füttert als Vorbeuge täglich 4–5 g Magnesiumoxid oder Magnesiumkarbonat mit Kraftfutter zum normalen Futter dazu.

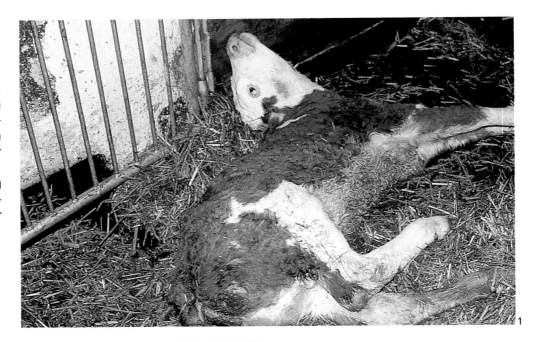

1

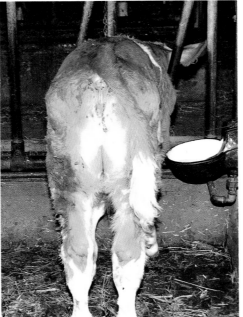

2

14.9 Haarausfall

Bei Kälbern, deren Vormagenverdauung noch nicht funktioniert, verursachen manche Fette in Milchaustauschern Haarausfall. Er beginnt am Kopf, breitet sich über den Körper aus (Abb. **2**) und kommt nach Wechsel des Milchaustauschers von selber zum Stehen. Nach Wochen setzt der Haarwuchs wieder ein.

14.10 Sehnen- verkürzung

Jedes Jahr müssen ungezählte Kälber an den Folgen von Gedankenlosigkeit, Vernachlässigung oder vermeidbaren Erkrankungen sterben.

Gelegentlich werden jedoch Kälber mit verkrümmten Gliedmaßen geboren, ohne daß man nach dem bisherigen Stand des Wissens irgendwelche Haltungsfehler dafür verantwortlich machen könnte. Bei diesen Tieren sind die Fesselgelenke nach vorne gebogen (Abb. **1**) und der Fuß läßt sich nicht, oder nur mit Gewalt, strecken.

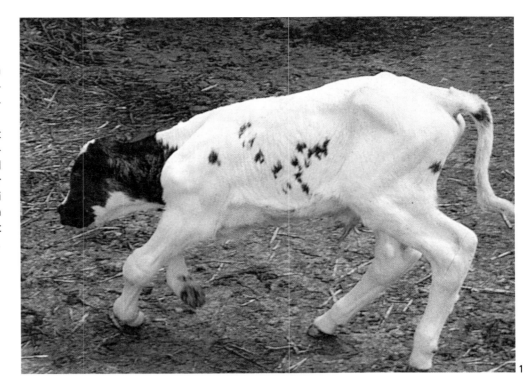

1

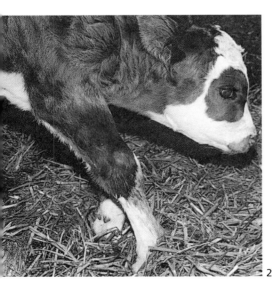

2

Ursache

Solche Kälber soll man vorerst nicht schlachten, denn in den allermeisten Fällen bessert sich der Zustand in den ersten Lebensmonaten von selber. Die Ursache der Verbiegung ist eine Verkürzung der Beugesehne, die sich im Laufe der Zeit allmählich ausgleicht.

Behandlung

Man muß vor allem für ein weiches Bett aus abgelagertem Mist oder Torfmull mit Stroh (Abb. **2**) darüber sorgen. Sonst scheuert sich die Haut über dem abgebogenen Gelenk bis zum Knochen auf.

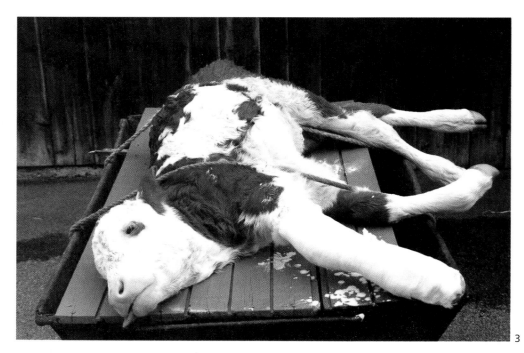

3

14.11 Spastische Parese

Ursache

Hierbei handelt es sich um eine krankhafte Steilstellung eines oder beider Hinterbeine (Abb. **1**), verbunden mit einer charakteristischen Lahmheit. Das Tier kann den Fuß nicht frei nach vorne führen, sondern setzt mit der Zehe auf.
Die Krankheit zeigt sich fast immer erst im Alter von einigen Monaten, manchmal sogar nach 1–2 Jahren.

Behandlung

Durch eine Operation kann vor allem bei Jungtieren der Zustand behoben werden. Derartige Tiere sind jedoch rigoros von der Zucht auszuschließen, da es sich um einen **Erbfehler** handelt.

In schweren Fällen legt man einen gut gepolsterten Streckverband an.
Eine Operation ist ebenfalls möglich. Hier wird vom Tierarzt unter Vollnarkose (Abb. **3**) die Beugesehne so weit eingeschnitten, bis die optimale Stellung der Gelenke erreicht ist. Durch einen Gipsverband wird alles so lange fixiert, bis das Bein voll belastbar ist, das sich dann im Laufe der Zeit noch weiter auswächst.
Unkomplizierte **Beinbrüche** können durch Anlegen eines, im Gegensatz zum Gips, viel leichteren Fiberglasverbandes behandelt werden (Abb. **4**).

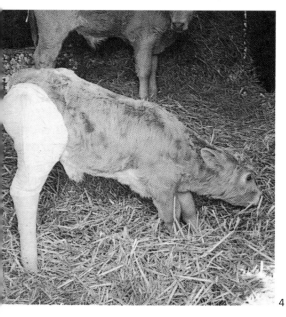

4

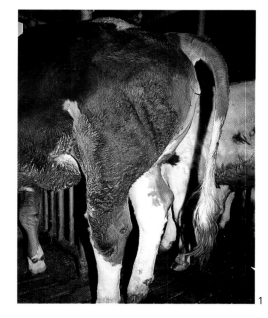

1

14.12 Wundstarrkrampf (Tetanus)

Im ersten Stadium kann Tetanus durch die steife Stellung mit spastischer Parese verwechselt werden. Sehr bald zeigen sich bei Starrkrampf jedoch die brettharte Verspannung der Muskeln und die typische Sägebockstellung (Abb. **1**).

Dabei werden der Kopf und die Beine weggestreckt und manchmal der Schwanz etwas angehoben. Die Tiere bekommen durch den Vorfall der Nickhaut einen angespannten ängstlichen Ausdruck. Speicheln und Kaukrämpfe ähneln manchmal dem Krankheitsbild bei Tollwut oder Bleivergiftung.

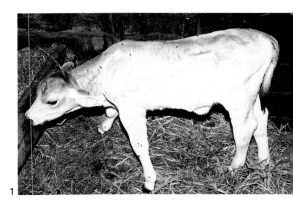

Bei Starrkrampf treten die Tiere nur mit Mühe zurück und sind fast immer leicht gebläht. Bei Kälbern kommt es durch Nabelentzündungen zu Starrkrampf, sie sterben dann nach Festliegen fast immer innerhalb weniger Tage. Bei älteren Rindern lohnt ein Behandlungsversuch.

Die Erreger werden mit Langzeitantibiotika bekämpft. Die von den Erregern ausgehenden Giftstoffe muß der Körper, unterstützt von einer symptomatischen Behandlung, selbst entgiften und ausscheiden.

In gefährdeten Gebieten ist eine Schutzimpfung, die zeitgerecht erneuert werden muß, zu empfehlen.

14.13 Zwergfadenwurm

Ansteckung

Die im Euter der Kuh verharrenden Larven wandern, angeregt durch die hormonellen Umstellungen kurz vor der Geburt, aktiv in die Milchgänge ein und gelangen so über die Biestmilch in den Darmtrakt des Kalbes. Ein zweiter Weg ist zusätzlich durch Eindringen der Larven durch die Haut des Kalbes möglich. Wechselnde Freßlust, struppiges Haarkleid, Verstopfung oder Durchfall ist das Krankheitsbild.

Bereits im Alter von 3 Wochen erscheinen die ersten Eier der nunmehr geschlechtsreif gewordenen Würmer im Darm und können durch eine Kotuntersuchung festgestellt werden (Abb. **2**).

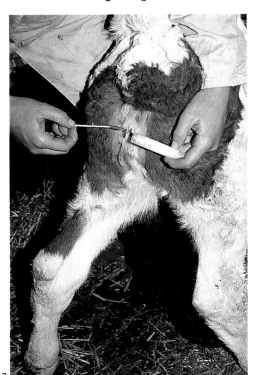

Behandlung

Ist die Diagnose durch den mikroskopischen Eiernachweis gesichert, müssen, um den Kreislauf zu unterbrechen, alle nachgeborenen Kälber vor dem 20. Tag, also vor Beginn der Eiausscheidung, entwurmt werden. Eine gründliche Reinigung und Desinfektion des infizierten Stallbereiches muß sich anschließen.

14.14 Kälberspulwürmer

Die Ansteckung erfolgt in den ersten 3 Wochen über die Milch. Befallene Kälber entwickeln sich schlecht, ihre Atemluft riecht nach Buttersäure. Um einen durchgreifenden Erfolg zu erzielen, muß man alle Kälber eines Jahrgangs jeweils im Alter von 2–3 Wochen entwurmen.

15 Krankheiten der Mastbullen

Hier werden noch einige Krankheiten aufgeführt, die zusätzlich zu den in den vorhergehenden Kapiteln beschriebenen Krankheiten speziell in der Bullenmast vorkommen können.

Es handelt sich um Erkrankungen des Gehirns, des Schwanzes und des Bewegungsapparates.

15.1 Schlafkrankheit der Bullen (ISTME)

Wissenschaftlich heißt diese aus den USA kommende Gehirn-Rückenmarksentzündung »Infektiöse septikämische-thrombosierende Meningoenzephalitis«, kurz ISTME. Sie befällt vorwiegend jüngere Mastbullen, wobei jeweils nur einzelne Tiere erkranken.

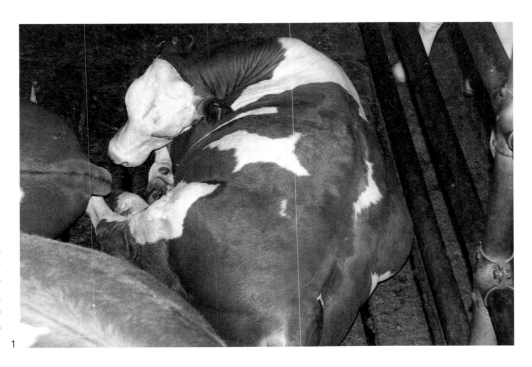

1

Ursache

Erreger ist das Bakterium *Haemophilus somnus*. Es dringt von den Schleimhäuten der Atemwege aus in die Blutbahn ein und gelangt so in das Gehirn, die inneren Organe und die Gelenke.

Es kommt dabei zu einer Allgemeininfektion mit hohem Fieber. Die Bakterien scheiden Giftstoffe (Toxine) aus, durch die Benommenheit und Lähmungen entstehen.

Krankheitserscheinungen

Im Anfangsstadium Fieber, mangelnder Appetit und Teilnahmslosigkeit, manchmal auch Nasenausfluß. Meist werden allerdings erst die Lähmungserscheinungen bemerkt, die zum Festliegen mit halbgeschlossenen Augen führen (»Schlafkrankheit«) (Abb. **1**).

Ein ähnliches Krankheitsbild, oft jedoch mit Schmerzen verbunden, die zum Gegendrücken des Kopfes an feste Gegenstände führt, wird durch Bakterien wie *Streptokokken, Escherichia coli, Salmo-*

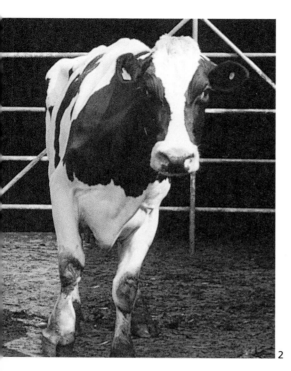

2

nellen oder *Leptospiren* ausgelöst, die eine **Gehirnhautentzündung** (Meningitis) verursachen (Abb. **2**).
Charakteristisch ist der schlaffe Schwanz. Die Tiere sterben meistens innerhalb von 1–3 Tagen.

Behandlung

Sie hat wenig Aussicht auf Erfolg, wenn die Schäden im Gehirn bereits zum Festliegen geführt haben.
Bei einer bakteriell bedingten Meningitis helfen im frühen Stadium hohe Dosen eines Antibiotikums.

Vorbeugung

Da es sich auch hier um eine Faktorenerkrankung handelt, gilt alles, was auf Seite 109 über die Rindergrippe steht.
Wenn »Schlafkrankheit« zu befürchten ist, muß von den Tieren jede körperliche Belastung ferngehalten werden: Plötzlicher Futterwechsel, unausgeglichene Ernäh-rung, Umstallung, schlechte Belüftung und vor allem auch mangelnde Sauberkeit.
Wichtig scheint die ausreichende Versorgung mit strukturierter Rohfaser (Heu, Stroh, Anwelksilage) zu sein. Ohne Rohfaser kann die Verdauung der Wiederkäuer nicht funktionieren, der Rohfaseranteil sollte nicht unter 20% der Trockensubstanz des Futters liegen. Für jüngere Mastbullen bedeutet das Heu, und zwar mindestens 0,5–1 kg/Tag und Tier.

15.2 Hirnrinden-Nekrose (CCN)

Diese Stoffwechselkrankheit heißt auch »Hirnrindenerweichung« oder »Zerebrokortikalnekrose« mit der Abkürzung CCN. Sie befällt vor allem mit Milchaustauscher ernährte ältere Kälber, aber auch junge Mastrinder.

Ursache

Mangel an Vitamin B_1 (Thiamin), verursacht von einem Bakterium im Pansen, das die Aufnahme dieses Vitamins aus dem Futter verhindert.

Krankheitserscheinungen

Die Krankheit setzt langsam mit Freßunlust und Muskelzittern oder unvermittelt mit Erregungszuständen ein.

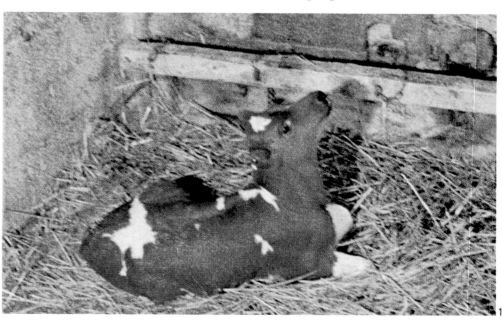

1

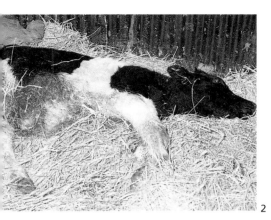

Das Bild ähnelt dabei dem der Tetanie durch Magnesiummangel (Seite 59). Die Tiere speicheln, knirschen mit den Zähnen, strecken den Kopf nach vorne oder oben (»Sterngucker«) (Abb. **1**) und kommen gegen Ende zum Festliegen in Seitenlage mit rudernden Beinbewegungen vor dem Tod (Abb. **2**).

Behandlung und Vorbeugung

Injektionen von Vitamin B_1 bewirken im Anfangsstadium schnelle Besserung. Vorbeugend kann man Bäcker- oder Bierhefe zufüttern. Bei wiederkäuergerechter Fütterung produzieren die Pansenbakterien genügend Thiamin; erst durch chronische Pansenübersäuerung infolge von Rauhfuttermangel entstehen Mangelzustände (Seite 94).

15.3 Schwanzspitzen-Entzündung

Ursachen

Seit Mitte der siebziger Jahre ist die Schwanzspitzenentzündung als Herdenproblem bei Mastrindern bekannt. Mehrere Ursachen, die entweder allein oder in Kombination vorkommen können, dürften hierfür verantwortlich gemacht werden.

So kann es schon von vorneherein zu Verhärtungen und Verhornungen am Schwanzende kommen, wenn chronische Vergiftungen mit Fusarienpilzen über das Futter, eine erhöhte Schadgasbelastung (besonders H_2S) oder genetisch bedingte Durchblutungsstörungen in diesem Gebiet vorliegen.

Verletzungen, verursacht durch Treten auf den Schwanz durch Buchtengenossen, durch Anschlagen des Schwanzes am Boden, durch scharfe oder defekte Kotabrißkanten und durch Festhaken des Schwanzes zwischen den Bodenelementen sind als weitere Ursachen zu nennen. Weiterhin können auch noch Verletzungen durch gegenseitiges Besaugen und Benagen entstehen. Schließlich können auch noch ein Befall mit Milben sowie Rattenbisse dafür verantwortlich gemacht werden.

Krankheitserscheinungen und Verlauf

Leichte Fälle beschränken sich auf die Schwanzspitze mit Verhärtungen, Verhornungen, Rißbildungen und Haarausfall (Abb. **1**). Nach Besiedelung mit Eitererregern kommt es zu schmerzhaften Schwellungen, Eiterabsonderungen, Abszeßbildung und Absterben der Schwanzspitze, bekannt unter der Bezeichnung »Schwanzspitzennekrose«.

Ein Aufsteigen der Infektion bis zur

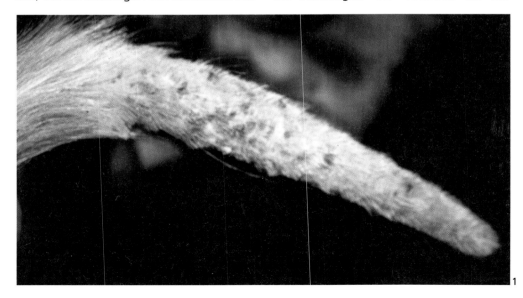

1

Schwanzwurzel kann durch Weiterverschleppung der Erreger über die Blutbahn zu einer allgemeinen Blutvergiftung mit hohem Fieber, zu Gelenksentzündungen (Abb. **2**), eine Herzmuskelentzündung, zum Festliegen und – bei einer Beteiligung der Nerven im Wirbelkanal – zur allgemeinen Lähmung führen.

Tabelle 2: Mindestbuchtenmaße für Jung- und Mastrinder

Tiere	Lebendgewicht kg	Buchtenfläche m²/Tier	Fressplatzbreite cm/Tier	Buchtentiefe m
Mastbullen	bis ca. 330	2,10	52	3,25
bei 2maligem Umbuchten	bis ca. 480 bis ca. 620	2,45 2,65	62 72	3,50 3,65
bei 1maligem Umbuchten	bis ca. 450 bis ca. 650	2,40 2,70	60 73	3,45 3,65

Behandlung

Bei regelmäßiger Kontrolle können kleinere Schäden frühzeitig erkannt und mit einem Spray behandelt werden. Fortgeschrittene Fälle müssen tierärztlich behandelt werden, wobei auch eine chirurgisch vorgenommene Amputation unter örtlicher Betäubung nicht ausgeschlossen sein sollte.

Liegt bereits eine Schwanzlähmung vor, sollte zur Vermeidung größerer Verluste die alsbaldige Schlachtung erfolgen.

Vorbeugung

Neben der regelmäßigen Kontrolle sollte versucht werden, alle nachgenannten Ursachen auszuschließen. Besonders die Vielzahl der Verletzungsmöglichkeiten läßt sich beeinflussen. Sie können vermieden werden, wenn neben der Einhaltung der Mindestbuchtenmaße (Tabelle 2), noch weitere Punkte beachtet werden:

1. die Spaltenabstände dem Alter der Tiere angemessen, nicht zu eng oder zu weit sind, d.h. bis 6 Monate Alter 25 mm, dann 30 mm
2. die Kanten der Bodenelemente nicht zu scharf oder ausgebrochen sind,
3. die Stalltemperatur optimal ist, damit nicht die Tiere zur Regulation der Körpertemperatur den Schwanz beim Liegen abhalten,
4. eine regelmäßige systematische Fliegenbekämpfung erfolgt und damit das Schwanzschlagen vermindert wird,
5. durch ausreichendes Rauhfutter- und Salzangebot das gegenseitige Benagen reduziert wird.
6. Milbenbefall verhindert und Rattenbekämpfung durchgeführt wird.

Eine *vorbeugende Amputation* ist nach dem Tierschutzgesetz nur in Einzelfällen nach tierärztlicher Empfehlung zulässig und somit für eine routinemäßige Durchführung verboten. Die früher übliche Anwendung elastischer Ringe zur Schwanzamputation ist generell in der Rinderhaltung nicht erlaubt.

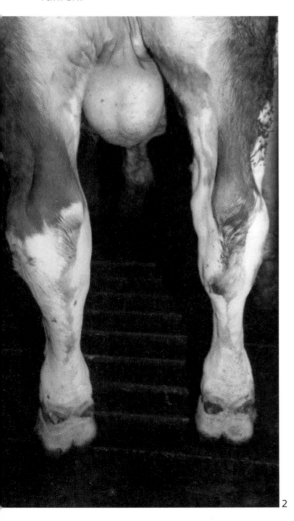

2

15.4 Eitrige Schwanz-Entzündung

Bei dieser auch »Sterzwurm« genannten Infektion mit *Staphylokokken* entzünden sich die Talgdrüsen in der Schwanzhaut. Es entstehen Eiterknötchen, die aufplatzen und Sekretkrusten bilden (Abb. **1**).
Der Krankheitsverlauf erstreckt sich über Wochen, ehe Heilung eintritt. Bei engen und unsauberen Stallungen können auch Allgemeinstörungen als Folge einer Schwanzphlegmone auftreten.
Dann muß neben der örtlichen Behandlung mit Waschungen und Salben der Tierarzt entzündungshemmende Injektionen verabfolgen.

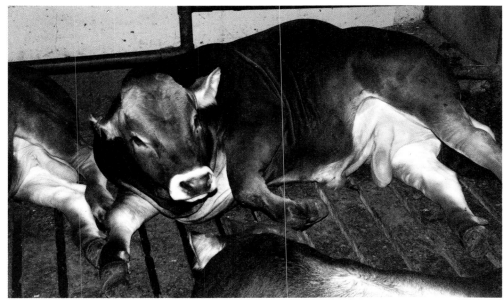

2

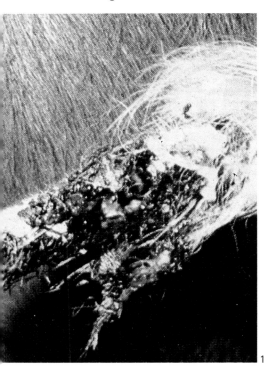

1

15.5 Erkrankungen des Bewegungsappa-rates

Die in früheren Jahren übliche Anbindehaltung kommt in der Bullenmast nur noch vereinzelt vor. Abgelöst wurde sie durch den Tieflaufstall und in den letzten Jahren fast ausschließlich durch die Haltung auf Vollspaltböden (Abb.**2**).
Jede Haltungsform hat ihre Schwachpunkte, die u. a. in ganz spezifischen Erkrankungen der Gliedmaßen und Klauen zum Ausdruck kommen können. Solche Schäden können durch lange Liegepausen, durch verminderte Futteraufnahme und durch erhöhten Energieverbrauch auf Grund der Schmerzen die Tageszunahmen um bis zu 40% mindern.

Ursachen und Krankheitserscheinungen
In **Anbindehaltung** kommt es häufig zu Gelenksveränderungen und Stellungsfehlern, besonders an den Vorderbeinen, wenn die Krippensohle zu tief liegt und die Tiere sich an der Vorderkante der Krippe abstützen müssen. Das hier abge-

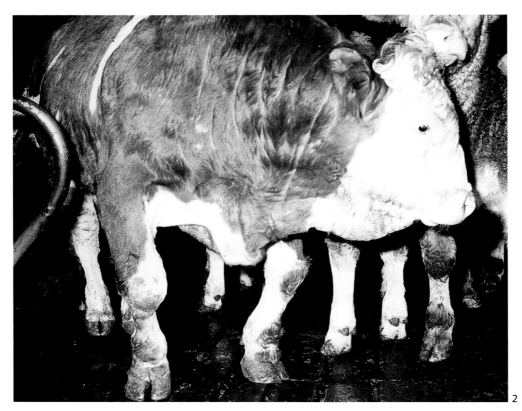

2

zungsmöglichkeiten, wie Verrenkungen, Zerrungen, Brüchen, Liegeschwielen, Blutergüssen, Abszessen, Sprunggelenksentzündungen und Panaritium können auch Schnittverletzungen durch rauhe und schlechtverlegte Trittelemente, Sohlen- und Ballengeschwüre (Seite 139) sowie Verletzungen der Klauen mit möglichen Brüchen (Abb. 4) in diesem Bereich durch nicht dem Alter der Tiere angepaßte Spaltenbreiten entstehen.

Unabhängig von der Haltungsform kann auch falsche bzw. einseitige **Fütterung** Ursache von Schäden an den Extremitäten sein.

Bekannt ist z. B. die *Schlempemauke,* ein nässendes Ekzem im Bereich der Fesselbeuge, bei einem zu großen Angebot an Kartoffelschlempe, einem »Abfallprodukt« bei der Herstellung von Alkohol.

Die sog. *Klauenrehe* kann bei einseitiger Fütterung energiereicher Nahrung, die eine Übersäuerung im Pansen (Seite 94) zur Folge hat, aber auch bei Darreichung verschimmelten und verdorbenen Futters

bildete Tier mußte deshalb in einen Laufstall gebracht werden (Abb. 2).

Besonders bei Kurzständen kommt es zu Verletzungen und Druckstellen im Bereich der Außenseite der Sprunggelenke (Abb. 3) mit der Gefahr einer Sprunggelenksentzündung. Solche Liegeschwielen treten auch bei einstreuloser Anbindehaltung im Bereich der Karpalgelenke auf.

Im **Tieflaufstall** kann es auch unter optimalen äußeren Bedingungen zu Verrenkungen, Zerrungen und Knochenbrüchen aufgrund gehäuften Aufspringens und durch zu großen Bewegungsraum kom-

men. Blutergüsse und sich später daraus entwickelnde Abszesse sind zusätzliche Begleiterscheinungen. Wird an Einstreu gespart, kann vermehrt *Panaritium* (Seite 144) auftreten.

Neben der Behandlung der betroffenen Tiere hilft nur ein totales Ausmisten des Stalles mit gründlicher Reinigung und Desinfektion.

Der **Vollspaltenboden** hat sich aus arbeitswirtschaftlichem Grund zwar am meisten durchgesetzt, birgt aber auch bei Detailfehlern die größte Gefahr für Erkrankungen des Bewegungsapparates. Neben den vorhergenannten Verlet-

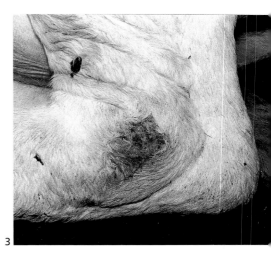

3

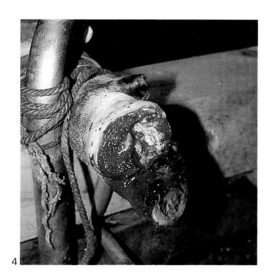

4

entstehen. Es kommt zu einer toxisch-allergischen Entzündung der Lederhaut, die sich in enormen Schmerzen beim Stehen, stark untergeschobenen Hinterextremitäten, viel Liegen und heißen Klauen äußert. Bei einem chronischen Verlauf bilden sich im Laufe der Zeit charakteristische, querverlaufende Ringe im Klauenhorn, verbunden mit einem klammen Gang durch Gelenksveränderungen nach einem Absinken des Klauenbeines im Klauenschuh.

Mangelhafte Versorgung mit Kupfer, besonders bei einem erhöhten Bedarf, wenn das Vormagensystem entwickelt ist (10–20 mg/kg Trockensubstanz), sowie Mangel an den Vitaminen B, D, E kann Lahmheiten ohne erkennbare äußere Erscheinungen verursachen. Diese wiederum sind deutlich zu sehen, wenn es sich um Gelenksentzündungen aufgrund verschleppter Nabelentzündungen oder Spätfolgen bakterieller Infektionen, z. B. Salmonellose (Seite 38) handelt.

Behandlung

Da sich die ersten erkennbaren Krankheitserscheinungen in einer Lahmheit äußern, die entweder bei Belastung (Stützbeinlahmheit), bei Entlastung (Hangbeinlahmheit) oder in beiden Phasen (gemischte Lahmheit) (Abb. **5**) besteht, ist vor einer Behandlung eine gründliche Untersuchung unumgänglich. Hier muß bereits die Entscheidung getroffen werden, ob eine Behandlung sinnvoll und erfolgversprechend ist, oder das Tier, z. B. bei einem Knochenbruch, der möglicherweise nicht geschient und gegipst werden kann, notgeschlachtet werden muß.

Neben der Abstellung der Ursachen, um weitere Schäden zu verhindern, sollte das betroffene Tier separat aufgestallt werden. Ein weicher Untergrund lindert nicht nur die Schmerzen, sondern schützt auch vor Folgeschäden wie Drucknekrosen und Schürfwunden. Vermehrt warme oder heiße Bereiche soll man kühlen, also kalte Umschläge mit essigsaurer Tonerde, Eiswasserangüssen oder Molke machen. Das Azetat bzw. ein aus Lehm und Essigwasser angerührter Brei ist immer feucht zu halten, um die kühlende Wirkung zu erhalten.

Wenn die Entzündung abgeklungen ist oder die schmerzhafte Stelle sich von Anfang an nicht vermehrt warm anfühlt, soll die Blutversorgung in dem erkrankten Bereich angeregt werden. Man kann dies mit Einreibungen erzielen, die den betroffenen Bereich erwärmen. Umschläge mit Alkohol oder 1:1 verdünntem Brennspiritus haben nur dann die gleiche Wirkung, wenn durch Abdichten des Verbandes mit einer Plastikfolie eine feucht-

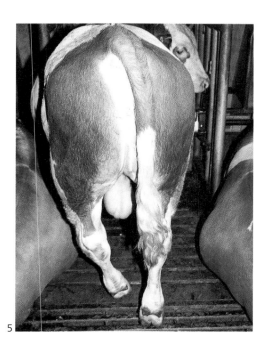

5

warme Kammer entsteht (Priessnitz-Umschlag, Seite 140).

Wunden und Verletzungen müssen gereinigt, mit milden und gewebsfreundlichen Lösungen desinfiziert, mit Pudern, Salben oder Sprays zur Verhinderung einer bakteriellen Ausbreitung versehen und u. U. durch einen Verband abgedeckt werden. Weiterreichende Maßnahmen liegen je nach Art und Schwere der Erkrankung im Ermessen des Tierarztes.

Aber auch hier gilt, wie bei jeder Krankheit der Grundsatz: Je eher gehandelt und behandelt wird, desto besser sind die Heilungsaussichten. Nicht nur wirtschaftliche Einbußen, sondern auch vermeidbare Schmerzen bei den anvertrauten Tieren können bei mehrmals täglicher Beobachtung der Tiere weitgehend verhindert werden.

Anhang

Normalwerte beim Rind

	Körpertemperatur °C	Puls Schläge/min	Atmung Atemzüge/min
Kalb	38,5–39,5	90–105	30–50
Jungrind	38,0–39,5	80– 90	25–30
Kuh	37,9–38,5	50– 70	18–28

Die Körpertemperatur des Rindes wird nicht durch Schweißdrüsen reguliert und schwankt deshalb stark je nach Außentemperatur, Luftfeuchtigkeit, Bewegung und Unruhe. Auch hochträchtige Tiere haben erhöhte Temperaturen.
Rinder leiden unter Hitze!!

Vorbeugende Schutzmaßnahmen gegen häufig vorkommende Infektionskrankheiten im Stall

Krankheit	Impfung	neugeborenes Kalb	Kuh	zugekaufte Kälber, übrige Rinder
Coli-bakterien, Rota- und Coronaviren	handelsüblicher Impfstoff oder stallspezifische Vakzine		2 Impfungen: 6–8 Wochen und 2–3 Wochen vor der Geburt	
	Schluckimpfung	1. bis 10. Tag nach der Geburt		
Rindergrippe	Paramunitätsinducer		2 Behandlungen im Abstand von 24–48 Stunden; bei hohem Infektionsdruck eine weitere Behandlung nach 1 Woche Anwendung in die Nase oder durch Injektionen, (je nach Produkt)	
	handelsüblicher Impfstoff (inaktiviert)	frühestens ab 6. Lebenswoche, Wiederholung nach 4 Wochen	neu eingestallte Tiere nach ca. 3 Wochen Eingewöhnungszeit, zweimalige Impfung im Abstand von 4 Wochen, jährlich einmalige Wiederholungsbehandlung	

Fortsetzung vorbeugender Schutzmaßnahmen

Krankheit	Impfung	neugeborenes Kalb	Kuh	zugekaufte Kälber, übrige Rinder
IBR (BHV₁)	Einzelimpfstoff (Lebendvakzine)	Tiere unter 12 Wochen: 2–3malige Impfung (Abstand 4–6 Wochen), Tiere über 12 Wochen: 1–2malige Impfung mit jährlicher Wiederholung		
	Einzelimpfstoff oder in Kombination mit Rindergrippeimpfstoff (inaktiviert)	frühestens ab 6. Lebenswoche 2 Impfungen im Abstand von 3–4 Wochen, halbjährliche Wiederholung bei besonderem Infektionsdruck sowie zur Unterdrückung der Virusausscheidung bei Infektionsbedingt BHV$_1$-positiven Tieren, jährliche Wiederholung zur Verhütung von klinischen IBR/IPV-Erkrankungen		
	Kombinationsimpfstoff mit Rindergrippe (Lebendvakzine)	normal einmalige Impfung ab der 6. Lebenswoche; u. U. 2. Impfung im Alter von 3–4 Monaten; Wiederholungsimpfung: alle 6–12 Monate (je nach Infektionsdruck)		
	Markerimpfstoffe (inaktiviert)	1. Ab dem 3. Lebensmonat, 2. Wiederholung nach 3–5 Wochen, 3. Bei Impfung vor dem 3. Lebensmonat, 3. Impfung ab dem 3. Monat, 4. Wiederholungsimpfung: alle 6 Monate		
	Markerimpfstoffe (Lebendvakzine)	a) **Kälber:** 1. Ab der 2. Lebenswoche intranasale Anwendung, 2. Nach 3–5 Wochen intramuskuläre Injektion, 3. Im Alter von 6 Monaten 2. intramusk. Impfung b) **Rinder:** 1. Ab dem 3. Lebensmonat intranasale oder intramuskuläre Anwendung 2. Nach 3–5 Wochen intramuskuläre Anwendung alle Impfungen unabhängig vom Trächtigkeitsstatus möglich		

Fortsetzung vorbeugender Schutzmaßnahmen

Krankheit	Schutzmaßnahme	neugeborenes Kalb	Kuh	zugekaufte Kälber, übrige Rinder
BVD/MD	Einzelimpfstoff (Lebendvakzine)	a) Zuchtbetrieb **ohne akutes** Infektionsgeschehen: 1 Grundimmunisierung: 1.1 Erste Impfung aller Tiere des Bestandes mit Ausnahme der Tiere in der ersten Hälfte der Trächtigkeit 1.2 Zweite Impfung nach 4–8 Wochen 1.3 Dritte Impfung der Jungtiere im Alter von 3–4 Monaten 2 Folgeimpfungen: 2.1 Erste Impfung der Kälber von geimpften Muttertieren im Alter von 3–4 Monaten 2.2 Zweite Impfung im Alter von 7–9 Monaten 2.3 Bei weiblichen Zuchtrindern sollte die dritte Impfung spätestens 4–8 Wochen vor der ersten Belegung erfolgen 2.4 Regelmäßige Impfung der trächtigen Tiere im 7.–8. Trächtigkeitsmonat 2.5 Jährliche Nachimpfung der männlichen Zuchtrinder		
		b) Mastbetrieb **ohne akutes** Infektionsgeschehen: zweimalige Impfung der neu eingestallten Tiere im Abstand von 3–4 Wochen		
		c) Zucht- und Mastbetrieb **mit akutem** Infektionsgeschehen: 1. Notimpfung: zweimalige Impfung *aller* Tiere des Bestandes bzw. des betroffenen Stalles im Abstand von 4–8 Wochen 2. Folgeimpfungen: siehe bei a)		
	Einzelimpfstoff (inaktiviert)	Vorrangig bei Bestandsimpfung mit ungenauem Trächtigkeitsstatus, bzw. bei Kontakt von Impftieren mit trächtigen Rindern 1. Ab dem 4. Lebensmonat, 2. Wiederholung nach 4 Wochen, 3. bei Impfung vor dem 4. Lebensmonat – 3 Impfungen insgesamt 4. jährliche Wiederholungsimpfung letzte Injektion bei Zuchttieren 1 – 2 Monate vor der Belegung		
	Kombinationsimpfung aus Lebendvakzine und inaktiviertem Impfstoff	Besonders für Zuchtbetriebe zur Erzielung eines hohen Antikörpertiters 1. Erstimpfung mit inaktiviertem Impfstoff ab dem 4. Lebensmonat 2. Zweitimpfung mit Lebendvakzine nach 4 – 6 Wochen, bei Zuchttieren spätestens 1 – 2 Monate vor der Belegung 3. Jährliche Wiederholung mit inaktiviertem Impfstoff vorzugsweise 1 – 2 Monate vor dem Abkalben		

Fortsetzung vorbeugender Schutzmaßnahmen

Krankheit	Schutzmaßnahme	neugeborenes Kalb	Kuh	zugekaufte Kälber, übrige Rinder
BRSV	Einzelimpfstoff (Lebendvakzine)	1. Ab dem 4. Lebensmonat 2. Wiederholung nach 3 – 4 Wochen 3. Bei Impfung vor dem 4. Lebensmonat 2 Impfungen im Abstand von 3 – 4 Wochen 4. Jährliche Wiederholungsimpfung		
	Kombinationsimpfstoff mit Rindergrippe (inaktiviert)	1. Ab dem 4. Lebensmonat 2. Wiederholung nach 4 – 6 Wochen 3. Bei Impfung vor dem 4. Lebensmonat 2 Impfungen 3. Impfung ab dem 6. Monat 4. Wiederholungsimpfung: alle 6 – 12 Monate (je nach Infektionsdruck)		
	Kombinationsimpfstoff mit BVD/MD (Lebendvakzine)	1. Ab dem 4. Lebensmonat, 2. Wiederholung nach 4 – 6 Wochen, 3. bei Impfung vor dem 4. Lebensmonat – 2 Impfungen im Abstand von 4 – 6 Wochen 4. jährliche Wiederholungsimpfung		

Verordnung zum Schutz von Kälbern bei Stallhaltung
(Kälberhaltungsverodnung)
Vom 1. Dezember 1992 (BGBl. IS:1977, Stand: 17. Februar 1993)

Auf Grund des § 2a Abs. 1 in Verbindung mit § 16b Abs. 1 Satz 2 des Tierschutzgesetzes in der Fassung der Bekanntmachung vom 18. August 1986 (BGBl. IS. 1319) verordnet der Bundesminister für Ernährung, Landwirtschaft und Forsten nach Anhörung der Tierschutzkommission:

§ 1
Anwendungsbereich

(1) Diese Verordnung gilt für das Halten von Rindern bis zu einem Alter von sechs Monaten (Kälbern) in Ställen.

(2) Die Vorschriften dieser Verordnung sind nicht anzuwenden
1. Während einer tierärztlichen Behandlung, soweit nach dem Urteil des Tierarztes im Einzelfall andere Haltungsanforderungen notwendig sind,
2. bei einem Tierversuch, soweit für den verfolgten Zweck andere Haltungsanforderungen unerläßlich sind.

§ 2
Allgemeine Anforderungen an Ställe

Kälber dürfen nur in Ställen gehalten werden, die folgenden Anforderungen entsprechen:
1. Der Stall muß nach seiner Bauweise, seinem Material, seiner technischen Ausstattung und seinem Zustand so beschaffen sein, daß bei den Kälbern keine vermeidbaren Gesundheitsschäden und keine Verhaltensstörungen verursacht werden. Durch geeignete bauliche Einrichtungen ist der Einfall von natürlichem Licht sicherzustellen.
2. Der Boden muß im ganzen Aufenthaltsbereich der Kälber und in den Treibgängen rutschfest und trittsicher sein.
3. Ein Boden mit Löchern, Spalten oder sonstigen Aussparungen muß so beschaffen sein, daß von ihm keine Gefahr

von Verletzungen an Klauen oder Gelenken ausgeht, er muß der Größe und dem Gewicht der Tiere entsprechen.
4. Bei einem Spaltenboden darf die Spaltenweite höchstens 2,5 Zentimeter, bei elastisch ummantelten Balken oder bei Balken mit elastischen Auflagen höchstens 3,0 Zentimeter betragen. Die Spaltenweiten dürfen diese Maße infolge von Fertigungsungenauigkeiten bei einzelnen Spalten um höchstens 0,3 Zentimeter überschreiten. Die Auftrittsbreite der Balken muß mindestens 8 Zentimeter betragen.
5. Der Boden muß im ganzen Liegebereich so beschaffen sein, daß er die Erfordernisse für das Liegen erfüllt, insbesondere daß eine nachteilige Beeinflussung der Gesundheit der Kälber durch Wärmeableitung vermieden wird.
6. Außenwände, mit denen Kälber ständig in Berührung kommen können, müssen so beschaffen sein, daß eine stärkere Wärmeableitung vermieden wird.
7. Seitenbegrenzungen bei Boxen und Ständen müssen so durchbrochen sein, daß die Kälber Sichtkontakt zu anderen Kälbern haben können.

§ 3
Allgemeine Anforderungen für das Halten von Kälbern

Kälber dürfen nur nach Maßgabe folgender Vorschriften gehalten werden:
1. Die Kälber müssen ungehindert liegen, aufstehen, sich hinlegen, eine natürliche Körperhaltung einnehmen, sich putzen sowie ungehindert Futter und Wasser aufnehmen können.
2. Die Kälber dürfen nicht mehr als unvermeidbar mit Harn oder Kot in Berührung kommen; ihnen muß ein trockener Liegebereich zur Verfügung stehen.

3. Maulkörbe dürfen nicht verwendet werden.
4. Anbindevorrichtungen dürfen nur verwendet werden, wenn den Kälbern hierdurch keine Schmerzen oder vermeidbare Schäden entstehen können.
5. Kranke oder verletzte Tiere müssen erforderlichenfalls in geeigneten Haltungseinrichtungen mit trockener und weicher Einstreu abgesondert werden können.

§ 4
Besondere Anforderungen für das Halten von Kälbern im Alter von bis zu zwei Wochen

Kälber im Alter von bis zu zwei Wochen dürfen
1. nur auf Böden gehalten werden, die mit Stroh oder ähnlichem Material eingestreut sind,
2. einzeln in Boxen nur gehalten werden, wenn die Boxen innen mindestens 120 Zentimeter lang, 80 Zentimeter breit und 80 Zentimeter hoch sind,
3. in Anbindehaltung nur gehalten werden, wenn die frei verfügbare Standbreite bei bis zum Boden und über mehr als die Hälfte der Standlänge reichenden Seitenbegrenzungen 80 Zentimeter, bei anderen Ständen mindestens 60 Zentimeter beträgt.

§ 5
Besondere Anforderungen für das Halten von Kälbern im Alter von über zwei bis zu acht Wochen

(1) Kälber im Alter von über zwei bis acht Wochen dürfen einzeln in Ständen oder Boxen nur gehalten werden, wenn
1. der Stand oder die Box

a) bei innen angebrachtem Trog mindestens 180 Zentimeter,

b) bei außen angebrachtem Trog mindestens 160 Zentimeter lang ist und

2. die frei verfügbare Stand- oder Boxenbreite bei Ständen oder Boxen mit bis zum Boden und über mehr als die Hälfte der Stand- oder Boxenlänge reichenden Seitenbegrenzungen mindestens 100 Zentimeter, bei anderen Ständen oder Boxen mindestens 90 Zentimeter beträgt.

(2) Kälber im Alter von über zwei bis zu acht Wochen dürfen in Gruppen nur nach Maßgabe folgender Vorschriften gehalten werden:

1. Für jedes Kalb muß eine uneingeschränkt benutzbare Bodenfläche von mindestens 1,3 Quadratmeter vorhanden sein.

2. Bei rationierter Fütterung, ausgenommen bei Abruffütterung und technischen Einrichtungen mit vergleichbarer Funktion, müssen alle Kälber der Gruppe gleichzeitig Futter aufnehmen können.

(3) Auch wenn die Gruppe aus bis zu drei Kälbern besteht, muß die Bucht mindestens 4 Quadratmeter Bodenfläche haben.

§ 6
Besondere Anforderungen für das Halten von Kälbern im Alter von über acht Wochen

(1 Kälber im Alter von über acht Wochen dürfen nur in Gruppen gehalten werden, es sei denn,

1. in dem Betrieb sind jeweils nicht mehr als fünf nach ihrem Alter oder ihrem Körpergewicht für das Halten in einer Gruppe geeignete Kälber vorhanden oder

2. andere Haltungsanforderungen sind für die Dauer einer Quarantäne zur Vermeidung von Ansteckungsrisiken notwendig.

(2) Für das Halten von Kälbern im Alter von über acht Wochen gelten folgende Vorschriften:

1. Für jedes Kalb muß eine uneingeschränkt benutzbare Bodenfläche vorhanden sein, die mindestens so bemessen ist, daß es sich ohne Behinderung umdrehen und hinlegen kann. Für jedes Kalb mit einem Lebendgewicht bis 150 Kilogramm muß die uneingeschränkt benutzbare Bodenfläche mindestens 1,5 Quadratmeter groß sein.

2. Die Kälber dürfen nur während und nach der Fütterung und nur für höchstens eine Stunde angebunden oder sonst festgelegt werden.

3. § 5 Abs. 2 Nr. 2 gilt entsprechend.

(3) Auch wenn die Gruppe aus bis zu drei Kälbern besteht, muß die Bucht mindestens 6 Quadratmeter Bodenfläche haben.

(4) Kälber im Alter von über acht Wochen, die nach Absatz 1 nicht in Gruppen gehalten werden müssen, dürfen einzeln in Ständen oder Boxen nur gehalten werden, wenn

1. der Stand oder die Box

a) bei innen angebrachtem Trog mindestens 200 Zentimeter,

b) bei außen angebrachtem Trog mindestens 180 Zentimeter lang ist und

2. die frei verfügbare Stand- oder Boxenbreite bei Ständen oder Boxen mit bis zum Boden und über mehr als die Hälfte der Stand- oder Boxenlänge reichenden Seitenbegrenzungen mindestens 120 Zentimeter, bei anderen Ständen oder Boxen mindestens 100 Zentimeter beträgt.

§ 7
Beleuchtung

Werden Kälber in Ställen gehalten, in denen zu ihrer Pflege und Versorgung wegen eines zu geringen Lichteinfalls auch bei Tageslicht künstliche Beleuchtung erforderlich ist, so muß der Stall täglich mindestens zehn Stunden beleuchtet sein. Die Beleuchtung soll im Tierbereich eine Stärke von mindestens 80 Lux haben und dem Tagesrhythmus angeglichen sein. Jedes Kalb soll von ungefähr der gleichen Lichtmenge erreicht werden. Außerhalb der Beleuchtungszeit soll so viel Licht vorhanden sein, wie die Kälber zur Orientierung brauchen. Eine geeignete Beleuchtung zur Überwachung der Tiere muß zur Verfügung stehen.

§ 8
Stallklima

(1) Es muß sichergestellt sein, daß Luftzirkulation, Staubgehalt, Temperatur, relative Luftfeuchte und Gaskonzentration in einem Bereich gehalten werden, der die Gesundheit der Kälber nicht nachteilig beeinflußt. Im Aufenthaltsbereich der Kälber sollen je Kubikmeter Luft folgende Werte nicht überschritten sein:

Gas	Kubikzentimeter
Ammoniak	20
Kohlendioxid	3000
Schwefelwasserstoff	5

(2) Im Liegebereich von Kälbern soll eine Lufttemperatur von 25 Grad Celsius nicht überschritten sowie während der ersten zehn Tage nach der Geburt eine Temperatur von 10 Grad Celsius, danach eine Temperatur von 5 Grad Celsius nicht unterschritten sein. Die relative Luftfeuchte soll zwischen 60 und 80 vom Hundert liegen.

(3) Die Absätze 1 bis 2 gelten nicht für Ställe, die als Kaltställe oder Kälberhütten vorwiegend dem Schutz der Kälber gegen Niederschläge, Sonne und Wind dienen.

§ 9
Fütterung und Pflege

(1) Für die Fütterung und Pflege der Kälber müssen ausreichend viele Personen mit den hierfür notwendigen Kenntnissen und Fähigkeiten vorhanden sein.

(2) Es muß sichergestellt sein, daß eine für die Fütterung und Pflege verantwortliche Person das Befinden der Kälber mindestens einmal morgens und abends überprüft. Soweit notwendig, sind unverzüglich Maßnahmen für die Behandlung, Absonderung oder Tötung der Kälber zu ergreifen. Soweit notwendig, ist unverzüglich ein Tierarzt hinzuzuziehen.

(3) Es muß sichergestellt sein, daß alle Kälber mit Futter und Wasser in ausreichender Menge und Qualität versorgt werden. Spätestens vier Stunden nach der Geburt muß den Kälbern Biestmilch angeboten werden. Für Kälber bis zu einem Gewicht von 70 Kilogramm muß der Eisengehalt der Milchaustauschertränke mindestens 30 Milligramm je Kilogramm, bezogen auf einen Trockensubstanzgehalt von 88 vom Hundert, betragen. Auch bei schwereren Kälbern ist zur Gewährleistung eines guten Gesundheitszustandes, des Wohlbefindens und eines angemessenen Wachstums eine ausreichende Eisenversorgung sicherzustellen. Jedes über zwei Wochen alte Kalb muß jederzeit Zugang zu Wasser in ausreichender Menge und Qualität haben. Kälber müssen täglich mindestens zweimal gefüttert werden.

(4) Kälbern muß spätestens vom achten Lebenstag an Rauhfutter oder sonstiges rohfaserreiches strukturiertes Futter angeboten werden, und zwar

1. Aufzuchtkälbern zur freien Aufnahme,
2. Mastkälbern im Alter bis zu acht Wochen mindestens 100 Gramm täglich; im Alter von mehr als acht Wochen mindestens 200 Gramm täglich.

(5) Es muß sichergestellt sein, daß Mist, Jauche und Gülle in zeitlich erforderlichen Abständen aus dem Stand und dem Liegebereich entfernt werden oder daß regelmäßig neu eingestreut wird. Erforderlichenfalls sind Ställe und Einrichtungsgegenstände, mit denen Kälber in Berührung kommen, insbesondere Tränkeeinrichtungen, zu reinigen und zu desinfizieren.

§ 10
Überwachung und Wartung der Anlagen, Vorsorge bei Betriebsstörungen

(1) Technische Einrichtungen, wie die Wasserversorgung, müssen mindestens einmal täglich, Notstromaggregate in technisch erforderlichen zeitlichen Abständen überprüft werden. Mängel müssen unverzüglich abgestellt werden.

(2) Anbindevorrichtungen müssen mindestens wöchentlich auf beschwerdefreien Sitz überprüft und erforderlichenfalls angepaßt werden.

(3) Für den Fall einer Betriebsstörung muß für ausreichende Frischluftzufuhr, ausreichende Beleuchtung und ausreichende Fütterungs- und Tränkemöglichkeiten gesorgt sein. Für einen Stall, in dem bei Stromausfall eine ausreichende Versorgung der Kälber nicht sichergestellt ist, muß ein Notstromaggregat einsatzbereit gehalten werden. Ist ein Stall auf elektrisch betriebene Lüftung angewiesen, so muß eine Alarmanlage vorhanden sein, die dem Tierhalter eine Betriebsstörung meldet. Die Alarmanlage muß regelmäßig auf ihre Funktionsfähigkeit überprüft werden.

§ 11
Aufzeichnungen

Über das Ergebnis der täglichen Überprüfung der Tierbestände, insbesondere über Zahl und Ursache von Tierverlusten, sind in Tierhaltungen mit mindestens 50 Kälbern laufend Aufzeichnungen zu machen. Die zuständige Behörde kann anordnen, daß auch andere Kälberhalter Aufzeichnungen zu machen haben, wenn es im Einzelfall zur Erfüllung der Anforderungen des § 2 des Tierschutzgesetzes erforderlich ist. Die Aufzeichnungen sind drei Jahre lang aufzubewahren und der zuständigen Behörde auf Verlangen zur Einsichtnahme vorzulegen.

§ 12
Ordnungswidrigkeiten

Ordnungswidrig im Sinne des § 18 Abs. 1 Nr. 3 Buchstabe a des Tierschutzgesetzes handelt, wer als Halter vorsätzlich oder fahrlässig

1. entgegen
   a) § 2 Nr 2, §§ 4, 5 Abs. 2 oder § 6 Abs. 2,
   b) § 2 Nr 4 Satz 1 oder 3,
   c) § 3 Nr. 1, 3 oder 4 oder
   d) § 5 Abs. 1 oder § 6 Abs. 1 oder 4
   Kälber hält,
2. der Vorschrift des § 7 Satz 1 über die Mindestdauer der Beleuchtung zuwiderhandelt,
3. einer Vorschrift

a) des § 9 Abs. 2, Abs. 3 Satz 3 oder Abs. 4 oder
b) des § 9 Abs. 3 Satz 5 oder 6
über die Fütterung und Pflege zuwiderhandelt,
4. eine Vorschrift
   a) des § 10 Abs. 1 oder
   b) des § 10 Abs. 3 Satz 1 bis 3
   über die Überwachung oder Wartung der Anlagen oder über die Vorsorge bei Betriebsstörungen zuwiderhandelt,
5. entgegen § 10 Abs. 2 Anbindevorrichtungen nicht regelmäßig überprüft oder nicht anpaßt oder
6. entgegen § 11 Satz 1 oder 3 oder entgegen einer vollziehbaren Anordnung nach § 11 Satz 2 Aufzeichnungen nicht, nicht richtig oder nicht vollständig macht, nicht aufbewahrt oder nicht vorlegt.

§ 13
Übergangsregelung

Abweichend von § 4 Nr. 2 und § 5 Abs. 1 Nr. 2 dürfen Kälber im Alter bis zu acht Wochen einzeln in Ständen oder Boxen, die vor dem 1. März 1993 in Benutzung genommen worden sind, noch bis zu 31. Dezember 1996 gehalten werden, wenn der Stand oder die Box mindestens so breit ist wie das 0,8fache der jeweiligen Widerristhöhe der Kälber.

§ 14
Inkrafttreten

Diese Verordnung tritt am 1. Januar 1993 in Kraft. Abweichend hiervon treten in Kraft

1. am 1. Januar 1994 § 2 Nr. 2, § 5 Abs. 2, § 6 Abs. 2, §§ 7, 8 Abs. 2, § 10 Abs. 3 und § 12 Nr. 1 Buchstabe a, Nr. 2 und 4 Buchstabe b,
2. am 1. Januar 1995 §§ 4, 5 Abs. 1, § 6 Abs. 1, 3 und 4, § 9 Abs. 3 Satz 5 und § 12 Nr. 1 Buchstabe d und Nr. 3 Buchstabe b,
3. am 1. Januar 1999 § 2 Nr. 4 und § 12 Nr. 1 Buchstabe b,
4. am 1. Januar 2008 § 2 Nr. 1 Satz 2 für Ställe, die vor dem 1. Januar 1994 in Benutzung genommen worden sind.

Stichwortverzeichnis

Lesen – wissen – profitieren

Wichtige Arbeitshilfen aus dem Bereich der tierischen Produktion

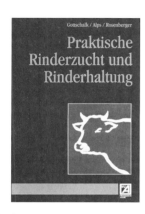

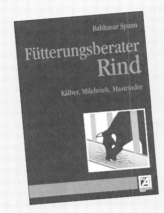

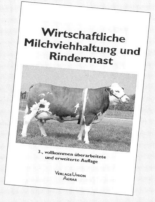

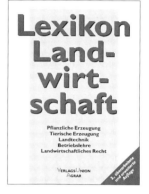

A. Gottschalk u. a.
Praktische Rinderzucht und Rinderhaltung

M. W. Rüsse
Bessere Fruchtbarkeit beim Rind

B. Spann
Fütterungsberater Rind

C. H. Clemente
Klauenpflege beim Rind

G. v. Bothmer
Kälberaufzucht für Milch und Mast

P. Matzke
Wirtschaftliche Milchviehhaltung und Rindermast

D. Heller/V. Potthast
Erfolgreiche Milchviehfütterung

M. Burgkart
Praktische Schafhaltung

K. Zettl/J. Brömel
Handbuch Schafkrankheiten

E. C. Straiton
Schafkrankheiten

W. Schlolaut/G. Wachendörfer
Handbuch Schafhaltung

H. Birnkammer
Milch- und Fleischziegen

H. Lindermayer
Fütterungsberater Schwein

G. Altrichter/F. Braunsberger
Bäuerliche Geflügelhaltung

F. Bierschenk
Enten, Gänse, Spezialgeflügel

F. Bierschenk
Hühner und Puten

Lexikon Landwirtschaft
Pflanzliche Erzeugung –
Tierische Erzeugung – Land-
technik – Betriebslehre –
Landwirtschaftliches Recht

Tierische Erzeugung
Band 2 des Lehrwerkes
»Die Landwirtschaft«
(nur bei BLV, München und
LVH, Münster-Hiltrup erhältlich)

W. Becvar
Nutztiere natürlich heilen

W. Wallner
Imker-Praxis

Die hier angezeigten Fachbücher sind steuerlich absetzbar.

VERLAGS UNION AGRAR